Ernährung im Sport
für Vegetarier und Veganer

Dr. Mareike Großhauser

Ernährung im Sport
für Vegetarier und Veganer

Meyer & Meyer Verlag

Ernährung im Sport für Vegetarier und Veganer

Bibliografische Information der Deutschen Nationalbibliothek
Die Deutsche Nationalbibliothek verzeichnet diese Publikation in der Deutschen Nationalbibliografie; detaillierte bibliografische Details sind im Internet über <http://dnb.d-nb.de> abrufbar.

© 2014 by Meyer & Meyer Verlag, Aachen
2. Auflage 2016
Auckland, Beirut, Dubai, Hägendorf, Hongkong, Indianapolis, Kairo, Kapstadt,
Manila, Maidenhead, Neu-Delhi, Singapur, Sydney, Teheran, Wien
Member of the World Sport Publishers' Association (WSPA)
Gesamtherstellung: Print Consult GmbH, München
ISBN 978-3-89899-879-6
E-Mail: verlag@m-m-sports.com
www.dersportverlag.de

INHALT

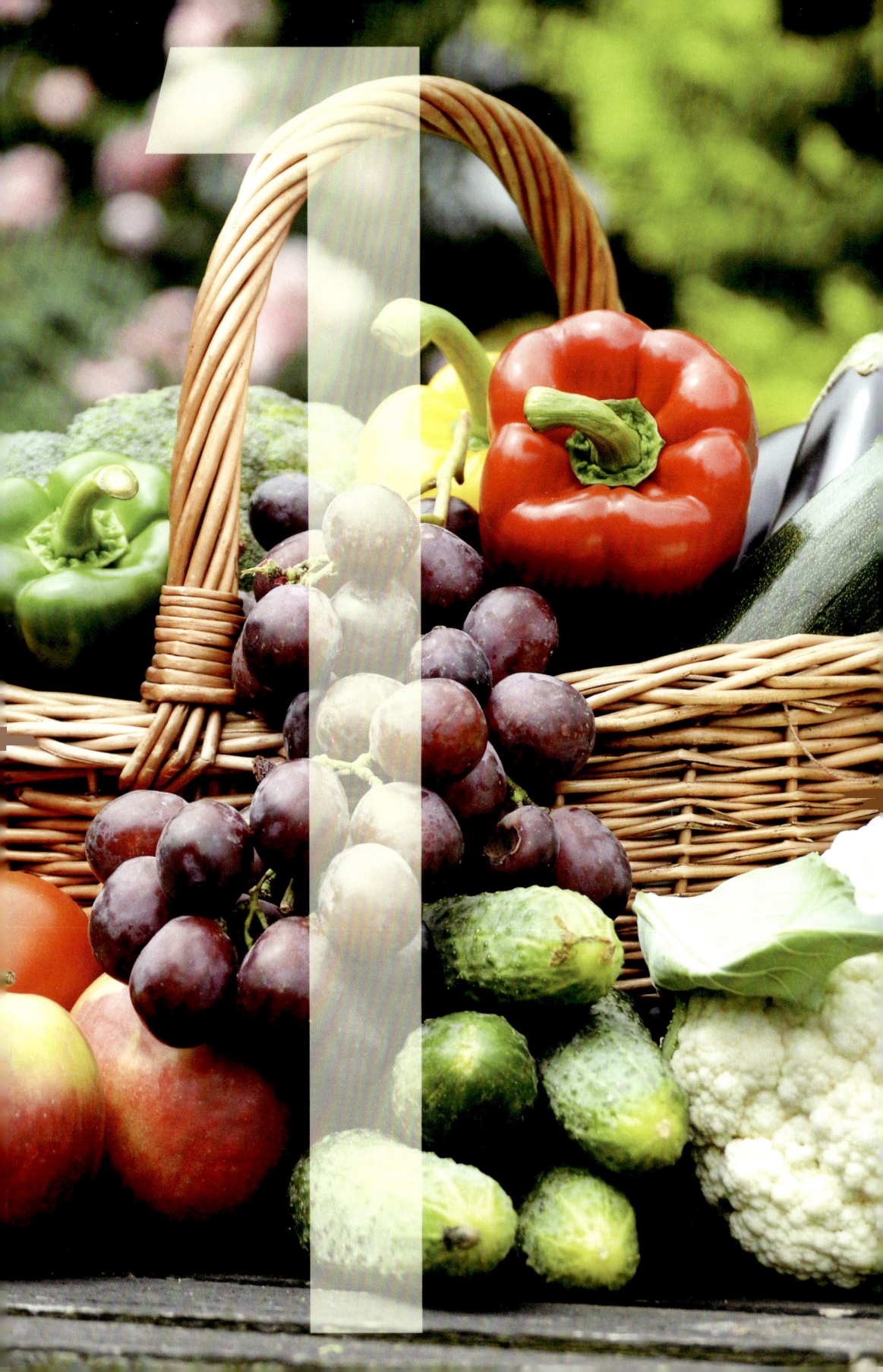

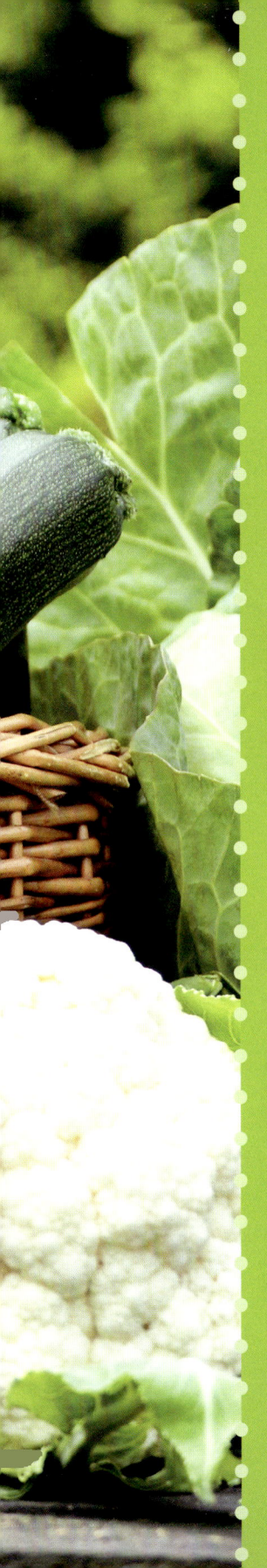

ERNÄHRUNG UND BEWEGUNG IM WANDEL DER ZEIT

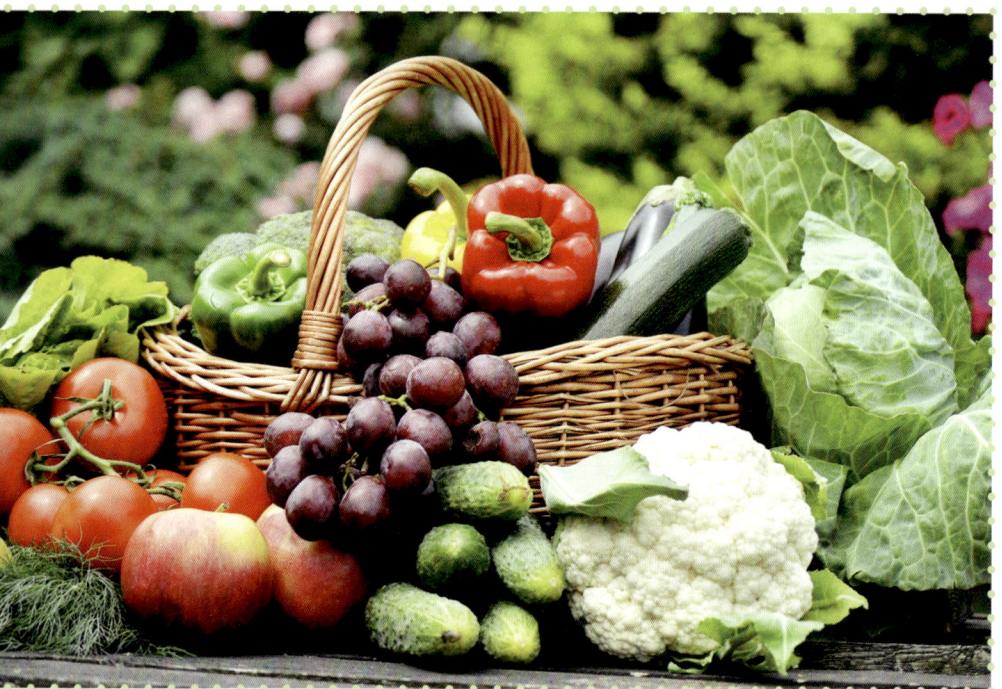

1 ERNÄHRUNG UND BEWEGUNG IM WANDEL DER ZEIT

Wasser und Nahrungsmittel ermöglichen das physische und psychische Funktio-nieren des menschlichen Körpers. Entscheidend für die Zusammensetzung der Nahrung unserer Vorfahren waren u. a. Angebot, klimatische Bedingungen und Werkzeug. Vor ca. 7-4 Millionen Jahren lag der Schwerpunkt der Ernährung im all-gemeinen Konsum grober Pflanzenkost, was aufgrund des vergrößerten Gebisses mit scharfen Zähnen möglich war (White et al., 2009). Auch im Anschluss daran ernährten sich unsere Vorfahren für mindestens zwei Millionen Jahre pflanzenbe-tont. Erst der Gebrauch von Steinen als wichtiges Jagdwerkzeug und die Errun-genschaft, kontrolliert Feuer zu machen, führten zu einem erhöhten Verzehr von Fleisch (Roebroeks & Villa, 2011). Je nach vorliegendem Nahrungsangebot hat sich der Mensch mehr oder weniger vegetarisch ernährt. Wenn es die Möglichkeit für den Verzehr von Fleisch gab, hat er sie genutzt. Sowohl die essenziellen Nährstoffe aus dem Fleisch als auch die pflanzlichen Energielieferanten waren wichtig für die Weiterentwicklung der Menschheit hinsichtlich sozialer, körperlicher und geistiger Fähigkeiten (Milton, 2003).

Der Ursprung des modernen Menschen, bekannt als „Homo sapiens", lag vor ca. 200.000 Jahren in Afrika; er verteilte sich von dort aus weltweit (Liu, H. et al., 2006). Vor ca. 10. 000 Jahren sorgten unterschiedliche Umweltbedingungen auf den Kontinenten dafür, dass sich verschiedenartige, sesshafte Spezies mit lokal unterschiedlichen Ernährungsgewohnheiten entwickelten. Das Nahrungsangebot wurde größer, sodass teilweise sogar bis zu 90 % des Tagesenergiebedarfs mithilfe heimischer Erzeugnisse gedeckt werden konnten (Fairweather-Tait, 2003). Der eigenständige Anbau von Grundnahrungsmitteln führte aber auch zu einer verringerten und monotonen Lebensmittelauswahl, zu einer überschüssigen Energieaufnahme und zu einem bewegungsarmen Lebensstil, was nach Aussagen vieler Wissenschaftler die Basis für viele Erkrankungen der modernen Gesellschaft ist (Neel, 1962; Colagiuri & Brand, 2002).

Es steht außer Frage, dass das vorherrschende Nahrungsangebot eine bedeutende Einflussgröße auf die menschliche Entwicklung war und auch immer noch ist. Obwohl sich unser Lebensstil und unser Bewegungsverhalten rasant und zu 100 % verändert haben, unterscheidet sich unser Erbgut nur sehr geringfügig von damals (Eaton & Konner, 1985). Das Lebensmittelangebot ist vielfältig wie nie und stellt weitere „Ansprüche" an unseren Körper. Während heutzutage von vielen internationalen Fachgesellschaften ein Minimum an Sport von mindestens 30 min am Tag empfohlen wird und von einem Großteil der Bevölkerung nicht umgesetzt wird, waren vor vielen Jahren noch Bewegungseinheiten von bis zu 40 km/Tag unter sehr heißen Witterungsbedingungen in der Savanne Alltag.

1.1 AUF DEN SPUREN UNSERER ERNÄHRUNGSGEWOHNHEITEN

Säuglinge und Kleinkinder essen nur dann, wenn sie hungrig sind, und hören auf damit, wenn sie satt sind. Hunger- und Sättigungssignale funktionieren wunderbar. Die Vorliebe für Süßes ist gegeben, fördert die Aufnahme der süßlich schmeckenden Muttermilch und sichert das Überleben. Im Laufe unserer Entwicklung kommen stärkere Außenreize hinzu, die sowohl unsere Instinkte als auch die natürlichen Regulationsmechanismen von Hunger und Sättigung beeinflussen. Essen macht nicht nur satt, sondern bringt Genuss und Geselligkeit. Das Essverhalten kann dementsprechend üppiger ausfallen, als der eigentliche Hunger vorgibt oder aber gezügelt und kontrolliert werden, weil der Kopf dem Hungergefühl einen Riegel vorschiebt. Wie soll bei dieser Beeinflussung der normale, natürliche Hunger-Sättigungs-Mechanismus funktionieren?

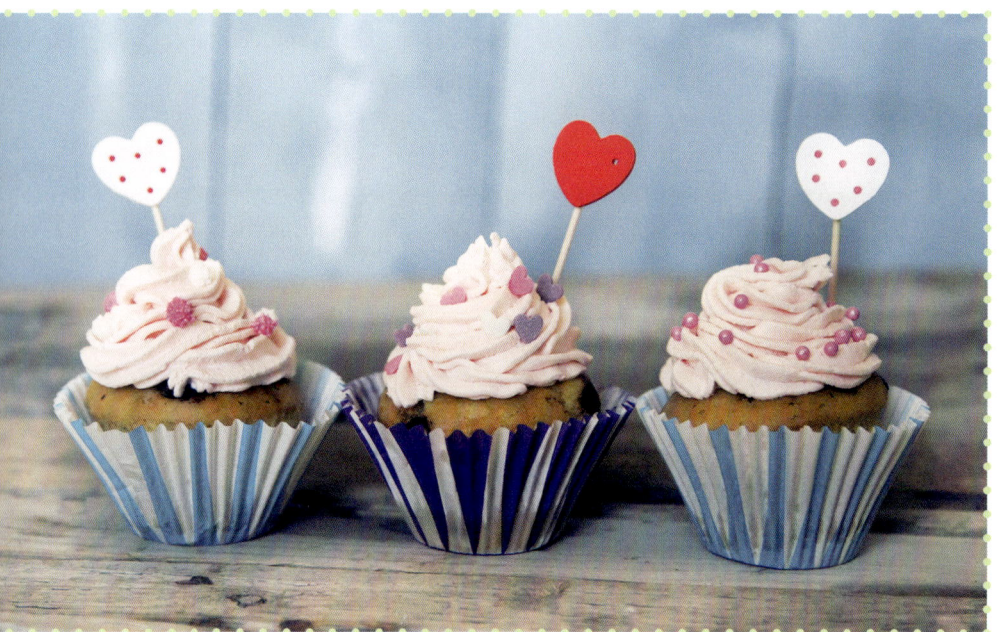

Die Uhr gibt an, wann es Zeit ist, etwas zu essen. Das kann natürlich auch seine Berechtigung haben, um ein Absinken des Blutzuckerspiegels und damit nachfolgende Heißhungerattacken zu vermeiden. Wir haben Hunger, warten aber noch mit dem Essen, weil es unser Zeitplan nicht hergibt und dann muss es schnell gehen. Die Vorliebe für „Süßes" macht sich auch hier bemerkbar, da die zugeführte Nahrungsenergie schnell zur Verfügung stehen muss. Der Einfluss von Außenreizen ist von Mensch zu Mensch verschieden. Die einen sind vernünftiger und weniger anfällig für Naschereien, andere wiederum können auf keinen Fall widerstehen. Allein diese Tatsache beinhaltet bereits ein unterschiedlich ausgeprägtes Risiko für die Entstehung von Übergewicht. Aber warum ist das so?

Die Forschung dazu läuft auf Hochtouren. Interessant scheinen in diesem Zusammen-hang auch die relativ neuen Ergebnisse einer Studie (2014) zu sein, die der Ernährung des Ungeborenen und Kindes während der ersten 1.000 Tage, angefangen in der Schwangerschaft (Empfängnis) und andauernd bis zum zweiten Lebensjahr, eine enor-me Bedeutung hinsichtlich der frühkindlichen Ausprägung von potenziellen Erkran-kungsrisiken im Erwachsenenalter zuschreibt (Adair, 2014). Und damit sind noch nicht einmal die typischen Erziehungsmethoden, wie die Aufforderung, den Teller leer zu essen oder bestimmte Verhaltensweisen mit Süßigkeiten zu belohnen oder zu bestra-fen, gemeint. Denn auch das hinterlässt seine Spuren im Erwachsenenalter und be-günstigt ein durch Ärger, Stress, Langeweile oder Kummer ausgelöstes Essverhalten.

Die in dieser Studie gemeinten Erkrankungsrisiken sind die sogenannten *nicht über-tragbaren Krankheiten*, zu denen nach Angaben der WHO Diabetes, Herz-Kreis-lauf-Erkrankungen, Krebs, chronische Atemwegserkrankungen (z. B. Asthma) und psychische Störungen gehören. Diese Erkrankungsbilder sind für 86 % aller Todes-fälle und für 77 % der gesamten Krankheitslast in der europäischen Region der WHO verantwortlich. Diese Gesundheitsprobleme könnten auch nach Angaben der WHO stark eingeschränkt werden, wenn nicht sogar vermieden werden, etwa wenn man als Eltern alles richtig machen würde. Schließlich sind die ersten 1.000 Tage der Kinderernährung für die spätere Gesundheit im Erwachsenenalter ausschlag-gebend. Es lohnt sich aber immer, die Ernährungsgewohnheiten unter die Lupe zu nehmen und sie zum Wohle der Gesundheit zu verbessern.

1.2 ZUSAMMENHANG VON ERNÄHRUNG UND ERKRANKUNGSRISIKEN

Wie man sich ernährt, beeinflusst unseren Gesundheitszustand bzw. das Risiko, an bestimmten Krankheiten zu erkranken. Insbesondere die Aufnahme einer sehr energie-, fett- und fleischreichen Nahrung, die oftmals auch sehr zuckerreich und ballaststoffarm ist, ist ein Merkmal des westlichen Ernährungsstils. Dabei haben Überernährung, Übergewicht und Bewegungsarmut den größten Einfluss auf un-sere gesundheitliche Entwicklung. Der Ernährungsbericht 2012 der Deutschen Ge-sellschaft für Ernährung (DGE, 2012), welcher die Essgewohnheiten der deutschen Bevölkerung analysiert, weist immer noch auf eine zu energiereiche und insgesamt zu gemüse- und obstarme Ernährung hin. Auch der Fleischkonsum bei Mann und Frau ist unverändert hoch geblieben.

Wer zu viel Fleisch isst, nimmt meistens auch zu viele gesättigte Fettsäuren, deutlich mehr Cholesterol und Purine auf, was wiederum das Risiko für Dickdarmkrebs und Herz-Kreislauf-Erkrankungen und Gicht erhöht. Eine wichtige Ursache für Übergewicht, insbesondere bei Kindern, scheint der immer noch hohe Konsum zuckerreicher Erfrischungsgetränke zu sein. Der Konsum von Alkohol ist bei Erwachsenen etwas zurückgegangen. Es gibt viele Studien, nationaler und internationaler Herkunft, die signifikante Zusammenhänge zwischen Wohlstandserkrankungen, wie dem metabolischen Syndrom, und unserem Ernährungsverhalten belegen.

Unter dem *metabolischen Syndrom* versteht man das gleichzeitige Auftreten von Blutzuckerentgleisungen (Diabetes Typ 2), Fettstoffwechselstörungen (Dyslipidämie), Bluthochdruck (Hypertonie) und Übergewicht. Die Stoffwechselentgleisungen mit erhöhten Triglyzeriden (Blutfette), erniedrigtem HDL-Cholesterol („gutes Cholesterol"), nachlassender Insulinwirksamkeit (Insulinresistenz) fördern wiederum die Entstehung von Herz-Kreislauf-Erkrankungen. Bedeutend für diese hormonelle „Fehlentwicklung" scheint insbesondere ein überschüssiges Bauchfettgewebe zu sein. Ein Konsenspaper verschiedener, internationaler Fachgesellschaften (Alberti et al., 2009) definiert bereits bei drei der nachfolgenden Kriterien das Vorliegen eines metabolisches Syndroms folgendermaßen:

- erhöhter Taillenumfang: für männliche Europäer > 94 cm und weibliche > 80 cm;
- Triglyzeride ≥ 150 mg/dl;
- HDL-Cholesterol < 40 mg/dl für Männer und < 50 mg/dl für Frauen;
- Blutdruck ≥ 130/85 mmHg;
- Nüchternblutzucker ≥ 100 mg/dl.

Je höher Body-Mass-Index und Körperfettanteil sind, desto höher ist auch das Risiko für Begleiterkrankungen, wie das metabolische Syndrom. Der Body-Mass-Index berechnet sich aus dem Verhältnis von Körpergewicht in kg zum Quadrat der Körpergröße in m.

$$\text{Body-Mass-Index (BMI)} = \frac{(\text{Körpergewicht [kg]})}{(\text{Körpergröße [m]}^2)}$$

Männer weisen in der Regel einen höheren Muskelanteil auf als Frauen, weshalb eine BMI-Klassifizierung geschlechtsspezifisch erfolgen sollte. Nachfolgende Tabelle (DGE, 1992) gibt die zur Gewichtsklassifikation gehörigen BMI-Bereiche für Frauen und Männer an. Dabei stand Normalgewicht bisher für einen BMI-Bereich mit der höchsten Lebenserwartung. Mittlerweile haben umfangreiche Studien mit ca. 2,9 Millionen Teilnehmern gezeigt, dass es für die Lebenserwartung sogar günstiger ist, wenn man leicht übergewichtig ist. Die Sterblichkeit unter den Übergewichtigen (BMI > 24 für Frauen und BMI > 25 für Männer) lag sogar 6 % unter jener der Normalgewichtigen (Flegal et al., 2013). Auch in der Gruppe der Fettleibigen (BMI 30-34,9) war die Sterblichkeit um 5 % geringer. Erst ab einem BMI von > 35 stieg das Sterberisiko deutlich an und lag sogar 29 % über dem der Normalgewichtigen. Sowohl das Vermeiden größerer Gewichtsschwankungen im normalen und leicht übergewichtigen BMI-Bereich als auch das Fehlen von großer Fettleibigkeit wirkt sich günstig auf die Lebenserwartung aus (Klenk et al., 2014).

Tab. 1: BMI-Tabelle in Abhängigkeit vom Geschlecht

Gewichtseinteilung	BMI [kg/m²] für Frauen	BMI [kg/m²] für Männer
Untergewicht	< 19	< 20
Normalgewicht	19-23,9	20-24,9
Übergewicht	24-29,9	25-29,9
Fettleibigkeit	30-40	30-40
Massive Fettleibigkeit	> 40	> 40

BMI-Klassifikation nach DGE (1992), WHO

Neben der BMI-Kategorisierung sind Anteil und Verteilung des Körperfetts weitere, wichtige Parameter zur Beurteilung des Gewichts und des Erkrankungsrisikos. Sportlich aktive Menschen bauen Muskulatur auf, die den BMI-Wert fälschlicherweise ungünstig erscheinen lassen würde. Deshalb sollte zur weiteren Beurteilung der körperlichen Konstitution der Körperfettanteil gemessen werden. Viel Körperfett in der Bauchgegend gilt als riskanter für Herz-Kreislauf-Erkrankungen als überschüssige Pfunde an Hüfte, Gesäß oder Oberschenkeln. Der ideale Körperfettanteil hängt ab vom Alter, Geschlecht und der körperlichen Verfassung. Während für männliche Jugendliche ein durchschnittlicher Körperfettanteil von ca. 18 % normal ist, liegt dieser bei jungen Frauen bei ca. 25 %. Männer haben, genetisch bedingt, in der Regel mehr Muskelmasse, was den niedrigeren Körperfettanteil erklären lässt.

Nachfolgende Übersichtstabelle beinhaltet eine Einteilung des Körperfettanteils in Abhängigkeit vom Geschlecht. Mit zunehmendem Alter steigt der Körperfettanteil aufgrund der schwindenden Muskelmasse an.

Tab. 2: Körperfettanteil in Abhängigkeit von Geschlecht und Alter

Geschlecht/ Alter [Jahre]	Niedriger Körperfett- anteil [%]	Mittlerer Kör- perfettanteil [%]	Hoher Körper- fettanteil [%]	Sehr hoher Körperfettan- teil [%]
Frauen 20-39	< 21	21-33	34-38	≥ 39
Frauen 40-59	< 23	23-34	35-39	≥ 40
Frauen 60-79	< 24	24-36	37-41	≥ 42
Männer 20-39	< 8	8-20	21-24	≥ 25
Männer 40-59	< 11	11-22	23-27	≥ 28
Männer 60-79	< 13	13-25	26-29	≥ 30

Quelle: Gallagher et al. (2000)

Bei Leistungssportlern sind auch niedrigere Körperfettwerte normal und leistungsfördernd. Werte in Höhe von 7-12 % spiegeln das tägliche, intensive Training wider. Als gesundheitlich kritisch einzustufen sind Körperfettwerte bei Männern zwischen 2 und 5 %, während für Frauen 12 % zu gering sein können. Ideale Körperfettwerte sind immer als individueller Parameter anzusehen. Nicht jeder ist in der Lage, einen niedrigen Körperfettanteil ohne gesundheitliche Nebenwirkungen, wie z. B. das Ausbleiben der Menstruation, zu tolerieren. Neben der Höhe des Körperfettanteils spielt auch die Verteilung des Körperfettgewebes eine zentrale Bedeutung für die Gesundheit. Während das Körperfett an Hüfte, Gesäß und Oberschenkeln eher ein kosmetisches Problem ist, stellt die Anhäufung von Fett am Oberbauch ein gesundheitliches Risiko dar. Beim sogenannten *Apfeltyp* befindet sich das Körperfettgewebe bevorzugt im Oberbauch, während es beim *Birnentyp* hauptsächlich im Gesäß- und Oberschenkelbereich vorhanden ist. Wer als Frau einen Taillenumfang von mehr als 80 cm hat und als Mann mehr als 94 cm, sollte sich bewusst sein, dass das Risiko für übergewichtsbedingte Erkrankungen bereits deutlich erhöht ist.

Tipp: Behalten Sie insbesondere Ihren Taillenumfang im Auge und achten Sie auf einen normalen Körperfettanteil!

1.3 ZUSAMMENFASSUNG

In der Entwicklungsgeschichte des Menschen haben sich Lebensstil, Ernährungs- und Bewegungsverhalten von den Anfängen bis heute drastisch gewandelt, während sich das Erbgut nur sehr geringfügig zu verändert haben scheint. Charakteristisch für den neuen, modernen Lebensstil ist neben Bewegungsarmut eine täglich gefüllte Speisekammer. Sowohl Bewegungsarmut als auch eine überkalorische Ernährung sind auf Dauer entscheidend an der Entstehung ernährungsbedingter Erkrankungen, wie Übergewicht, Diabetes Typ 2, Fettstoffwechselstörungen, Bluthochdruck etc., beteiligt. Studienergebnisse bestätigen die Bedeutung einer frühzeitigen bedarfsgerechten und damit präventiv-wirksamen Ernährung, insbesondere in den ersten 1.000 Lebenstagen. Zu den grundlegenden Präventionsmaßnahmen zählen ein normales Körpergewicht mit einem Bauchumfang im geschlechtsspezifischen Normbereich sowie regelmäßiger Sport von mindestens 30 min am Tag. Zusätzlich sollte auf eine ausgewogene, abwechslungsreiche sowie bedürfnisgerechte Ernährung geachtet werden.

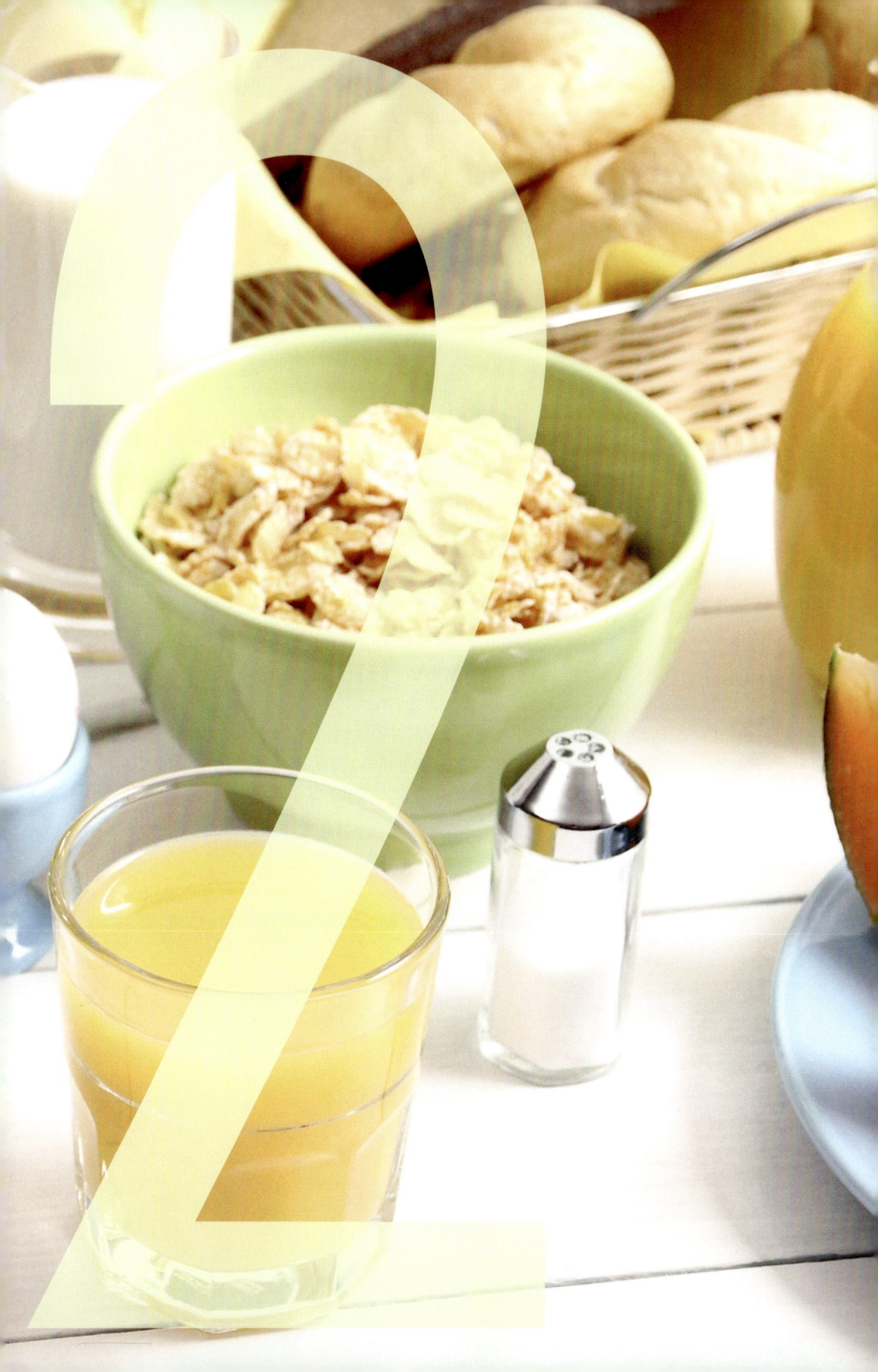

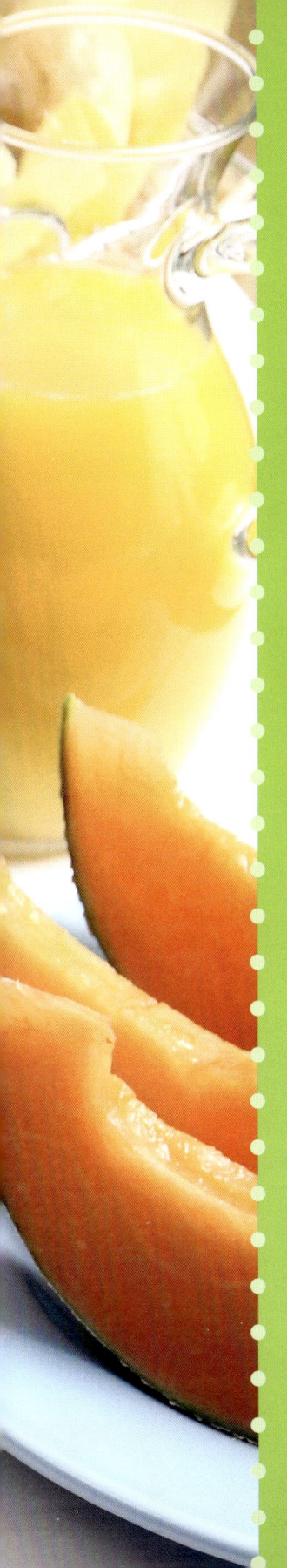

VEGETARISCHE ERNÄHRUNG

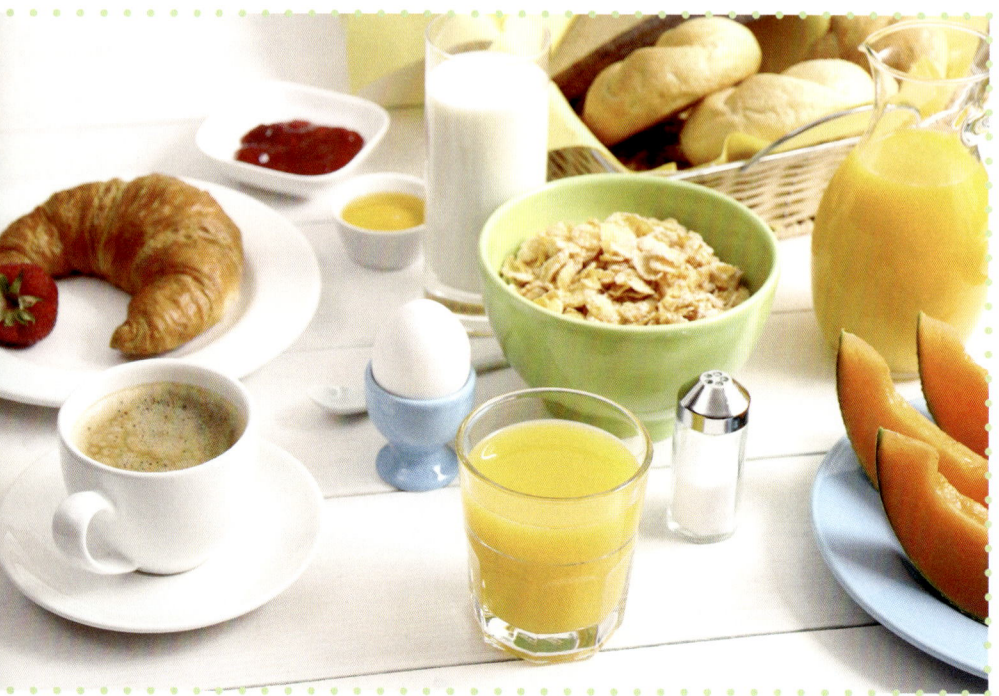

2 VEGETARISCHE ERNÄHRUNG

Die Vorbegriffe für *Vegetarismus* und *Vegetarier* lauteten *Vegetarianismus* und *Vege-tarianer* und stammten von den um ca. 1840 verwendeten, englischen Ausdrücken *vegetarianism* bzw. *vegetarian* (Oxford English Dictionary, 1989). Dabei waren für vegetarianism sowohl die Wörter vegetation (pflanzliche Fauna) als auch vegetable (pflanzlich, Gemüse) und das lateinische Wort vegetare, wörtlich zu übersetzen mit „wachsen, beleben", die Basis der Begriffsentwicklung. Ab dem 19. Jahrhundert breitete sich die Verwendung von Vegetarismus und Vegetarier in den deutschspra-chigen Ländern aus. Als Begründer der vegetarischen Ernährungsweise in Europa gilt der griechische Philosoph und Wissenschaftler Pythagoras von Samos, der um 570 bis ca. 500 v. Chr. gelebt hat. Er schien insbesondere aus religiösen Gründen den Verzehr von Fleisch zu meiden, da auch Tiere eine Seele haben, die von bereits verstorbenen Verwandten stammen könne (Riedweg, 2002).

Große Weltreligionen wie der Hinduismus und der Buddhismus vertreten wegen des Glaubens an die Wiedergeburt vegetarische Ernährungsformen. Vegetarismus ist mehr als Pflanzenkost. Diese Ernährungsform steht für eine bewusste Lebensweise, die meistens auch Gedanken um Nachhaltigkeit, Umweltschutz etc. mit einbezieht. Es werden sowohl Lebensmittel pflanzlicher Herkunft als auch Produkte vom lebenden Tier verzehrt. Lebensmittel von getöteten Tieren sind tabu. Eine ausführlichere Definition für *Vegetarismus* kann man bei Leitzmann und Keller (2010) nachlesen. Sie lautet: Beim *Vegetarismus* handelt es sich um eine Ernährungsweise, bei der ausschließlich oder überwiegend pflanzliche Lebensmittel wie Getreide, Gemüse, Obst, Hülsenfrüchte, Nüsse und Samen verzehrt werden. Je nach Form des Vegetarismus können auch Produkte von lebenden Tieren, wie Milch, Eier und Honig, sowie alle daraus hergestellten Erzeugnisse enthalten sein. Ausgeschlossen sind Lebensmittel, die von toten Tieren stammen, wie Fleisch, Fisch (einschließlich anderer aquatischer Tiere) und alle daraus hergestellten Produkte.

Nach Angaben des Vegetarierbunds Deutschlands (VEBU) wechseln durchschnittlich 4.000 Menschen pro Woche zur vegetarischen Ernährung. Europaweit gesehen, hat Deutschland mit ca. 6,6 Millionen (8 % der Bevölkerung) die meisten Vegetarier, wobei die Anzahl der weiblichen Anhänger deutlich überwiegt. Italien, Großbritannien und Irland folgen mit einem Anteil von 10 (5,7 Millionen) bzw. jeweils 6 % der Bevölkerung. Im Vergleich dazu leben geschätzte 3 % der Bevölkerung vegetarisch (10 Millionen Menschen), während es in Indien ca. 300 Mio. (30 % der Bevölkerung) Menschen sind (http://en.wikipedia.org/wiki/Vegetarianism_by_country). Die Anhängerschaft der vegetarischen Ernährung scheint auch zukünftig weiter zu steigen.

2.1 VERSCHIEDENE FORMEN DES VEGETARISMUS

Vegetarische Ernährungsformen lassen sich je nach erlaubter Lebensmittelauswahl verschiedenartig einteilen. Vegetarischen Ernährungsformen können unterschiedliche Beweggründe z. B. religiöser, ethischer oder gesundheitlicher Art zugrunde liegen, aber allen gemeinsam ist die Tatsache, dass keine Produkte von getöteten Tieren verzehrt werden. Nachstehende Tabelle enthält die wichtigsten Vertreter einer vegetarischen Ernährungsweise.

Tab. 3: Formen und Merkmale einer vegetarischen Ernährungsweise

Vegetarische Ernährungsvertreter	Merkmale
„Halbvegetarier"	Geringer und bewusster Fleisch- und Fischkonsum
Lakto-Ovo-Vegetarier	Fleisch und Fisch* werden nicht verzehrt.
Lakto-Vegetarier	Fleisch, Fisch* und Eier werden nicht verzehrt.
Ovo-Vegetarier	Fleisch, Fisch* und Milch werden nicht verzehrt.
Veganer	Fleisch, Fisch*, Milch, Ei und Honig werden nicht verzehrt; Verzicht auf alles, was Rohstoffe oder Zusätze tierischer Herkunft enthält (Leder, Wolle usw.).
Rohköstler	Keine Lebensmittel tierischer Herkunft, keine erhitzten Lebensmittel.

auch alle im Wasser lebenden Tiere

Die Gruppe der sogenannten *Halbvegetarier* oder „Selten-Fleischesser" (Singh, 2001) schränkt den Verzehr von Fleisch stark ein. Dabei wird meistens auf rotes Fleisch verzichtet. Der Konsum von Fisch, Geflügel, Eiern, Milch, Milchprodukten und Honig ist hingegen erlaubt. Im Vergleich dazu verzichtet der Lakto-Ovo-Vegetarier neben Fleisch auch auf Fisch. Beim Lakto-Vegetarier werden zur Nahrungszubereitung kein Fleisch, kein Fisch und auch keine Eier verwendet. Der Ovo-Vegetarier hingegen verzehrt Eier, schließt aber neben Fleisch und Fisch auch Milch und Milchprodukte aus. Der strengsten Form des Vegetarismus gehören die Veganer an, die alle vom Tier stammenden Produkte sowie auch Produkte mit Zusätzen tierischer Herkunft meiden. Auch bei der Einrichtung der Wohnung oder der Auswahl von Kleidung werden Tierprodukte abgelehnt. Eine weitere strenge Form des Vegetarismus ist der ausschließliche Verzehr von Rohkost, bei welcher neben dem Ausschluss aller Lebensmittel tierischer Herkunft auch keine erhitzten Lebensmittel verzehrt werden. Nach Angaben von Studien (Davey et al., 2003) wird der Anteil vegan lebender Vegetarier auf ca. 10-12 % geschätzt. Den Hauptanteil der Vegetarier machen Lakto- und Lakto-Ovo-Vegetarier aus.

2.2 VOR- UND MÖGLICHE NACHTEILE EINER VEGETARISCHEN/VEGANEN ERNÄHRUNG

Es gibt mittlerweile viele Studien, die sich mit dem Thema vegetarische Ernährung und Gesundheit beschäftigt haben. Während früher bei einer vegetarischen Ernährung eine unzureichende Versorgung, insbesondere von Eisen und Zink, betont wurde, zeigen sich heute jedoch auch klare Vorteile für die Gesundheit gegenüber einer üblichen Mischkost. Untersuchungen haben gezeigt, dass Vegetarier seltener übergewichtig sind, weniger häufig unter Bluthochdruck leiden und günstigere Blutfettwerte aufweisen. Eine vegetarische Ernährung kann auch hinsichtlich Diabetes Typ 2, Osteoporose, Nierenkrankheiten, Demenz sowie auch Divertikelkrankheit, Gallensteinen und rheumatischer Arthritis präventiv wirksam sein (Leitzmann, 2005).

Vegetariern und Veganern wird aufgrund ihrer Ernährungs- und Lebensweise ein niedrigeres Risiko für Herz-Kreislauf-Erkrankungen zugeschrieben. So konnten mehrere Langzeitstudien mit insgesamt mehr als 27.000 Vegetariern zeigen, dass die Sterblichkeit an Herzkrankheiten um durchschnittlich 24 % niedriger war als bei Nicht-Vegetariern, was sich vor allem durch die besseren Blutfettwerte erklären ließ. Gesundheitsfördernd wirkt sich zum einen die geringere Aufnahme an gesättigten Fettsäuren, Cholesterol und tierischem Eiweiß aus, zum anderen liefert eine Pflanzenkost mehr komplexe Kohlenhydrate, Ballaststoffe, ω-6-Fettsäuren, Magnesium, Kalium, Folsäure, Vitamin C, Vitamin E und ß-Karotin, die Vorstufe von Vitamin A. Vitamin C, Vitamin E, ß-Karotin und sekundäre Pflanzenstoffe (siehe Tab. 4), z. B. Polyphenole, enthalten in Obst und Gemüse, eliminieren als Antioxidantien die mit der Atemluft zugeführten und zellschädigenden Umweltradikalen. Insbesondere bei intensiven Ausdauerbelastungen kommt es zu einer vermehrten Anhäufung von zellschädigenden Sauerstoffradikalen im Körper, was sich negativ auf Gesundheit, Immunabwehr, Leistungsfähigkeit und Ermüdungsprozesse bemerkbar machen kann (Finaud et al., 2006; Powers & Jackson, 2008), wenn die antioxidative Abwehr nicht gut aufgestellt ist. Sekundäre Pflanzenstoffe sind im Gegensatz zu Kohlenhydraten, Eiweiß und Fetten keine Energielieferanten, sondern geben pflanzlichen Lebensmitteln Farb-, Abwehr- oder Wachstumsstoffe (www.dge.de). In Obst, Gemüse, Kartoffeln, Hülsenfrüchten, Nüssen, Vollkornprodukten und Sauerkraut sind in etwa 5.000-10.000 der bekannten Wirkstoffe enthalten. Zu den wichtigsten Vertretern gehören Polyphenole, Carotinoide, Phytoöstrogene, Glukosinolate, Sulfide, Monoterpene, Saponine, Proteaseinhibitoren und Phytosterine. Sie wirken u. a. gesundheitsfördernd, blutdrucksenkend, antibakteriell, entzündungshemmend, schützen vor verschiedenen Krebserkrankungen und fördern die Durchblutung. In der Anfangsphase konnten Phenolsäuren die Entstehung von Krebs im Speiseröhren-, Magen- und Lungenbereich unterdrücken. Die tägliche Zufuhr mit einer gemischten Kost wird auf ca. 1,5 g geschätzt, wobei bei Vegetariern eine höhere Aufnahme vermutet wird.

Interessant für die Stärkung der Immunabwehr ist *Querzetin*, ein Pflanzenstoff, der besonders in Schale und Haut von Obst und Gemüse vorkommt (Sak, 2014). Gute Querzetinlieferanten sind gelbe Zwiebeln, Grünkohl, grüne Bohnen, Äpfel, Kirschen, Brokkoli, Tee und weiße Mandeln (Yi et al., 2014). Die in Cranberries vorkommenden Flavonoide helfen bei Harnwegsinfekten. Der mehrtägige Verzehr von jeweils 500 ml Cranberriesaft kann deutlich Abhilfe verschaffen. Insgesamt weiß man noch zu wenig über genaue Bedarfs- und optimale Wirkmengen einzelner sekundärer Pflanzenstoffe. Deshalb empfiehlt es sich, ausreichend und abwechslungsreich Obst und Gemüse zu verzehren. Die empfohlene Menge liegt bei mindestens 650 g am Tag (DGE, 2012).

Aber auch der bevorzugte Verzehr von Soja bringt viele gesundheitliche Vorteile mit sich. Die in der Sojabohne enthaltenen Isoflavone senken das LDL-Cholesterol und verringern auch unabhängig davon das Risiko für bestimmte Herz-Kreislauf-Erkrankungen (Messina et al., 2012). In die Diskussion geraten ist der Verzehr von Sojaprodukten für Frauen, die bereits an Brustkrebs erkrankt sind, weil die in der Sojabohne enthaltenen Konzentrationen an den Phytoöstrogenen Daidzein und Genistein relativ hoch sind und deren Struktur dem körpereigenen Östrogen sehr ähnelt. Die Isoflavone der Sojabohne können an den Östrogenrezeptoren andocken und eine östrogenähnliche Wirkung, wenn auch in geringerem Ausmaß, ausüben. Eine umfassende Auswertung zahlreicher internationaler Studien, die erst im März diesen Jahres auf der European Breast Cancer Conference in Glasgow (2014) vorgestellt wurde, hat jedoch ergeben, dass selbst in hohen Dosen weder Soja noch deren Isoflavone die medizinischen Parameter für das Brustkrebsrisiko negativ beeinflussen. Weiterhin zu beachten gilt allerdings, dass insbesondere ein frühzeitiger, also ab Kindheit oder Jugend begonnener, Konsum von Soja das spätere Brustkrebsrisiko verringern kann (Messina & Messina, 2010). Außerdem ist es ein Unterschied, ob die Isoflavone der Sojabohne über Nahrungsergänzungsmittel zugeführt werden oder über den Verzehr von Soja erfolgen. Nach Angaben des Bundesinstituts für Risikobewertung (2007) fehlen immer noch Langzeitstudien, weshalb Frauen in und nach der Menopause längerfristig keine Präparate mit einem hohen Gehalt an Isoflavonen verwenden sollen (BfR, 2007). Nach aktuellem Wissensstand übt ein moderater Konsum von 2-4 Portionen Soja am Tag positive Effekte auf die Gesundheit aus (BfR, 2008), auch für Frauen mit Brustkrebs oder in der Postmenopause (Messina & Messina, 2010; Messina, 2014; Messina et al., 2012). Auch für Männer mit oder ohne Prostatakrebs ist der Verzehr von Soja wegen der genannten positiven Effekte empfehlenswert (Chan et al., 2014). Vorsicht ist lediglich bei Personen mit Schilddrüsenfunktionsstörungen oder unzureichender Jodversorgung angebracht. Bei normaler Schilddrüsenfunktion und guter Jodversorgung spricht allerdings nichts gegen einen regelmäßigen und moderaten Sojakonsum (Marini et al., 2012).

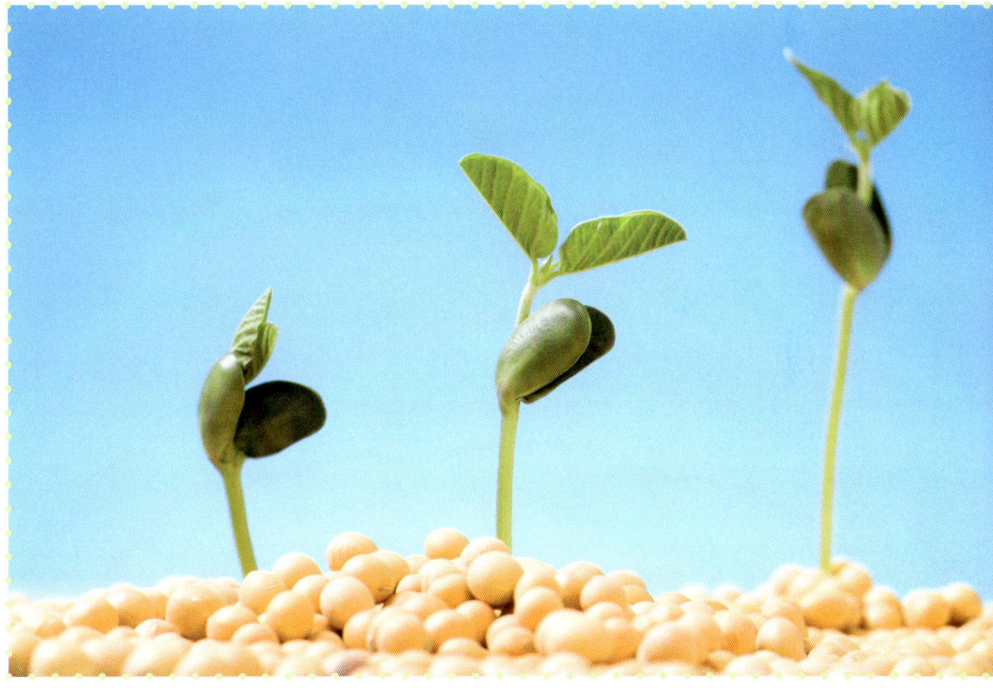

Weitere gesundheitliche Vorteile einer vegetarischen Kost bringt der hohe Verzehr einer vollwertigen und pflanzenreichen Nahrung mit einer Vielzahl an sekundären Pflanzenstoffen, Antioxidantien, Vitaminen, Mineralstoffen und Ballaststoffen (Fuhrman & Ferreri, 2010). Der durchschnittliche Gehalt antioxidativ wirksamer Vitalstoffe liegt bei einer Pflanzenkost im Durchschnitt bei 11,57 mmol pro 100 g, während er bei einer üblichen Mischkost nur bei 0,18 mmol pro 100 g liegt (Carlsen et al., 2010). Unter *Antioxidantien* versteht man bestimmte Substanzen, die in der Lage sind, schädigende Radikale z. B. von Umwelt und Atemluft unschädlich zu machen. Antioxidativ wirksam sind beispielsweise Vitamin C, E, ß-Karotin, bestimmte sekundäre Pflanzenstoffe und Mineralstoffe, wie z. B. Zink oder Selen in Form von antioxidativ-wirksamen Enzymen. Untersuchungen haben gezeigt, dass die in der nachstehenden Tabelle enthaltenen Lebensmittel besonders antioxidantienreich sind (Halvorsen et al., 2006).

Tab. 4: Hitliste mit 35 antioxidantienreichen Lebensmitteln

Lebensmittel	Gehalt an Antioxidantien [mmol/100 g]
Gewürznelken	125.549
Oregano	40.299
Ingwer	21.571
Zimt	17.647
Kurkuma	15.679
Walnuss	13.126
Basilikum, getrocknet	12.307
Senfkörner	10.527
Currypulver	9.980
Pekannuss	9.668
Ungesüßte Backschokolade	8.876
Paprika	8.601
Chilipulver	8.372
Petersilie, getrocknet	7.430
Schwarze Melasse	4.900
Schwarzer Pfeffer	4.444

Lebensmittel	Gehalt an Antioxidantien [mmol/100 g]
Artischocken	4.237
Zartbitterschokolade	4.188
Brombeeren	3.990
Vollkorngetreide	3.412
Cranberries	3.289
Himbeeren	2.334
Erdbeeren	2.159
Blaubeeren	2.154
Rotwein	2.135
Pflaumen	2.018
Sauerkirschen	1.814
Roter Pfeffer	1.640
Senf	1.501
Pistazien	1.426
Kiwi	1.325
Cornflakes	1.255
Kaffee	1.249
Spinat	1.226
Reis und Getreide	1.121
Traubensaft	1.011

Quelle: Halvorsen et al. (2006)

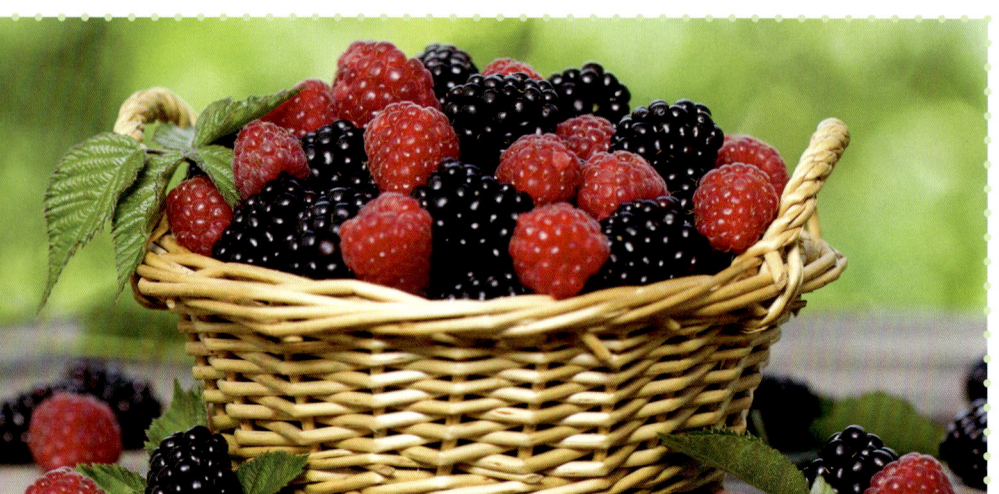

Die in der Tabelle dargestellen Mengenangaben ermöglichen lediglich einen Vergleich verschiedener Lebensmittel miteinander. So kann man beispielsweise klar erkennen, dass Brombeeren von allen Beerenfrüchten den höchsten Antioxidantiengehalt haben. Diese Tatsache soll aber nicht bedeuten, dass die in Himbeeren oder Erdbeeren vorkommenden Antioxidantien weniger wertvoll sind. In jedem Lebensmittel kommen auch nicht die gleichen Antioxidantien oder die gleichen Mengenverhältnisse vor. Wer aber von der angegebenen Hitliste antioxidantienreicher Lebensmittel regelmäßig Gebrauch macht, kann sich sicher sein, dass er seinen Zellen einen besonders effizienten und wertvollen Schutz bietet. Auch viele nicht in der Tabelle aufgeführten Lebensmittel enthalten antioxidativ wirksame Substanzen und haben eine Berechtigung, gegessen zu werden. Ein Beispiel dafür stellen die Chiasamen dar, deren Verzehr in Höhe von 15 g am Tag z. B. als Zusatz zum Müsli durch die European Food Safety Authority 2013 genehmigt wurde. Das Besondere an den Chiasamen, deren ursprüngliche Bezeichnung *Salvia Hispanica L.* lautet und insbesondere als wertvoller Futterzusatz diente, ist der hohe Anteil antioxidativ wirksamer Substanzen und an der ω-3-Fettsäure α-Linolensäure. Um keine gesundheitlichen Risiken einzugehen, wurde die tägliche Verzehrmenge auf 15 g begrenzt (www.bfr.bund.de). Zu den in den Chiasamen besonders antioxidativ wirksamen Substanzen gehören Myricetin, Querzetin, Kaempferol, Kaffeesäure und Chlorogensäure. Nachstehende Tabelle beinhaltet weitere, gesundheitsfördernde Substanzen in unserer Nahrung – die sekundären Pflanzenstoffe – und gibt einen Überblick über deren Aufgaben.

Tab. 5: Bedeutung, Bedarf und Vorkommen sekundärer Pflanzenstoffe in der menschlichen Ernährung

Sekundäre Pflanzenstoffe	Wichtige Vertreter	Funktion fürs Lebensmittel	Wirkung und Bedeutung	Vorkommen in Lebensmitteln
Polyphenole, z. B. Flavonoide, Phenolsäuren, Cumarine	Kaffeesäure, Anthocyane (Querzetin), Flavonole, Kaempferol, Myricetin, Chlorogensäure	Abwehrstoffe, gelblich-orange und blau-violette Farbstoffe, teilweiser herber und bitterer Geschmack	Senken Krebs- und Herz-Kreislauf-Erkrankungsrisiko, antioxidativ und antithrombotisch wirksam, blutdrucksenkend und entzündungshemmend, verbessern kognitive Leistungen.	Kaffee, Tee, Vollkornprodukte, Nüsse, Zwiebeln, Kirschen, Äpfel, Pflaumen, Grünkohl, Wein, Zartbitterschokolade, Chiasamen
Carotinoide	β-Karotin, Lykopin, Zeaxanthin, Lutein	Farbstoffe gelb, orange, rot	Senken Krebs-, Herz-Kreislauf- und altersbedingtes Augenerkrankungsrisiko, antioxidativ wirksam	Karotten, Tomaten, Paprika, Spinat, Grünkohl, Grapefruit, Aprikosen, Melonen, Kürbis
Phytoöstrogene	Genistein	Pflanzenhormone	Können das Risiko für bestimmte Krebserkrankungen senken, antioxidativ wirksam, senken LDL-Cholesterol sowie auch das Risiko für Herz-Kreislauf-Erkrankungen	Getreide und Hülsenfrüchte, Sojabohne, Leinsamen
Glukosinolate	Glukobrassizin, Senföl	Abwehrstoffe	Senken das Risiko für bestimmte Krebserkrankungen, antimikrobielle und antioxidative Wirkung	Kohl, Rettich, Radieschen, Kresse, Senf

Sekundäre Pflanzenstoffe	Wichtige Vertreter	Funktion fürs Lebensmittel	Wirkung und Bedeutung	Vorkommen in Lebensmitteln
Sulfide	Allizin	Duft- und Aromastoffe	Senken das Risiko für bestimmte Krebserkrankungen, antimikrobiell, antioxidativ, antithrombotisch und blutdrucksenkend wirksam, cholesterolsenkend.	Zwiebeln, Lauch, Knoblauch, Schnittlauch
Monoterpene	Menthol, Limonen	Duft- und Aromastoffe	Cholesterolsenkend, krebspräventive Wirkung wird vermutet.	Minze, Zitronen, Kümmel
Saponine	Glyzyrrhizin	Bitterstoff, selten süßlicher Geschmack	Antibiotische und vermutlich auch krebspräventive Wirkung	Hülsenfrüchte, Soja, Spargel, Hafer, Lakritze
Proteaseinhibitoren	Trypsininhibitor	Verhindern Abbau von Eiweißen	Zur Kontrolle von Entzündungen	Hülsenfrüchte, Getreideprodukte
Phytosterine	Campesterin, Stigmasterin, ß-Sitosterin	Baustoff- und Pflanzenhormone	Cholesterolsenkend	Nüsse, Sonnenblumenkerne, Sesam, Soja, Hülsenfrüchte

www.dge.de

Das Erkrankungsrisiko für Prostata-, Dickdarm-, Magen-, Blasen- und Eierstockkrebs ist bei Vegetariern und Veganern geringer einzustufen als bei Nicht-Vegetariern. Das war das Ergebnis einer groß angelegten Studie (EPIC-Oxford), die neben einem geringeren Körpergewicht viele gesundheitsfördernde Substanzen wie Antioxidantien, Ballaststoffe und sekundäre Pflanzenstoffe als Ursache nannte. Insbesondere der Verzehr von rotem Fleisch und weiterverarbeitetem Fleisch schien das Risiko für Dickdarm- und Mastdarmkrebs zu erhöhen.

Den gesundheitlichen Vorteilen einer vegetarischen Ernährung können aber auch geringere Aufnahmen an Energie, Eiweiß, langkettigen ω-3-Fettsäuren wie Eicosapentaen- und Docosahexaensäure, Vitamin B_{12}, Vitamin B_2, Vitamin A, Vitamin D, Kalzium, Jod, Eisen und Zink im Vergleich zur Mischkost gegenüberstehen (Key et al., 2006). Nachfolgende Tabelle beinhaltet Zufuhrempfehlungen, mögliche kritische Nährstoffe sowie deren Bedeutung und Auswirkungen bei einer Unterversorgung auf die Gesundheit. Je eingeschränkter die Lebensmittelauswahl ist, desto größer ist natürlich auch die Wahrscheinlichkeit für eine unzureichende Nährstoffversorgung.

Tab. 6: Kritische Nährstoffe in der veganen Ernährung und mögliche Mangelsymptome

Nährstoffe	Zufuhrempfehlung	Bedeutung	Mangelerscheinungen
Eiweiß	0,8 g pro kg Körpergewicht	Baustein jeder Zelle, wichtig für die Immunabwehr	Erhöhte Infektanfälligkeit
Langkettige ω-3-Fettsäuren	200 mg DHA** 50 mg EPA***	Wichtig für die Entzündungs- und Immunreaktionen, bedeutend fürs Nervengewebe und fürs Auge	Sehstörungen, Muskelschwäche, Zittern
Vitamin B_2	M*: 1,4 mg F*: 1,2 mg	Wichtig für den Energiestoffwechsel, Bestandteil von Enzymen	Mundwinkelrhagaden, Entzündungen der Mundschleimhaut/Zunge
Vitamin B_{12}	3 µg	Wichtig für die Blutbildung	Blutarmut, Dauerschäden des Nervensystems
Vitamin A	M: 1,0 µg F: 0,8 µg	Wichtig für das Wachstum, Immunabwehr, Zellbildung, Sehvorgang	Austrocknung der Tränendrüse und Augenbindehaut, Erblindung

Nährstoffe	Zufuhrempfehlung	Bedeutung	Mangelerscheinungen
Vitamin D	20 µg	Wichtig für Kalzium-, Phosphatstoffwechsel, Knochengesundheit und Immunabwehr	Verminderter Muskeltonus, verringerte Muskelkraft, erhöhte Infektanfälligkeit
Kalzium	1.000 mg	Bedeutend für die Stabilisierung von Zellmembranen, Signalübertragung, Knochengesundheit und Blutgerinnung	Entkalkung von Knochen und Zähnen, Osteoporose
Jod	200 µg	Wichtig für die Schilddrüsenfunktion, Einfluss auf Knochen- und Gehirnentwicklung	Kropf-, Strumabildung, mentale Defekte und neuromuskuläre Einflüsse
Eisen	M: 10 mg F: 15 mg	Wichtig für die Bildung von Hämoglobin, Hormonsynthese, Energiestoffwechsel	Müdigkeit, Kopfschmerzen, gestörte Thermoregulation, Blutarmut
Zink	M: 10 mg F: 7 mg	Immunabwehr, Hormonstoffwechsel, Bestandteil zahlreicher Enzyme	Erhöhte Infektanfälligkeit, Appetitverlust, Hautbeeinträchtigungen

Quelle: DGE, Referenzwerte für die Nährstoffzufuhr (2012); *M bedeutet Mann und F Frau, **DHA steht für Docosahexaensäure und ***EPA für Eicosapentaensäure

Während aufgrund guter Blutfettwerte ein geringeres Risiko für Herz-Kreislauf-Erkrankungen besteht, kann das Risiko für Atherosklerose bei Vegetariern und Veganern erhöht sein. Ursache dafür sind erhöhte Homocysteinwerte. *Homocystein* ist eine körpereigene Aminosäure, die in geringen Konzentrationen keinen Risikofaktor für die Gesundheit darstellt. Ist die Konzentration im Blut erhöht, was insbesondere bei Veganern aufgrund einer oftmals unzureichenden Vitamin-B_{12}- und B_2-Versorgung der Fall ist, kann Homocystein nicht abgebaut werden. Erhöhte Konzentrationen an Homocystein können atherogene Gefäßveränderungen und damit die Entstehung von Atherosklerose und Herz-Kreislauf-Erkrankungen begünstigen (Desaik et al., 2014; Ingenbleek & McCully, 2012; Key et al., 2006). Wie hoch das eigentliche Risiko für Atherosklerose aufgrund erhöhter Homocysteinkonzentrationen ist, ist noch nicht vollständig untersucht.

Vitamin B_{12} kommt in tierischen Produkten vor, Vitamin B_2 dagegen sowohl in pflanzlichen als auch in tierischen Produkten. In pflanzlichen Lebensmitteln sind lediglich Spuren von Vitamin B_{12} enthalten, die keine ausreichende Versorgung sicherstellen können.

Hinsichtlich der Versorgung mit den langkettigen ω-3-Fettsäuren Docosahexaen- (DHA) und Eicosapentaensäure (EPA) gibt es Unterschiede. Die Konzentrationen von DHA und EPA, die vorrangig über den Verzehr von Lachs, Thunfisch, Makrele, Aal usw. aufgenommen werden, sind bei Veganern niedriger als bei Vegetariern oder Nicht-Vegetariern (DGEinfo, 2011). Eine ausreichende Versorgung mit langkettigen ω-3-Fettsäuren scheint insbesondere bei Personen mit Herzerkrankungen eine wichtige Rolle zu spielen, da das Zusammenkleben der Blutplättchen herabgesetzt werden kann (Gao et al., 2013). Das ist wiederum wichtig zur Senkung des Thromboserisikos. ω-3-Fettsäuren senken das Risiko für Atherosklerose, wirken Entzündungsprozessen entgegen und sind auch für die mentale Gesundheit von großer Bedeutung (Weber & Leaf, 1991; Peet, 2002).

Eine alternative Quelle zur Bedarfsdeckung der langkettigen ω-3-Fettsäuren stellt *Algenöl* dar. Eine Untersuchung ergab, dass die goldfarbene Mikroalge Schizochytrium den höchsten Gehalt an der langkettigen ω-3-Fettsäure Docosahexaensäure aufweist und damit ein willkommener Lieferant ist. Docosahexaensäure ist Bestandteil von Zellmembranen und befindet sich vorrangig in Nervenzellen, im Gehirn und in der Augennetzhaut. Auch für das Herzgewebe ist Docosahexaensäure ein wichtiger Bestandteil. Die Braunalge hingegen liefert Eicosapentaensäure, die besonders wichtig ist für Entzündungs- und Immunreaktionen ist (DGE, 2012). Während insbesondere Veganer mithilfe einer gut zusammengestellten und durchdachten Mahlzeitenplanung auf eine ausreichende Zufuhr von Jod, Vitamin B_{12}, Kalzium und von langkettigen ω-3-Fettsäuren achten müssen, scheint die Eisenversorgung bei Vegetariern nicht zwangsläufig kritisch zu sein (Krajcovicová-Kudláčková et al., 2003).

Demzufolge haben Vegetarier zwar niedrigere Eisenspeicherwerte (Ferritin) als Nicht-Vegetarier, allerdings liegen diese oftmals noch im unteren Normbereich (Keller, 2012). Mittlerweile weiß man aber auch, dass hohe Ferritinwerte das Risiko für Dickdarmkrebs, Diabetes mellitus Typ 2 und Herz-Kreislauf-Erkrankungen erhöhen können, weshalb auch niedrigere Werte vorteilhaft sein können (Fonseca-Nunes et al., 2014; Keller, 2012). Veganer hingegen sollten stets auf eine gute Eisenaufnahme, gefördert durch Vitamin C, aus pflanzlichen Lebensmitteln achten, um keine Unterversorgung zu erleiden. Die Verwendung von eisenangereicherten Lebensmitteln kann diesbezüglich einen nützlichen Beitrag leisten. Für die Knochengesundheit ist u. a. eine ausreichende Aufnahme von Vitamin D und Kalzium entscheidend. Auch hier ist bei einer veganen Ernährung auf eine bewusste Zufuhr zu achten (Morgan, 2009).

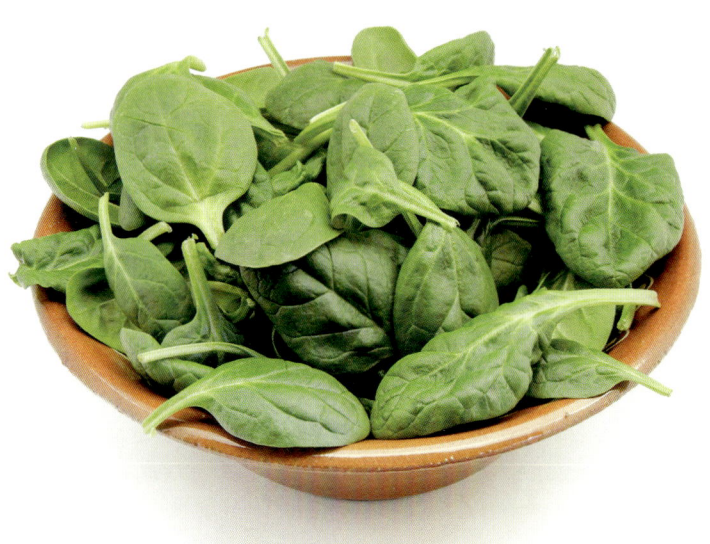

Eine kürzlich veröffentlichte Studie aus Österreich (Burkert et al., 2014), in welcher insgesamt 1.320 erwachsene Österreicher in die vier verschiedenen „Essgruppen" „Vegetarier", „Fleischesser mit einem hohen Obst- und Gemüsekonsum", „Fleischesser mit hohem Fleischkonsum" und „Fleischesser mit geringem Fleischkonsum" eingeteilt wurden, bringt neue Denkanstöße ans Licht. Pro Gruppe gehörten ca. 330 Teilnehmer, von welchen die meisten Frauen und unter 30 Jahren waren, an.

Es wurden Zusammenhänge zwischen den Ernährungsgewohnten der jeweiligen „Essgruppe" und Gesundheit, Gesundheitsbewusstsein und Lebensqualität untersucht. Überraschenderweise kamen die Autoren zu dem Resultat, dass zwar eine vegetarische Ernährungsweise mit geringeren Body-Mass-Werten und einem geringeren Alkoholkonsum korreliert, aber auch größere Gesundheitsthemen wie Krebs, Allergien und psychische Erkrankungen mit sich bringt. Der Bedarf für ein erforderliches Gesundheitsbewusstsein ist nach Angaben dieser Studie im Vergleich zur normalen Mischkost erhöht.

Auf die Frage, ob eine vegane Ernährungsweise den Versorgungsansprüchen in allen Lebensphasen gerecht wird, gehen die Antworten der Fachgesellschaften auseinander. In einer Stellungnahme der DGE (2011) wird darauf hingewiesen, dass es zunächst entscheidend sei, um welche vegetarische Ernährungsweise es sich handle. Solange sich Vegetarier ohne Fleisch und Fisch, aber unter der Einbeziehung von Milch, Milchprodukten und Eiern, abwechslungsreich und ausgewogen ernähren, scheint dies auch nach Angaben der DGE als Dauerkost bedenkenlos möglich zu sein. Anders sei dies allerdings bei einer veganen Ernährungsform zu bewerten. Insbesondere im Kindesalter können schnell Mangelzustände auftreten. Ohne Supplemente oder den Konsum angereicherter Produkte scheint nicht immer eine gute Versorgung mit allen essenziellen Nährstoffen für alle Altersklassen möglich zu sein (DGEinfo, 2011).

Die Amerikanische Gesellschaft für Diätetik hingegen bescheinigt in einem im Jahre 2009 veröffentlichten Paper auch einer veganen Ernährungsform eine ausreichende Versorgungslage mit allen Nährstoffen in allen Lebensphasen und für alle Personengruppen (Craig & Mangels, 2009). Allerdings hält auch sie die Verwendung von Nahrungsergänzungspräparaten, z. B. von Kalzium und Vitamin B_{12} sowie den Verzehr von angereicherten Lebensmitteln für sinnvoll. Die Lebensmittelauswahl und -zubereitung sollte grundsätzlich nährstoffreich, abwechslungsreich, richtig kombiniert und sehr bewusst erfolgen, um keine unzureichenden Versorgungszustände zu erlangen.

Tipp: Erstellen Sie einen Wochenspeiseplan. So lässt sich der Zeitaufwand für Einkauf und Speisenzubereitung verringern. Achten Sie auf eine abwechslungsreiche, bunte Auswahl und bevorzugen Sie angereicherte oder/und nährstoffreiche Varianten! Dann profitieren Sie auch von den vielen positiven Effekten auf die Gesundheit.

2.3   ZUSAMMENFASSUNG

Ca. 6,6 Millionen Deutsche ernähren sich vegetarisch. Von den verschiedenen Formen des Vegetarismus sind die der Lacto-Ovo- und der Ovo-Vegetarier am häufigsten verbreitet. Während beim Lacto-Ovo-Vegetarier Milch und Eier konsumiert werden, sind beim Ovo-Vegetarier lediglich Eier als tierisches Lebensmittel erlaubt. Eine vegane Ernährungsweise schließt alle tierischen Produkte, ob Lebensmittel oder Gegenstand, aus. Vegetarier haben in der Regel weniger Probleme mit Übergewicht, Fettstoffwechselstörungen, Diabetes Typ 2, Bluthochdruck sowie mit bestimmten Krebserkrankungen. Als Ursache dafür wird u. a. die über eine Pflanzenkost höhere Zufuhr von Antioxidantien, sekundären Pflanzenstoffen und Ballaststoffen gesehen. Geringere Versorgungszustände mit Eiweiß, langkettigen ω-3-Fettsäuren (Eicosapentaen- und Docosahexaensäure), den Vitaminen B_{12}, B_2, D, Kalzium, Jod sowie teilweise auch von Eisen und Zink sind allerdings auch beobachtet worden. Insbesondere eine vegane Ernährungsweise macht den Einsatz von Supplementen, wie z. B. von Vitamin B_{12}, unverzichtbar. Sowohl Ernährungswissen in der Theorie als auch ein cleveres Ernährungsmanagement in der Praxis sind notwendig, um nährstoffreiche und vorteilhafte Speisenkombinationen zu verstehen und im Alltag anzuwenden, um gesundheitsbeeinträchtigende Nährstoffdefizite zu vermeiden.

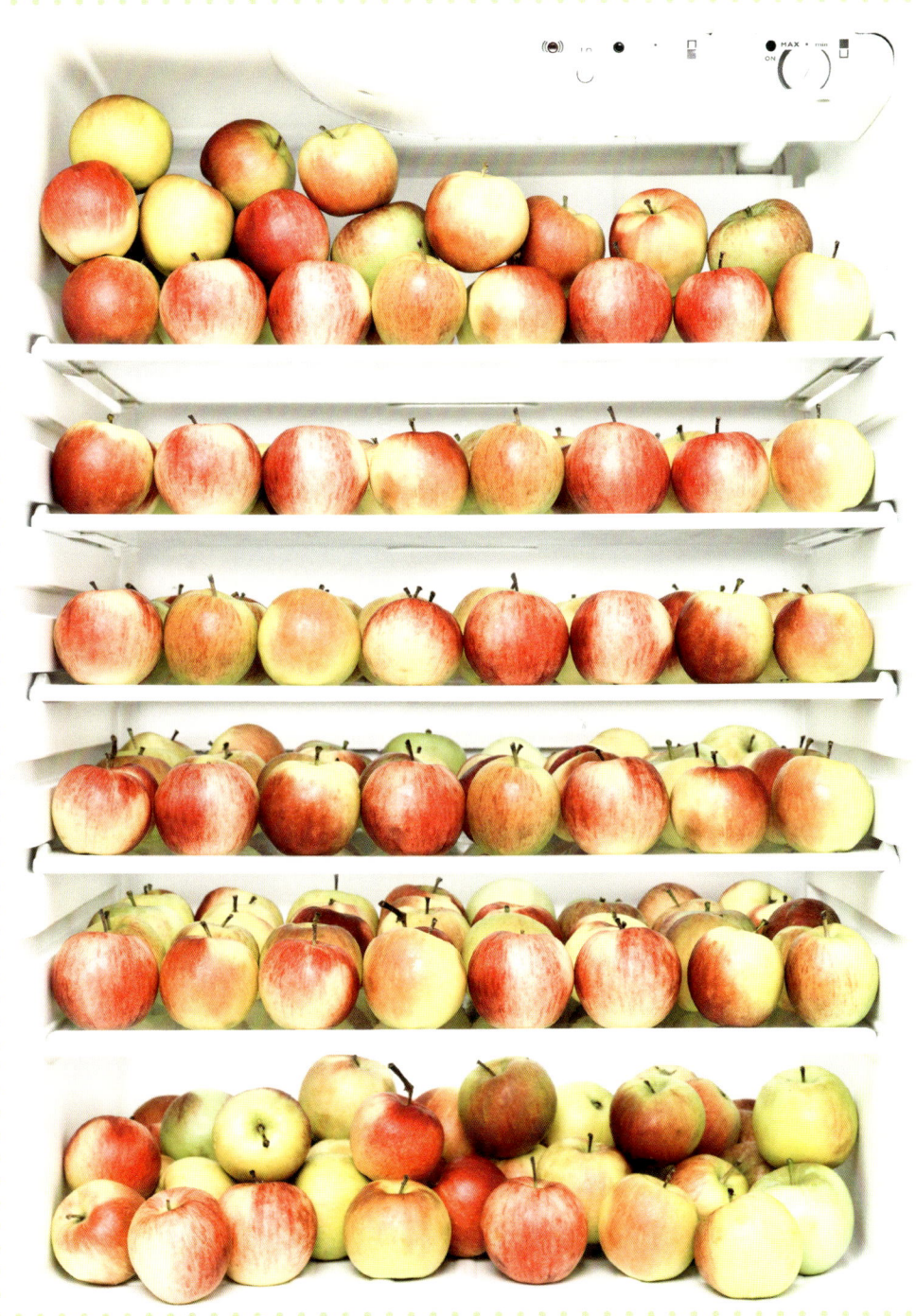

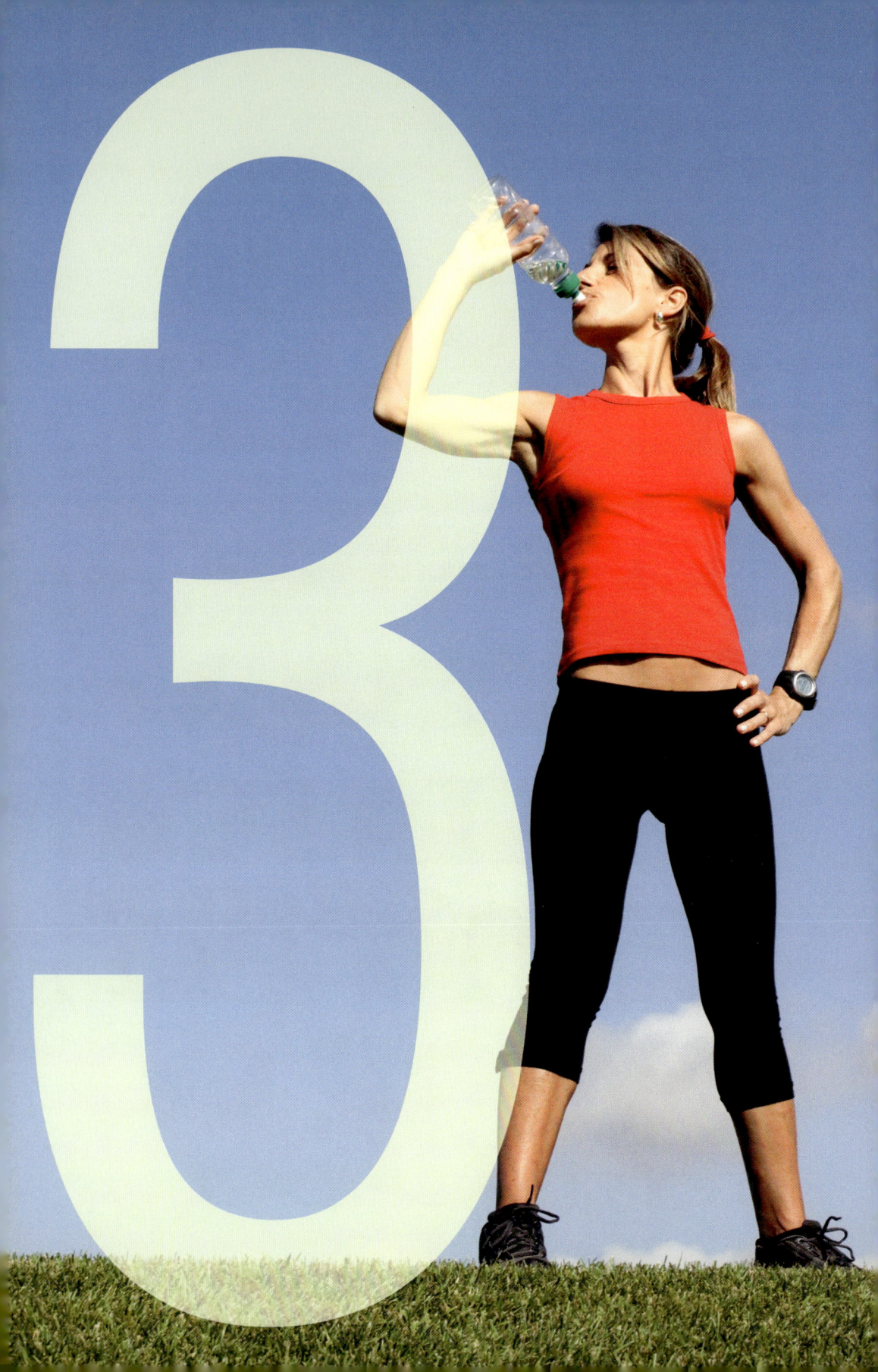

CHARAKTERISTIKA UND GRUNDLAGEN EINER SPORTGERECHTEN ERNÄHRUNG

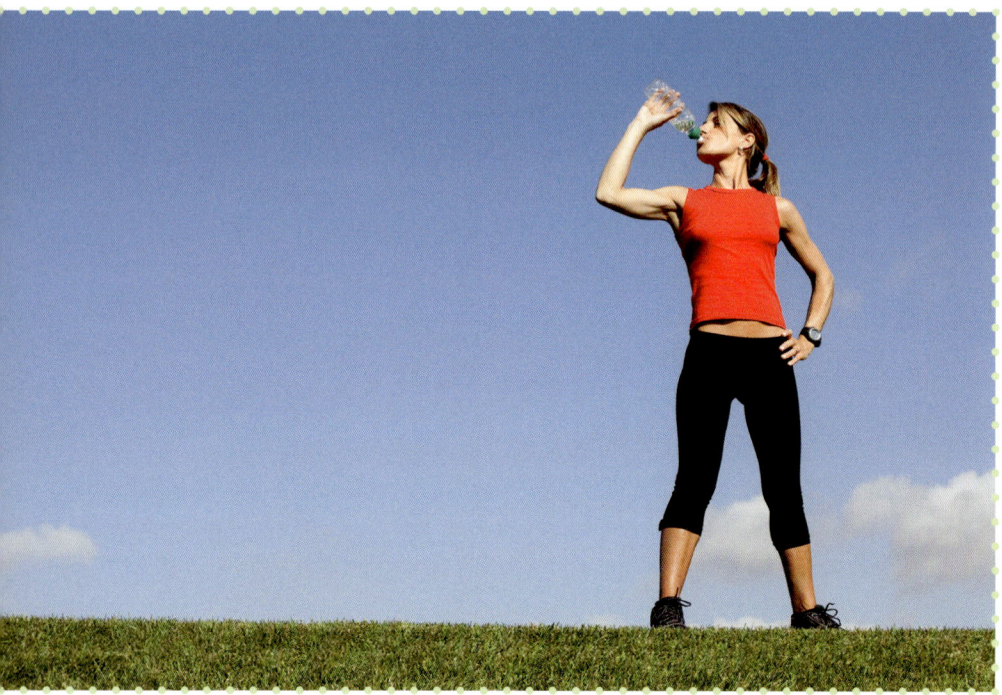

3 CHARAKTERISTIKA UND GRUNDLAGEN EINER SPORTGERECHTEN ERNÄHRUNG

Zu einem gesunden Lebensstil gehören neben einer sportgerechten Ernährung auch regelmäßige, sportliche Aktivitäten. Aber was bedeutet sportgerecht und wie viel Sport ist notwendig, um positive Effekte für die Gesundheit zu erzielen? Während nach Angaben des Copper Instituts for Aerobics Research in Dallas für 1992 noch 30 min Sport bei moderater Belastungsintensität an den meisten Tagen der Woche für ausreichend erklärt wurden, lag die Minimumempfehlung des American College of Sports Medicine und der American Heart Association im Jahre 2007 bei 2 x 30 min moderater Belastung und 2 x 30 min intensiver Belastung (Haskell et al., 2007). Mehr Aktivität sei sogar noch besser für die Gesundheit, reduziere das Risiko für chronische Erkrankungen und verhindere eine unerwünschte Gewichtszunahme.

2010 wurden aus mindestens 120 min Belastung unterschiedlicher Intensität pro Woche 30 min moderate Belastung an fünf Tagen der Woche sowie 20 min mit intensiverer Belastung an 2-3 Tagen der Woche (Murphy et al., 2010). Damit stieg die wünschenswerte Zeit für sportliche Aktivitäten auf 3 h 30 min pro Woche (American College of Sports Medicine & American Heart Association, 2010). Die Britische Gesellschaft für Sport und Trainingswissenschaften empfiehlt sogar mindestens 150 min pro Woche Sport bei moderater Belastung und 75 min bei intensiverer Belastung; an mindestens zwei Tagen pro Woche sollte die Muskulatur trainiert werden, sodass sich ein wöchentliches Trainingspensum von 3 h und 45 min ergibt (O'Donovan et al., 2010). Bei einer täglichen sportlichen Aktivität von 30 min erreicht man in der Woche 210 min (3 h 30 min) und kommt der britischen Empfehlung sehr nahe. Jeder, der regelmäßig Sport treibt, besser werden möchte, sportliche Ziele verfolgt, profitiert ganz besonders von einer sportgerechten Ernährung. Eine sportgerechte Ernährung unterstützt die Bedürfnisse des Sportlers und fördert:

- Trainingsanpassung
- Leistungsfähigkeit
- Leistungssteigerung
- Erholungsfähigkeit
- Körperzusammensetzung/Gewichtsstabilisierung
- Körperwahrnehmung
- Psyche, Konzentrationsfähigkeit und Wohlbefinden
- Motivation
- Gesundheit

Krankheits- und Verletzungsrisiko sollen hingegen minimiert werden. Genuss, Geschmack und abwechslungsreiche Gerichte dürfen dabei natürlich auch nicht zu kurz kommen.

Tipp: Je mehr Sport betrieben wird, umso mehr Kohlenhydratenergie kann getankt werden!

3.1 DIE HÄUFIGSTEN ERNÄHRUNGSFEHLER UND IHRE KONSEQUENZEN

Insbesondere die durch regelmäßige Trainingseinheiten vergrößerten Glykogenspeicher müssen ausreichend mit Kohlenhydratenergie gefüllt und die Wasserverluste adäquat und zeitnah ersetzt werden, um nachteilige, unmittelbare Effekte auf die Leistungsfähigkeit zu vermeiden. Zu den bekanntesten Ernährungsfehlern gehören frühzeitig erschöpfte Glykogenspeicher mit der Folge einer schnellen Ermüdung, Unterzuckerungssymptome, Flüssigkeitsmangel mit Krämpfen, Salzmangel und gastrointestinale Probleme (Magen-Darm-Beschwerden). Die unten stehende Tabelle beinhaltet mögliche Ursachen und Folgen der häufigsten Ernährungsfehler im Sport. Im schlimmsten Falle ist die Beeinträchtigung so stark, dass der Sportler zum Leistungsabbruch gezwungen wird. Bei einer klassischen Unterzuckerung, oder auch *Hungerast* genannt, greift der Körper aufgrund unzureichend gefüllter Glykogenspeicher auf die Zuckerkonzentration im Blut zurück. Der Blutzuckerspiegel sinkt ab, was zu Schwindelgefühlen, Zittern und Schweißausbrüchen führt. Dieser „Crash" im Blutzuckerstoffwechsel beeinträchtigt wiederum den Fettstoffwechsel negativ, weshalb eine vernünftige Leistungsabfrage nicht mehr möglich ist. „Fette verbrennen im Feuer der Kohlenhydrate!"

Tab. 7: Häufige Ernährungsfehler, mögliche Ursachen und Konsequenzen

Ernährungsfehler	Mögliche Ursachen	Folgen
Erschöpfte Glykogenspeicher in der belasteten Muskulatur	Zu wenig Kohlenhydrate	Schnelle Ermüdung; Leistungsabfall
Unterzuckerung/Hungerast (Hypoglykämie)	Zu wenig Muskelglykogen, Blutzuckerabfall	Schwindel, Zittern, Schweißausbruch, Leistungsabbruch
Flüssigkeitsmangel (Dehydratation)	Zu hohe Schweißverluste, zu wenig getrunken, warme Witterungsbedingungen	Bluteindickung, Durchblutungsstörungen, Krämpfe, Leistungsminderung, Überhitzung, lebensbedrohliche Konsequenzen möglich

Ernährungsfehler	Mögliche Ursachen	Folgen
Salzmangel (Hyponatriämie)	Langzeitausdauerbelastung, heißes Klima, Ausgleich der Wasser- und Salzverluste durch hohen Konsum von elektrolytarmem, stillem Wasser	Absinken der Natriumkonzentration, Flüssigkeit fließt aus Blutgefäßen in Leber und Gehirn, Ödembildung, geschwollene Hände und Füße, Schwindel, Erbrechen, Krämpfe, Atemnot, Bewusstlosigkeit, Koma, lebensbedrohlich
Gastrointestinale Beschwerden	Zu viel, ballaststoff- oder fettreich gegessen vor der Belastung, zu kurze Verdauungszeit, zu viel Fruktose; ausgelöst durch belastungsbedingte Minderdurchblutung im Darmbereich	Unwohlsein, Beeinträchtigung der Leistungsfähigkeit, Durchfall, Blähbauch, Leistungsabbruch

Modifiziert und teilweise übernommen von Burke (2000).

Je besser trainiert ein Sportler ist, umso besser können zwar Flüssigkeitsverluste hinsichtlich der Leistungsfähigkeit toleriert werden, dennoch sollte man es als Hobbysportler gar nicht so weit kommen lassen. Wasser ist der erstlimitierende Nährstoff in der Ernährung und der wichtigste leistungsbegrenzende Faktor bei physischen Aktivitäten. Eine Dehydratation von 1-2 % des Körpergewichts kann je nach individueller Toleranzschwelle die physische und psychische Leistungsfähigkeit bereits messbar verringern (Sawka & Pandolf, 1990). Das Blut dickt aufgrund der schweißbedingten Flüssigkeitsverluste ein, was je nach Schweregrad des Wassermangels (siehe Tab. 8) zu unterschiedlich starken Symptomen und gesundheitlichen Konsequenzen führt.

Es gibt allerdings auch Sportler, wie z. B. Marathonläufer auf Weltklasseniveau, die einen relativen hohen Wasserverlust von 6-7 % tolerieren können und mit Bestzeit im Ziel ankommen. Der flüssigkeitsbedingte Gewichtsverlust kann sich wiederum positiv auf die Belastungsgeschwindigkeit auswirken (Noakes, 2007). Die Toleranzschwelle ist individuell sehr verschieden. Im Allgemeinen wird aber ein schweißbedingter Gewichtsverlust für Ausdauersportler während der Belastung in Höhe von

2–3 % als akzeptabel angesehen (Jeukendrup, 2003). Mit dem Schweiß geht vorrangig Salz, also Natriumchlorid, verloren. Die ebenfalls enthaltenen Mineralstoffe Kalzium und Magnesium nehmen in ihren Konzentrationen mit zunehmenden Schweißverlusten ab. Ein Athlet schwitzt zwar mehr als ein Untrainierter, verliert aber weniger Mineralien pro Liter Schweiß.

Die Abgabe von Schweiß dient einer schnellen und notwendigen Abkühlung, um ein (zu starkes) Ansteigen der Körpertemperatur zu verhindern. Denn das wäre lebensbedrohlich. Nach Angaben von Chorley et al. (2007) kann ein schweißbedingter Gewichtsverlust von mehr als 0,75 kg während eines Marathons das Risiko für ein zu starkes Absinken der Natriumkonzentration im Blut (< 135 mmol/l) erhöhen. Exzessive Flüssigkeitszufuhren während Ausdauerbelastungen können ebenfalls das Risiko für ein zu starkes Absinken der Natriumkonzentration mit gesundheitlichen Konsequenzen erhöhen. Deshalb sollte auf die körpereigenen Trinkbedürfnisse geachtet werden. Die individuelle Trinkmenge dürfte zwischen 400 und 800 ml pro Belastungsstunde liegen (Noakes, 2003).

Tab. 8: Dehydrierung und mögliche Konsequenzen

Höhe des Wasserverlusts [% v. Körpergewicht]	Symptome des Wassermangels
1-2 %	Konzentrationsverlust, Leistungsbeeinflussung
Bis zu 4 %	Verminderte Kraftleistung, weitere mentale Leistungseinbußen, Durstgefühl
Bis zu 6 %	Starkes Durstgefühl, Muskelschwäche, Reizbarkeit, eingeschränkte Motorik, Erschöpfung, Krämpfe

Tipp: Niemals hungrig oder durstig ein Training beginnen, dann sind Leistungseinbußen vorprogrammiert!

3.2 ENERGIE UND MAKRONÄHRSTOFFE

Unser Körper braucht sowohl unter Ruhebedingungen, wie z. B. für Atemtätigkeit, Organfunktionen usw., als auch für sämtliche Aktivitäten Energie, die wir in Form der Makronährstoffe Kohlenhydrate, Eiweiß und Fett über eine bunte Lebensmittelauswahl täglich zu uns nehmen. Der tägliche Energiebedarf, angegeben in kJ oder kcal, setzt sich folgendermaßen zusammen:

Tagesenergiebedarf = Grundumsatz + Arbeitsumsatz + Thermogenese

- **Grundumsatz:** Energiebedarf zur Aufrechterhaltung aller lebensnotwendigen Organleistungen und Stoffwechselprozesse unter Ruhebedingungen.
- **Arbeitsumsatz:** Mehrbedarf aufgrund körperlicher Aktivität im Alltag (Beruf, Freizeit, Sport).
- **Thermogenese:** Energieabgabe in Form von Wärme in Höhe von ca. 8-10 % bei normaler Mischkost aufgrund von Transport und Speicherung der Makronährstoffe.

Eine Kilokalorie entspricht 4,184 kJ und 1 Kilojoule macht 0,24 kcal aus.

Eiweiß hat den größten wärmebildenden Effekt. Schwangerschaft, Stillzeit, Wachstum, Stress und Fieber erhöhen den Energiebedarf. Ferner gilt: je höher der Anteil an Muskulatur, umso höher der Energiebedarf. Deshalb haben Männer genetisch bedingt einen höheren Grundumsatz als Frauen. Studien zufolge liegt der genetische Einfluss auf die Körperzusammensetzung bei ca. 60-70 % (Hasselbalch, 2010). Hormone können den Energiebedarf drosseln oder erhöhen. Nachfolgende Tabelle fasst die Einflussfaktoren auf den Energiebedarf zusammen.

Tab. 9: Einflussfaktoren auf den Energiebedarf

Erhöhende Wirkung auf Energiebedarf	Erniedrigende Wirkung auf Energiebedarf
Hoher Muskelanteil	Wenig Muskulatur
Sportliche Aktivität	Bewegungsarmut
Schwangerschaft, Stillzeit	–
Wachstumszeit	–

Erhöhende Wirkung auf Energiebedarf	Erniedrigende Wirkung auf Energiebedarf
Stress (Adrenalin, Noradrenalin)	–
Überfunktion der Schilddrüse	Unterfunktion der Schilddrüse
Testosteron	Mangel an Testosteron
Fieber	–

Mithilfe der von der FAO/WHO/UNU entwickelten Formel (siehe Tab. 10) kann in Abhängigkeit von Alter, Körpergröße und Körpergewicht der individuelle Grundumsatz ermittelt werden. Die durchschnittlichen und altersabhängigen Angaben für Körpergröße und Körpergewicht stammen dabei vom American National Center for Health Statistics sowie von nationalen Verzehrstudien.

Tab. 10: Grundumsatzwerte in Abhängigkeit von Alter, Geschlecht, Körpergröße und -gewicht

Alter	Körpergröße [cm]	Körpergewicht [kg]	Grundumsatz [kcal/d]
Frauen			
15 bis < 19 Jahre	166,0	58,0	1.460,0
19 bis < 25 Jahre	165,0	60,0	1.390,0
25 bis < 51 Jahre	164,0	59,0	1.340,0
51 bis < 65 Jahre	161,0	57,0	1.270,0
65 Jahre und älter	158,0	55,0	1.170,0
Männer			
15 bis < 19 Jahre	174,0	67,0	1.820,0
19 bis < 25 Jahre	176,0	74,0	1.820,0
25 bis < 51 Jahre	176,0	74,0	1.740,0
51 bis < 65 Jahre	173,0	72,0	1.580,0
65 Jahre und älter	169,0	68,0	1.410,0

Quelle: DGE (2012)

Ein 40 Jahre alter Mann hat nach Angaben der Tabelle einen durchschnittlichen Grundumsatz von 1.740 kcal. Werden noch weitere Aktivitäten im Beruf, der Freizeit und durch den Sport berücksichtigt, kann der tägliche Energiebedarf als ein Vielfaches des Grundumsatzes schnell abgeschätzt werden. Als Multiplikator dient der sogenannte *PAL-Wert* (= physical activity level). Gültige PAL-Werte sind in Abhängigkeit von Berufs- und Freizeitaktivität in nachfolgender Tabelle aufgeführt.

Tab. 11: PAL-Werte in Abhängigkeit vom Arbeits- und Freizeitverhalten

Arbeitsintensität und Freizeitverhalten	PAL-Wert	Beispiele
Sitzende und liegende Lebensweise	1,2	Alte, gebrechliche Menschen
Sitzende Tätigkeit mit wenig oder keiner anstrengenden Freizeitaktivität	1,4-1,5	Büroangestellte, Feinmechaniker
Sitzende Tätigkeit, zeitweilig auch zusätzlicher Energieaufwand für gehende und stehende Tätigkeiten	1,6-1,7	Laboranten, Kraftfahrer, Studierende, Fließbandarbeiter
Überwiegend gehende und stehende Arbeit	1,8-1,9	Hausfrauen, Verkäufer, Kellner, Mechaniker, Handwerker
Körperlich anstrengende, berufliche Arbeit	2,0-2,4	Bauarbeiter, Landwirte, Waldarbeiter, Bergarbeiter, Leistungssportler

Quelle: DGE (2012)

Für sportliche Aktivitäten oder anstrengende Freizeitaktivitäten können nach Angaben der Deutschen Gesellschaft für Ernährung (2012) zusätzlich 0,3 PAL-Einheiten addiert werden. Wer eine schnelle Abschätzung seines täglichen Energiebedarfs vornehmen möchte, kann auf die nachfolgende Tabelle zurückgreifen. Voraussetzung für die Berechnung ist ein normales Körpergewicht.

Tab. 12: Der tägliche Energiebedarf unter der Berücksichtigung von Geschlecht, Alter und Aktivität

Alter	Werte für geringe körperliche Aktivität [kcal/kg]	Werte für mittlere körperliche Aktivität [kcal/kg]	Werte für starke körperliche Aktivität [kcal/kg]
Frauen			
15 bis < 19 Jahre	36	43	55
19 bis < 25 Jahre	33	40	51
25 bis < 51 Jahre	33	39	50
51 bis < 65 Jahre	32	35	48
65 Jahre und älter	30	33	46
Männer			
15 bis < 19 Jahre	39	46	60
19 bis < 25 Jahre	35	41	54
25 bis < 51 Jahre	34	39	52
51 bis < 65 Jahre	32	35	48
65 Jahre und älter	30	34	46

Quelle: DGE (2012)

Der durchschnittliche Tagesenergiebedarf für eine weibliche Person mit 40 Jahren, einem Körpergewicht von 65 kg und mittlerer, körperlicher Aktivität errechnet sich folgendermaßen:

Tagesenergiebedarf = 39 kcal/kg * 65 kg = 2.535 kcal am Tag

Energie liefern Lebensmittel in Form von Kohlenhydraten, Fetten, Eiweiß und Alkohol. Für sportlich aktive Menschen ist insbesondere eine kohlenhydratreiche Basisernährung, eine qualitativ hochwertige Eiweißversorgung sowie eine fettbewusste Fettzufuhr für die Gesundheit und Leistungsfähigkeit von großer Bedeutung. Kohlenhydrate und Eiweiß liefern 4 kcal, Fette 9 kcal und Alkohol 7 kcal pro g zugeführter Menge. Alkohol spielt als Genussmittel bei einer sportgerechten Ernährung eine untergeordnete Rolle.

Kohlenhydrate enthalten Kohlenstoff, Wasserstoff und Sauerstoff. Die wichtigsten Kohlenhydratvertreter in unserer Nahrung sind Obst, Gemüse sowie Getreideprodukte. Die rechts aufgeführte Tabelle gibt eine Übersicht über die wichtigsten Kohlenhydratarten unserer Nahrung. Es gibt die verwertbaren Zucker und die nicht verdaubaren Ballaststoffen. Obst liefert vor allem Glukose und Fruktose, die wichtigsten Einfachzucker in unserer Nahrung. In Milch und Milchprodukten befindet sich der Zweifachzucker Laktose, auch *Milchzucker* genannt. Ein weiteres Beispiel für einen Mehrfachzucker stellt der weiße Haushaltszucker Saccharose dar. Er setzt sich zusammen aus Glukose und Fruktose. Amylose und Amylopektin sind Bestandteile der pflanzlichen Stärke in Getreide, Reis und Kartoffeln. Kohlenhydrate werden in Leber und Muskulatur als Glykogen gespeichert. Je besser der Trainingszustand eines Sportlers, umso größer sind seine Glykogenspeicher und damit seine Fähigkeit, Kohlenhydratenergie für sportliche Belastungen zu speichern.

Tab. 13: Wichtige, verwertbare Kohlenhydrate und ihre Lieferanten

Kohlenhydrate	Beispiele/Vorkommen
Monosaccharide	
Glukose (Traubenzucker)	Vorkommen: Früchte, Gemüse, Honig
Fruktose (Fruchtzucker)	Vorkommen: Früchte, Gemüse, Honig
Galaktose (Schleimzucker)	Vorkommen: Milch- und Milchprodukte
Disaccharide	
Saccharose (Haushaltszucker) = Glukose + Fruktose	Vorkommen: Zuckerrüben, Zuckerrohr, gering in Früchten und Gemüse
Laktose (Milchzucker) = Glukose + Galaktose	Vorkommen: Milch, Milchprodukte
Maltose (Malzzucker) = Glukose + Glukose	Vorkommen: Stärkeabbauprodukte, gering in Getreideprodukten, Gerste- und Kartoffelkeimen
Oligo- und Polysaccharide	
Dextrine (Stärkeabbauprodukt; aus 4-10 Glukoseeinheiten)	Vorkommen: entstehen beim Backen von Kuchen und Brot, Stärkehydrolysate
Stärke (Amylose + Amylopektin) Amylose: 250-300 und Amylopektin: 5.000-6.000 Glukoseeinheiten	Vorkommen: Kartoffeln, Getreide
Glykogen (viele Glukoseeinheiten)	Vorkommen: Speicherform der Kohlenhydrate in Leber und Muskulatur des menschlichen und tierischen Körpers

Die tägliche Mindestzufuhr für Glukose (Traubenzucker) liegt bei ca. 120 g am Tag. Das zentrale Nervensystem, die Nierenmarkszellen und die roten Blutkörperchen ausschließlich Glukose verwerten können. Um diese Versorgung kurzfristig sicherstellen zu können, ist der Körper in der Lage, bei einer unzureichenden Kohlenhydratzufuhr bestimmte Eiweißbausteine, Milchsäure und Glyzerin, das Grundgerüst der Fette, in Glukose umzuwandeln. Das ist zwar sehr unökonomisch, zumal für die körpereigene Bildung von 100 g Glukose 200 g Eiweiß benötigt werden. Langfristiger Kohlenhydratmangel ermöglicht eine Anpassung des Körpers, weil die Produktion bestimmter Enzyme eine Verwertung von Ketonkörpern im Gehirn und Muskulatur zulässt, aufgrund dessen nur noch 40 g statt 120 g Glukose am Tag notwendig sind. Ketonkörper werden dazu in der Leber aus dem Stoffwechselabbauprodukt Acetyl-CoA gebildet. Körperliche Höchstleistungen sind allerdings nicht möglich.

Ballaststoffe zählen zu den unverdaulichen Kohlenhydraten und besitzen insbesondere für unsere Gesundheit eine wichtige Funktion. Es wird zwischen **wasserlöslichen** und **wasserunlöslichen Ballaststoffen** unterschieden (siehe Tab. 14).

Tab. 14: Wasser- und wasserunlösliche Ballaststoffe in der Nahrung

Merkmale	Wasserlösliche Ballaststoffe	Wasserunlösliche Ballaststoffe
Abbau	Abbau durch bakterielle Enzyme; Gelbildung mit Flüssigkeit	Widerstandsfähig gegenüber dem Abbau durch bakterielle Enzyme; keine Gelbildung
Aufgaben	Verzögerung der Magenentleerung, Verzögerung der Glukoseabsorption, Senkung des LDL- und Gesamtcholesterols	Regulation der Dickdarmtransitzeit; Erhöhung der Stuhlmasse und -frequenz
Vertreter	Bestimmte Pektine und Hemizellulose, ß-Glukane, Inulin, Oligofruktose	Lignin, Zellulose und Hemizellulose
Lebensmittel	Haferkleie, Hafervollkornmehl, Bohnen, Erbsen, Reiskleie, Gerste, Hefe, Leinsaat, Artischocken, Chicorée, Schwarzwurzeln, Zwiebeln, Getreidekeime, Zitrusfrüchte, Apfelmark, Erdbeeren, Kartoffeln	Leinsamen, Hülsenfrüchten, Wurzel- und Blattgemüse, Vollkorngetreide, Weizenkleie, Vollkornreis, Apfelschale, Kohl, Karotten, Rosenkohl, Rübe, Blumenkohl

Wasserlösliche Ballaststoffe, zu denen beispielsweise Pektine gehören, befinden sich vor allem in Haferprodukten, Hülsenfrüchten, Chicorée, Schwarzwurzeln, Reiskleie und Gerste sowie in Zitrusfrüchten, Erdbeeren und Kartoffeln. Auch das Innere des Apfels liefert wasserlösliche Ballaststoffe, während die Apfelschale die nicht löslichen Ballaststoffe enthält. Wasserlösliche Ballaststoffe verzögern die Magenentleerung, die Glukoseaufnahme und senken das LDL- und Gesamtcholesterol. Im Vergleich dazu bilden die **nicht löslichen Ballaststoffe**, zu deren Vertretern Lignin, Zellulose etc. zählen, keine Gele aus und sind gegenüber dem bakteriellen Abbau robust. Sie bewirken eine Zunahme des Stuhlvolumens und der Stuhlfrequenz. Insbesondere Weizen und Weizenprodukte, Roggen, Vollkornreis, diverse Kohlsorten und Karotten liefern wasserunlösliche Ballaststoffe. Mit der Nahrung sollte immer eine gesunde Mischung beider Ballaststoffarten zugeführt werden.

Eine dritte Ballaststoffart stellt die **resistente Stärke** dar, die sowohl in ganzen Getreidekörnern, Hülsenfrüchten, Mais und in erhitzten und wieder abgekühlten stärkehaltigen Produkten wie Brot, Kartoffeln und Nudeln vorkommt. Sie bindet ebenfalls Wasser und Gase und erhöht die Viskosität des Nahrungsbreis. Abschließend lässt sich festhalten, dass eine ballaststoffreiche Nahrung sowohl für die Darmmotorik als auch für eine gesunde Darmflora zuständig ist. Insbesondere das nicht verdaubare Inulin wirkt prebiotisch, d. h., es steht als wertvolles Nährsubstrat den positiven Mikroorganismen im Verdauungstrakt zur Verfügung. Inulin scheint außerdem präventiv wirksam gegenüber Durchfällen, Verstopfungen sowie bestimmten Krebserkrankungen zu sein und beeinflusst den Fettstoffwechsel sowie auch die Aufnahme von Mineralstoffen positiv (de Vrese & Schrezenmeir, 2008).

Nach Angaben verschiedener Fachgesellschaften senkt eine gemüse-, obst- und ballaststoffreiche Ernährung das Krebsrisiko für Mund-, Rachen-, Kehlkopf-, Speiseröhren-, Magen- und Dickdarmkrebs nachweislich (DGE, 2012; Bradbury et al., 2014). Dabei scheinen insbesondere die in Getreide vorkommenden Ballaststoffe das Krebsrisiko im Verdauungstrakt zu senken. Wer unter Blähungen oder weichen Stühlen leidet, sollte mehr lösliche Ballaststoffe zu sich nehmen, da sie Wasser und Gase binden und so meistens Abhilfe verschaffen können.

Tipp: Vor dem Sport immer ballaststoff- und fettarm essen, um keine Verdauungsprobleme während der Belastung zu provozieren! Größere Mahlzeiten sollten mindestens 2-3 h vor Belastungsbeginn liegen.

Neben der Verwertbarkeit von Kohlenhydraten gibt es auch Unterschiede in deren **Blutzuckerwirksamkeit**, d. h., wie schnell sie ins Blut gelangen und damit den Blutzuckerspiegel beeinflussen. Je nachdem, welche Blutzuckerantwort nach dem Verzehr von Kohlenhydraten ausgelöst wird, werden unterschiedliche Stoffwechselreaktionen ausgelöst. In der Basisernährung geht es vor allem darum, sich gesund zu ernähren, auf eine gute Sättigung zu achten und unnötige Blutzuckerschwankungen zu vermeiden. Langsam verfügbare Kohlenhydrate unterstützen diese Ziele.

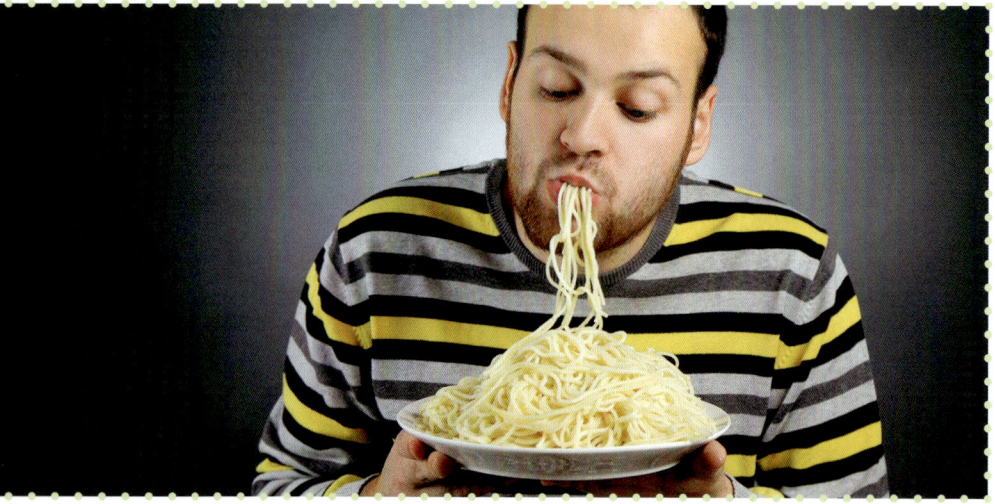

Dazu gehören beispielsweise reife Bananen, Orangen, Äpfel, „al dente" gekochte Teigwaren, Milch und grobkörnige Vollkornprodukte.

Regelmäßig trainierende Sportler müssen auf eine **regenerationsfördernde Er-nährung** achten. Das ist unmittelbar nach Belastungsende der Fall, denn nach der Belastung ist vor der Belastung. Hier sind Kohlenhydrate mit einer schnellen Verfügbarkeit erwünscht. Sie unterstützen eine schnelle Einlagerung von Glykogen besonders gut und reduzieren die Ausschüttung von Stresshormonen. Auch wäh-rend der Belastung steht eine schnell Energiebereitstellung im Vordergrund, um ermüdende Stoffwechselprozesse zu minimieren. Um den unterschiedlichen Effekt auf den Blutzuckerspiegel durch verschiedene Kohlenhydratlieferanten besser be-schreiben und vergleichen zu können, haben Jenkins et al. (1981) den **glykämi-schen Index** eingeführt (siehe Tab. 15). Dieser gibt Auskunft über die Auswirkung einzelner Lebensmittel auf die Blutzuckerkonzentration und die damit verbundene Insulinausschüttung, was mit der Einnahme einer entsprechenden Referenzmenge an Glukose oder Weißbrot in Beziehung gesetzt wird. Wurde für ein Lebensmittel ein niedriger glykämischer Index definiert, so übt dieses nur einen geringen Einfluss auf den Blutzuckerspiegel und die Insulinausschüttung aus, während ein Lebens-mittel mit einem hohen glykämischen Index eine starke Blutzucker- und Insulinant-wort bewirkt.

Das Speicherhormon Insulin ist verantwortlich für den Transport des Zuckers in die Zelle und wird je nach Blutzuckerwirksamkeit in der entsprechenden Menge durch die Bauchspeicheldrüse ausgeschüttet. Die Geschwindigkeit ist ausschlaggebend, mit welcher die Kohlenhydrate den Verdauungstrakt passieren. Je langsamer das der Fall ist, desto niedriger ist ihr Einfluss auf den Blutzuckerspiegel und desto niedriger ist der glykämische Index des verzehrten Lebensmittels. Dagegen sind schnell verfügbare Kohlenhydrate sehr blutzuckerwirksam und in Lebensmitteln mit hohem glykämischen Index enthalten. Die wichtigsten Einflussfaktoren auf die Blutzuckerwirksamkeit kohlenhydratreicher Lebensmittel sind: Anteil und Art der Ballaststoffe, Fettgehalt, Energiedichte und die Konsistenz eines Lebensmittels. Flüssigkeiten werden schneller aufgenommen als feste Speisen. Liegt eine hohe Teilchenkonzentration vor, wie z. B. in hypertonen Sportgetränken, dann erfolgt die Aufnahme auch langsamer im Vergleich zu einer geringeren Teilchenkonzentration wie hypoton oder isotonisch. Nachstehende Tabelle, die teilweise von Foster-Powell und Miller (1995) stammt, gibt ein paar Indexwerte einzelner Lebensmittel wieder.

Tab. 15: Der glykämische Index einiger Lebensmittelbeispiele

	Glykämischer Index	50 g Kohlenhydrate sind enthalten in:
Hoher glykämischer Index zwischen 70 und 100		
Glukose	100	50 g
Spezifische Sportgetränke	95	0,7 l
Baguette	95	ca. 100 g
Gekochter Reis	88	170 g
Cornflakes	81	ca. 60 g
Ofenkartoffeln	85	200-300 g
Honig	73	65 g
Toastbrot	73	ca. 100 g
Fein vermahlenes Brot	70	200 g
Mittlerer glykämischer Index zwischen 55 und < 70		
Fein vermahlenes Vollkornbrot	70	ca. 130 g
Müsli	68	60 g
Softgetränke	68	0,5 l
Haushaltszucker	65	50 g
Colagetränke	63	ca. 460 ml
Gekochter Basmatireis	58	ca. 200 g
Haferflocken	55	ca. 84 g
Tiefer glykämischer Index < 55		
Reife Banane	52	250 g
Vollkornbrot mit Körnern	52	ca. 150 g
Schokolade	49	80 g
Orange	43	400-600 g
Gekochte Teigwaren (al dente)	41	200 g
Apfel	36	400 g
Unreife Banane	30	250 g
Milch	27	1,1 l
Fruchtzucker	23	50 g

Quelle: Foster-Powell & Miller (1995)

Erfolgt in der Basisernährung eine permanent starke Insulinausschüttung aufgrund eines bevorzugten Konsums schnell verfügbarer Zuckerlieferanten, wie Weißmehlprodukte, Cornflakes, Honig, Toastbrot, kann es zu einer Art Überlastung für die Bauchspeicheldrüse mit der Folge einer nachlassenden Insulinwirksamkeit und erhöhten Triglyzeriden (Blutfettwerte) kommen. Viel Insulin bedeutet, dass auch die Blutzuckerkonzentration schnell wieder verringert wird, weil der Zucker relativ schnell in die Zellen transportiert wird. Ein schneller Blutzuckerabfall kann sogar zu einer Unterzuckerung führen, mit den typischen Symptomen wie Zittern, Schwindelgefühlen, Heißhunger und Konzentrationsschwächen. Das Verlangen nach schnell verfügbaren Energieträgern wird erneut geweckt. Der Zuckerstoffwechsel wird dauerhaft nachteilig beeinflusst, was sich im weiteren Verlauf in Verbindung mit zunehmendem Bauchfettgewebe zu einem Diabetes Typ 2 verwandeln kann. Es ist empfehlenswert, sich über die unterschiedliche Blutzuckerwirksamkeit von Kohlenhydratlieferanten im Klaren zu sein, es macht aber keinen Sinn, sich die einzelnen Indexwerte zu merken. Lebensmittel werden meistens als Kombinationen in einer Mahlzeit verzehrt, sodass sich die Indexwerte neu ergeben. Dennoch ist eine bewusste Lebensmittelauswahl und -kombination möglich, um eine „provokative" und überhöhte Insulinausschüttung in der Basisernährung zu vermeiden.

VORTEILE EINER KOST MIT NIEDRIGER BLUTZUCKERWIRKSAMKEIT IN DER BASISERNÄHRUNG

- Schonung der Bauchspeicheldrüse und der insulinproduzierenden Zellen
- keine große Schwankungen des Blutzuckerspiegels
- bessere Konzentrations- und Leistungsfähigkeit
- keine Heißhungerattacken
- anhaltendes Sättigungsgefühl
- Ballaststoff- und vitaminreiche Ernährung mit viel Gemüse, Obst und Salat
- grobkörnige Vollkornbackwaren liefern zugleich wertvolle Mineralien

Hinzugefügt werden muss, dass auch komplexe Kohlenhydrate zu den schnell verfügbaren Energielieferanten gehören können. Das ist beispielsweise bei **Stärke** der Fall. Entscheidend für die Blutzuckerwirksamkeit ist dabei die Zusammensetzung der Stärke in dem jeweiligen Lebensmittel. Stärke besteht aus **Amylose** und aus **Amylopektin**. Die Amylose ist langkettig und verläuft geradlinig, während Amylopektin verzweigtkettig ist. Amylopektin ist quellfähiger und damit günstiger für den Abbau durch Enzyme. Überwiegt der Anteil an Amylopektin in einem stärkereichen Lebensmittel, dann ist auch die Blutzuckerwirksamkeit höher im Vergleich zu einem Lebensmittel mit einem höheren Amyloseanteil. Deshalb haben beispielsweise die stärke- und amylopektinreichen Kartoffeln einen höheren glykämischen Index als der stärke- und amylosereiche Basmatireis. Stärke ist eben nicht gleich Stärke.

In der alltäglichen, gesundheitsfördernden Ernährung sollte auf eine ballaststoffhaltige, obst- und gemüsereiche Ernährung Wert gelegt werden, während eine sportgerechte Ernährung vor, während und unmittelbar nach der Belastung die Leistung unterstützen soll. Deshalb ist eine schnelle Kohlenhydratverfügbarkeit in Verbindung mit einer hohen Insulinausschüttung sowohl für eine schnelle Energiegewinnung während der Belastung als auch für eine schnelle Glykogeneinlagerung unmittelbar nach der Belastung von großer Bedeutung für den Sportler. Insbesondere während der Belastung müssen die zugeführten Energielieferanten gut bekömmlich (ballaststofffrei) sein und den Magen-Darm-Trakt schnell verlassen, um keine unangenehmen Beschwerden wie Blähungen oder Völlegefühl hervorzurufen. Angst vor Unterzuckerung muss man während der Belastung, hervorgerufen wegen der hohen Blutzuckerwirksamkeit, nicht haben. Dafür sorgen die ausgeschütteten Stresshormone. Sportler profitieren auch nach Belastungsende vom Verzehr sehr blutzuckerwirksamer Lebensmittel, weil regenerationsfördernde Prozesse beschleunigt, die Einlagerung von Glykogen gefördert und immunschwächende Einflüsse abgeschwächt werden (Walton & Rhodes, 1997).

> **Tipp: Schnell verfügbare Kohlenhydratlieferanten in der Belastungsphase, langsam verfügbare in der Basisernährung!**

Neben den Kohlenhydraten gehören auch die **Eiweiße** zu den Makronährstoffen. Eiweiß ist der Baustein jeder Körperzelle und liefert als alleiniger Makronährstoff dem Körper Stickstoff und Schwefel. Eiweiß besteht aus kleinen Aminosäuren, von welchen der Körper acht notwendigerweise mit der Nahrung zuführen muss. Dazu zählen: Isoleucin, Leucin, Lysin, Methionin, Phenylalanin, Threonin, Tryptophan und Valin (siehe Tab. 16). Zu den restlichen 12, weniger essenziellen Aminosäuren gehören: Histidin (semiessenziell), Alanin, Asparagin, Asparaginsäure, Glutaminsäure, Glyzin, Prolin, Arginin (semiessenziell), Cystein, Glutamin, Serin und Tyrosin.

Eiweiß ist ein wichtiger Bestandteil von Enzymen (z. B. Lipase zur Fettspaltung), Hormonen (z. B. Insulin, das Speicherhormon), Abwehr- (Immunglobuline), Struktur- (Kollagen fürs Bindegewebe) und Transportgebilden (Hämoglobin). Erst ab einer Verbindung vieler Aminosäuren von mehr als 300 spricht man von einem Eiweiß. Histidin und Arginin sind semiessenziell, weil sie nur in bestimmten Situationen, wie z. B. beim Heranwachsenden, essenziell sind.

Tab. 16: Acht essenzielle Aminosäuren und ihre Aufgaben im Körper

Aminosäuren	Aufgaben
Isoleucin	Bedeutend für Muskelaufbau und Immunabwehr
Leucin	Bedeutend für Muskelaufbau, Immunabwehr und Bindegewebe
Lysin	Wichtig für die Carnitinbildung
Methionin	Liefert aktive Gruppen für Kreatin, Carnitin, Adrenalin etc.
Phenylalanin	Wichtig für die Produktion von Hormonen und Botenstoffen
Threonin	Bestandteil des Bindegewebes, wichtig für das Knochenwachstum
Tryptophan	Serotoninbildung (Hormon und Botenstoff)
Valin	Wichtig für Muskelaufbau und Nervenfunktion, Leber

Quelle: Biesalski et al. (1999); DGE (2012)

Eiweiß wird im Körper ständig um- und abgebaut, wobei ausscheidungspflichtiger Ammoniak entsteht, der entfernt werden muss. Das passiert, indem der Körper ungiftigen Harnstoff daraus macht, der wiederum als Urin über die Niere abgeführt wird. Um die Qualität eines Eiweißlieferanten bewerten zu können, wird der Gehalt an essenziellen Aminosäuren herangezogen. Man spricht in diesem Zusammenhang auch von der **biologischen Wertigkeit** eines Eiweißes. Je höher der Gehalt an essenziellen Aminosäuren, desto höher ist auch die biologische Wertigkeit. Tierische Eiweißlieferanten sind in der Regel qualitativ höherwertig einzustufen als pflanzliche, aber auch hier gibt es Ausnahmen, wie z. B. das Amarant. Werden aber beispielsweise Getreideprodukte und Hülsenfrüchte kombiniert, kommt es zu einer Aufwertung der Eiweißqualität. Getreideeiweiß ist reich an Methionin und arm an

Lysin, Threonin und Tryptophan. Bei Hülsenfrüchten ist es umgekehrt. Durch die Kombination beider Eiweißlieferanten kommt es zu einer Optimierung des Aminosäurenmusters und damit der Eiweißqualität. Steigt die Wertigkeit eines Eiweißes, so sinkt die Menge, die zur Bedarfsdeckung notwendig ist.

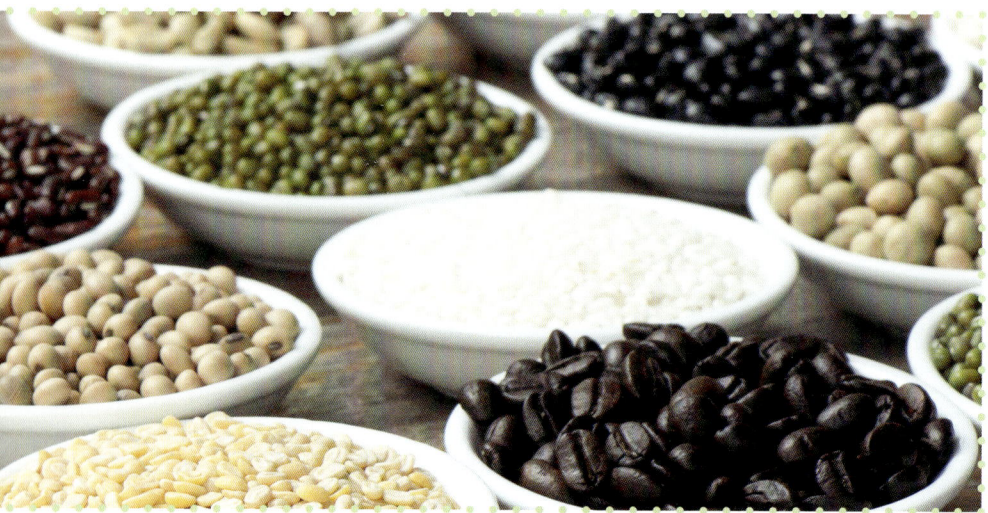

Fette liefern im Vergleich zu Kohlenhydraten und Eiweißen mit 9 kcal/g die meiste Energie. Fett ist eine wichtige Isolierschicht, bietet Gehirn, Nieren und Leber Schutz vor mechanischen Einwirkungen, ist wichtig für die Aufnahme fettlöslicher Substanzen, stellt das größte Energiedepot im Körper dar, ist notwendig für die Bildung von Gewebshormonen und ist zudem ein wichtiger Geschmacksträger. Fette bestehen aus Glyzerin und Fettsäuren. Man unterscheidet **kurzkettige, mittelkettige** und **langkettige Fettsäuren**. Je nach Vorliegen von Doppelbindungen können Fettsäuren sowohl **gesättigt** (ohne Doppelbindungen), **einfach ungesättigt** (mit einer Doppelbindung) oder **mehrfach ungesättigt** (mehrere Doppelbindungen) sein. Ernährungsphysiologisch interessant sind insbesondere die langkettigen Fettsäuren, mit Doppelbindungen an bestimmten Stellen. Die Lokalisation der ersten Doppelbindung ist entscheidend für die Funktion des Fettes. Die Bezeichnungen ω-6- und ω-3 (= Omega) beziehen sich dabei auf die Stellung der ersten Doppelbindung, die sich entweder am sechsten oder dritten C-Atom befindet und entscheidend für die Wirkung der Fettsäure ist. Gesundheitlich besonders wertvoll sind die langkettigen ω-3-Fettsäuren. Nachfolgende Tabelle gibt eine Übersicht über die verschiedenen Fettsäuren wieder.

Tab. 17: Fettsäuren und ihre Wirkung im Körper

Fettsäuren	Lebensmittellieferanten	Wirkung
Gesättigte Fettsäuren		
Laurinsäure (C 12:0)	Kokosnuss- und Palmkernfett	Laurin-, Myristin- und Palmitinsäure erhöhen die Cholesterolkonzentration, insbesondere das LDL-Cholesterol sowie bei hoher Zufuhr auch die Triglyzeridkonzentration.
Myristinsäure (C 14:0) Palmitinsäure (C 16:0)	Milchfett, Kokosnuss- u. Palmkernöl, Speck, Vollrahm, Kochmargarine, Butter, Eigelb, Schmalz, Kekse, Chips, Pommes	Myristinsäure ist u. a. wichtig für den Aufbau von Zellmembranen.
Stearinsäure (C 18:0)	Tierisches Fett, Kakaofett	Keinen Einfluss auf den Cholesterinspiegel; kann umgewandelt werden in Ölsäure.
Einfach ungesättigte Fettsäuren		
Ölsäure (C 18:1 ω9)	Oliven-, Rapsöl, Nüsse, in den meisten pflanzlichen u. tierischen Lebensmitteln	Ölsäure senkt die LDL-Cholesterolkonzentration.

Fettsäuren	Lebensmittellieferanten	Wirkung
Mehrfach ungesättigte Fettsäuren		
Omega-6-Fettsäuren: Linolsäure (C 18:2ω6)	Sonnenblumen-, Mais-keim-, Soja-, Erdnussöl; auch in tierischen Produkten	Vorstufe der Arachidonsäure und damit von Gewebshormo-nen; senkt LDL-Cholesterol und HDL-Cholesterol
Arachidonsäure (C 20:4ω6)	In tierischen Produkten	Wichtiger Bestandteil der Zellmembran; beeinflusst als Gewebshormon Gerinnung, Ent-zündungen und Immunabwehr.
Omega-3-Fettsäuren: α-Linolensäure (C 18:3ω3)	Lein-, Walnuss-, Sojaöl, Walnüsse, Avocado	Vorstufe wichtiger Gewebshor-mone (Eikosanoide); Schutz vor Dickdarmkrebs, reduzieren LDL-Cholesterol und Triglyzeride
Eicosapentaensäure (C 20:5ω3) Docosahexaensäure (C22:6ω3)	Lachs, Hering, Thunfisch, Aal, Makrele, Lebertran, Wildfleisch, Kaninchen	Wichtige Bestandteile der Zellmembranen; beeinflussen als Gewebshormone Gerinnung, Entzündung und Immunfunk-tion; Docosahexaensäure kommt im Nervengewebe und in der Augennetzhaut vor.

Quelle: DGE (2012)

Überwiegt der Anteil an langkettigen gesättigten Fettsäuren, so ist die Konsis-tenz fest und das Fett streichfähig; überwiegt dagegen der Anteil an mehrfach ungesättigten Fettsäuren, so erhält man eine weiche bis flüssige Konsistenz. Durch eine bewusste Verwendung „richtiger" Öle können Blutfettwerte positiv beeinflusst werden. Das Risiko für Herz-Kreislauf-Erkrankungen kann verringert werden, indem erhöhte LDL-Cholesterol- und Triglyzeridkonzentrationen abgesenkt werden. Diesen Nutzen bieten insbesondere die in den Pflanzenölen Lein- und Walnussöl und im Lachs, Thunfisch, Hering etc. vorkommenden ω-3-Fettsäuren. Dabei verstärkt sich der Effekt, wenn im Gegenzug die Zufuhr an gesättigten Fettsäuren verringert wird. Von den gesättigten Fettsäuren, die insbesondere in tierischen Produkten vorkommen, erhöht insbesondere die Laurinsäure die Gesamtcholesterolkonzentration am stärksten. Aus Linolsäure und α-Linolensäure, beide mehrfach ungesättigten Fettsäuren, werden die wichtigen Gewebshormone Arachidonsäure sowie Eicosapentaensäure gebildet. Dabei konkurrieren beide um das gleiche Enzymsystem.

In Experimenten konnte gezeigt werden, dass nur ca. 10 % der essenziellen Fettsäuren Linolsäure und α-Linolensäure in ihre längeren Derivate umgewandelt werden konnten. Laufende Studien lassen allerdings eine individuelle Komponente in der Umwandlungsrate vermuten, sodass von durchschnittlich 10 % ausgegangen werden kann. Pflanzliche Lebensmittel enthalten nur Linolsäure oder/und α-Linolensäure zur Bedarfsdeckung von Eicosapentaen- und Docosahexaensäure. Diese sind, was unser gewöhnliches Lebensmittelangebot angeht, in tierischen Produkten enthalten. Das Öl der Mikroalge Schizochytrium sp. stellt allerdings eine Ausnahme dar, da es auch als pflanzliches Lebensmittel ein sehr guter Lieferant der Docosahexaensäure ist. Die Braunalge hingegen liefert Eicosapentaensäure. Walnüsse, Leinsamen, Avocados, Chiasamen, Hanfsamen, Sonnenblumen- oder Kürbiskerne liefern von den ω-3-Fettsäuren ausschließlich α-Linolensäure.

Basierend auf der Auswertung zahlreicher Studien, wird zur primären Prävention koronarer Herzkrankheiten der Konsum von insgesamt 250 mg Eicosapentaensäu-

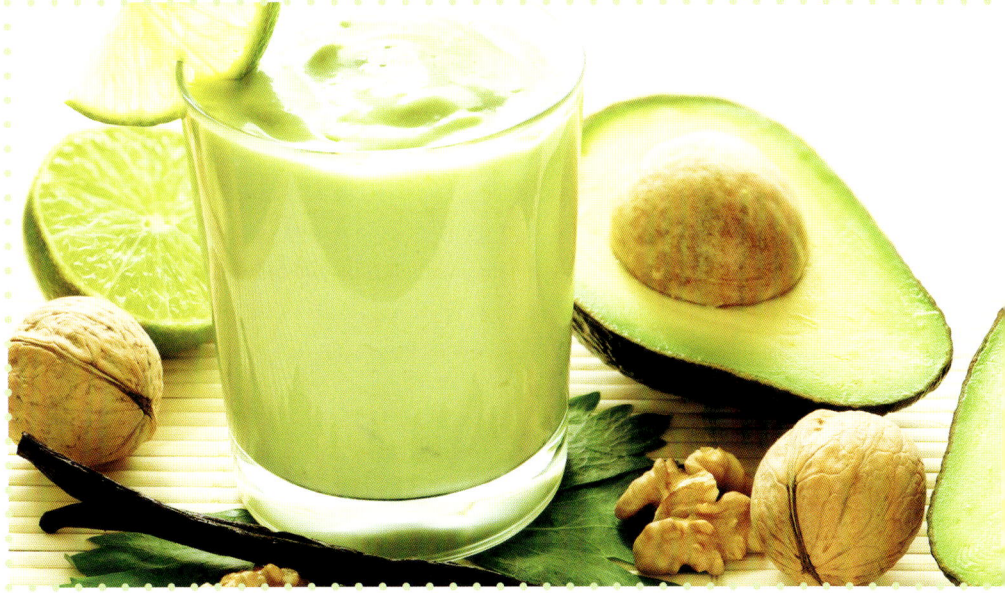

re und Docosahexaensäure am Tag empfohlen (Mozaffarian & Rimm, 2006). Zusammenfassend lassen sich sehr viele gesundheitliche und leistungsunterstützende Wirkungen für die langkettigen ω-3-Fettsäuren festhalten. Sie verbessern Durchblutung und Sauerstoffabgabe, beeinflussen Erkrankungen wie Diabetes, Rheuma, Arthritis, Schuppenflechte und Colitis ulcerosa positiv, hemmen überschüssige Entzündungen, korrigieren Bluthochdruck, verringern Herz-Rhythmus-Störungen und scheinen eine hemmende Wirkung auf Dickdarm- und Bauchspeicheldrüsenkrebs zu haben. Aber auch bei der Behandlung von Depressionen, Schizophrenie, Alzheimer, Multiple Sklerose, Osteoporose, Leberverfettung, Schwangerschaftskomplikationen, chronischer Bronchitis, ADHS-Syndrom bei Kindern sowie Herz-Kreislauf-Erkrankungen scheinen sie positiven Einfluss zu nehmen (Calder & Yaqoob, 2009; Simopoulos, 2008; Singer, 2000).

Mit einer gewöhnlichen Ernährung sind keine nachteiligen Effekte aufgrund von ω-3-Fettsäuren zu erwarten. Eine ausreichende Versorgung mit ω-3-Fettsäuren ist auch für sportlich aktive Personen von großer Bedeutung, denn ω-3-Fettsäuren normalisieren die Funktion von Blutplättchen und einzelnen Gerinnungsfaktoren und verschaffen den roten Blutkörperchen mehr Flexibilität. Dadurch verbessern sich die Blutfließeigenschaften, die roten Blutkörperchen werden elastischer und gelangen leichter durch die engen und kleinen Kapillaren. Je besser die Versorgung mit ω-3-Fettsäuren ist, desto elastischer sind die roten Blutkörperchen und zerplatzen nicht so schnell – ein Phänomen, welches auch als sogenannte *Läuferhämolyse* bekannt ist. Langkettige ω-3-Fettsäuren verbessern die Sauerstoff- und Nährstoffversorgung der Muskulatur und üben eine gefäßerweiternde und durchblutungsfördernde Wirkung aus (Simopoulos, 2008). Neben einer ausreichenden ω-3-Fettsäuren-Versorgung spielen auch noch weitere Faktoren, wie z. B. Zink, eine wesentliche Rolle. Interessanterweise erhöhen ω-3-Fettsäuren das körpereigene Verteidigungssystem gegenüber zellschädigenden Umweltradikalen in Form von antioxidativ wirksamen Enzymen wie der Katalase, Glutathionperoxidase und Superoxiddismutase. Wichtige Enzyme, die eisen-, selen- und kupferabhängig sind.

Tipp: Fett ist nicht gleich Fett! Achten Sie bewusst auf die Verwendung „guter Fette" und reduzieren Sie, so gut es geht, die „schlechten Fette"!

3.3 MIKRONÄHRSTOFFE IN DER SPORTERNÄHRUNG

Der Begriff **Vitamine** setzt sich zusammen aus **Vita,** „das Leben" und **Amine** „für stickstoffhaltige Verbindungen" (Biesalski et al., 1997). Vitamine sind für den Körper essenziell, da sie täglich über die Nahrung zugeführt werden müssen. Man unterscheidet zwischen vier **fettlöslichen** und neun **wasserlöslichen Vitaminen.** Im Vergleich zu den Makronährstoffen liefern Vitamine keine Energie, sind aber am Energiestoffwechsel maßgeblich beteiligt. Die nachstehende Tabelle beinhaltet die Vitamine und ihre dazugehörigen Funktionen im Körper.

Tab. 18: Vitamine und ihre Funktionen im Körper

Vitamine	Beispiele für ihre Funktionen
Fettlösliche Vitamine	
Vitamin A (Retinol) Vorstufe: ß-Karotin	Wichtig für die Augen, Knochen, Zähne, Immunabwehr und als Antioxidans
Vitamin D (Cholecalciferol)	Wichtig für Knochen, Zähne und Kalziumstoffwechsel
Vitamin E (Tocopherol)	Antioxidans, für Regenerierung von Vitamin C
Vitamin K (Phyllochinon, Menochinon)	Wichtig für Blutgerinnung und Knochenstoffwechsel
Wasserlösliche Vitamine	
Vitamin C (Ascorbinsäure)	Antioxidans, wichtig für Kollagenbildung, Eisenresorption und Adrenalinbildung
Vitamin B_1 (Thiamin)	Wichtig für den Kohlenhydratstoffwechsel und die Funktion des Zentralnervensystems
Vitamin B_2 (Riboflavin)	Wichtig für den Kohlenhydrat- und Fettstoffwechsel
Vitamin B_6 (Pyridoxin)	Wichtig für den Eiweiß- sowie auch für den Kohlenhydratstoffwechsel (Glukoseneubildung); bedeutend für die Bildung roter Blutkörperchen und Hämoglobin
Vitamin B_{12} (Cobalamin)	Wichtig für die Bildung roter Blutkörperchen und für die Funktion des Nervengewebes

Vitamine	Beispiele für ihre Funktionen
Folsäure	Wichtig für den Kohlenhydrat-, Fett- und Eiweißstoffwechsel sowie auch für die Blutbildung
Biotin	Wichtig für Haare und Haut; beteiligt an Glukoseneubildung, Abbau wichtiger Aminosäuren und der Synthese von Fettsäuren
Pantothensäure	Wichtig für den Energiestoffwechsel und die Bildung von Fettsäuren und Cholesterin; wichtig auch für den Haarwuchs und die Pigmentierung der Haare
Niacin	Wichtig für Auf- und Abbau von Kohlenhydraten, Fettsäuren und Aminosäuren; wichtig für die Kollagen- und Pigmentbildung sowie für den Feuchtigkeitshaushalt der Haut

Quelle: Williams (1997); DGE (2012)

Als Kofaktoren von Enzymen steuern sie den Auf- und Abbau von Kohlenhydraten, Fetten und Eiweiß. Ein gut funktionierender Energiestoffwechsel ist auf eine gute Vitaminversorgung angewiesen. Auch für den Aufbau von Zellen, Knochen und Zähnen sind sie notwendig. Eine ausreichende Vitaminversorgung zeigt sich auch in einem schönen Haut- und Haarbild, guten Nervenkostüm, einer guten Immunabwehr und in spürbarem Wohlbefinden. Während die fettlöslichen Vitamine in fetthaltigen Bestandteilen, wie z. B. der Zellmembran, vorkommen, befinden sich die wasserlöslichen Vitamine in wässrigen Inhalten, wie z. B. Zellflüssigkeit. Der Körper besitzt eine größere Speicherkapazität für fettlösliche Vitamine als für wasserlösliche, weshalb eine unzureichende Versorgung schneller mit wasserlöslichen Vitaminen gegeben ist. Die meisten wasserlöslichen Vitamine wirken in Enzymen, während aus den fettlöslichen auch Hormone gebildet werden können.

Die größte Speicherkapazität, ausreichend für 3-5 Jahre, besitzt der Körper für Vitamin B_{12}, gefolgt von Vitamin A, dessen Reserve für 1-2 Jahre reicht. Bezüglich des Vitamin E kann der Körper 6-12 Monate zehren, während die Speicher für Vitamin D, B_2, B_6, Vitamin C, Folsäure und Niacin gerade mal 2-4 Monate ausreichen. Eine ausreichende Vitamin-K-Versorgung kann der Körper nur für 2-6 Wochen überbrücken, während es für Vitamin B_1 nur für 4-10 Tage möglich ist, bevor sich Symptome einer unzureichenden Versorgung bemerkbar machen. Monotone Ernährungsgewohnheiten, Stress, Diäten und die Auswahl ungünstiger Lebensmittel können suboptimale Versorgungszustände provozieren. Außerdem können bestimmte Erkrankungen wie Zöliakie (Glutenunverträglichkeit) oder an der Leber die Ursache für gestörte Aufnahmeraten sein. Bestimmte Situationen, wie Stress, Wachstum, Leistungssport, Schwangerschaft und Stillzeit, erhöhen den Vitaminbedarf. Welche Symptome bei einer unzureichenden Vitaminversorgung auftreten, beinhaltet nachstehende Tabelle.

Tab. 19: Beispielhafte Symptome bei einem Vitaminmangel

Vitamine	Symptome bei Mangelzustand
Vitamin A	Nachtblindheit, gelblich verhornte Bitotflecken an der Augenbindehaut, Austrocknung der Tränendrüsen, erhöhte Infektanfälligkeit
Vitamin D	Störungen im Kalzium- und Phosphatstoffwechsel, Rachitis (Knochenverformungen) und Osteomalazie; herabgesetzte Muskelkraft, erhöhte Infektanfälligkeit
Vitamin E	Neurologische Störungen
Vitamin K	Störungen des Blutgerinnungssystems mit sichtbaren und unsichtbaren Blutungen
Vitamin C	Allgemeine Müdigkeit, Leistungsschwäche, verlangsamte Erholungsfähigkeit, erhöhte Infektanfälligkeit, Neigung zu Blutungen an den Schleimhäuten
Vitamin B_1	Schlafstörungen, Appetitlosigkeit, gastrointestinale Störungen, Muskelschmerzen
Vitamin B_2	Störung der Eisenresorption, Anämie, Beeinflussung des Energiestoffwechsels, Mundwinkelrhagaden, Entzündungen der Mundschleimhaut und Zunge
Vitamin B_6	Negative Beeinflussung der Immunabwehr, Neuropathien; Hautbeeinträchtigung im Nasen-Augen-Mund-Bereich
Vitamin B_{12}	Störungen bei der Zellreifung und -bildung der roten Blutkörperchen (megaloblastäre Anämie)

Vitamine	Symptome bei Mangelzustand
Niacin	Schlaflosigkeit, Appetitlosigkeit, Gewichtsverlust, Zungenbrennen, Durchfall, Schwindel, Kopfschmerzen, Gefühllosigkeit in Armen und Beinen
Folsäure	Risiko für Neuralrohrdefekt beim Ungeborenen während der Schwangerschaft, megaloblastäre Anämie
Biotin	Beeinträchtigung bestimmter Enzyme, Säure im Urin
Pantothen-säure	Appetitmangel, Hautbeeinträchtigungen, Kopfschmerzen, Müdigkeit, Magen-Darm-Störungen, Herzklopfen, Missempfindungen

Quelle: DGE (2012); Biesalski et al. (1997)

Weder eine zu geringe Zufuhr an Vitaminen noch eine überhöhte Versorgung ist wünschenswert, denn auch ein Zuviel kann sehr schnell gefährlich werden für die Gesundheit. Insbesondere die fettlöslichen Vitamine werden im Fettgewebe und in der Leber gespeichert. Werden zu viele Vitamine aufgenommen, kann es zu einer Überladung mit toxischen Effekten kommen. Eine überhöhte Vitamin-A-Zufuhr beispielsweise kann zu schlimmen Hautveränderungen, Gelbsucht und Lebervergrößerung führen (Biesalski, 1989), während eine Überdosis an Vitamin D zu einer vermehrten Kalziumauslagerung aus dem Knochen, Übelkeit und Nierensteinen führt (Chesney, 1989).

Im Vergleich zu Vitamin A und D ist das fettlösliche Vitamin E weniger toxisch, da sich mit zunehmender Zufuhr die Absorptionsrate verringert (Meydani et al., 1998). Zu den Symptomen einer erhöhten Vitamin-E-Aufnahme können beispielsweise erniedrigte Schilddrüsenhormonwerte zählen. Auch überdosierte Vitamin-C-Zufuhren können Durchfälle und Harnsteinbildung provozieren (DGE, 2000). Im Falle von Niacin können Hitzegefühl und Magenschleimhautentzündungen bis hin zu Leberzellschäden auftreten. Eine sehr hohe Vitamin-B_6-Gabe kann Nervenerkrankungen hervorrufen. Zusammenfassend lässt sich festhalten, dass vor zu hohen Gaben der Vitamine A, D, E, B_6 und Niacin aufgrund toxischer Wirkungen gewarnt werden muss.

Tipp: Wer viel Obst, Gemüse, Salat, die richtigen Pflanzenöle und Vollkornprodukte verzehrt, nimmt zugleich eine Vielzahl an Vitaminen und Mineralstoffen auf. Auch selbst zubereitete Smoothies liefern wertvolle Vitalstoffe.

Außer den Vitaminen gehören auch die **Mineralstoffe**, also die Mengen- und Spurenelemente, zu den Mikronährstoffen. Auch sie liefern keine Energie. Liegt der Bedarf eines Mineralstoffs über 100 mg am Tag, dann spricht man von einem Mengenelement, liegt er darunter, dann handelt es sich um ein Spurenelement. Zu den wichtigsten **Mengenelementen** gehören Natrium, Chlorid, Kalium, Kalzium, Phosphor und Magnesium (siehe Tab. 20), während zu den wichtigsten **Spurenelementen** Eisen, Jod, Fluorid, Zink, Selen, Kupfer, Mangan und Chrom zählen.

Tab. 20: Mengenelemente und ihre Aufgaben im Körper

Mengenelemente	Aufgaben im Körper
Natrium (Na)	Wichtig für den Säure-Basen-Haushalt, für den osmotischen Druck, wichtig für die Zucker- und Aminosäurenaufnahme, Muskelreizbarkeit
Chlorid (Cl)	In den Verdauungssäften vorhanden (Salzsäure); wichtig für den Säure-Basen- und Wasserhaushalt
Kalium (K)	Wichtig für das Elektrolytgleichgewicht; blutdrucksenkende Wirkung; neuromuskuläre Reizleitung, wichtig für die Glykogenbildung (1 g Glykogen bindet 19,5 mg Kalium)
Kalzium (Ca)	Zur Stabilisierung von Knochen- und Zahnsubstanz, wichtig für die Signal- und Reizübermittlung im Nervensystem, Blutgerinnung
Phosphor (P)	Beteiligt an vielen wichtigen Stoffwechselprozessen; wichtig für den Erhalt des pH-Werts, Energiestoffwechsel, Knochenaufbau
Magnesium (Mg)	Wichtig für den Energiestoffwechsel, wichtig für die neuromuskuläre Reizübertragung und Muskelkontraktion

Quelle: Elmadfa und Leitzmann (1998); DGE (2012); Magyar et al. (1955)

Mengenelemente wie Kalzium und Phosphat sind besonders wichtig für den Aufbau von Knochen- und Zahnmasse. Natrium geht in der Verbindung mit Chlorid mengenmäßig am meisten über den Schweiß verloren. Zugleich ist Natrium für eine effiziente und schnelle Flüssigkeits- und Kohlenhydrataufnahme in der Sporternährung notwendig. Sportler sind für einen gut funktionierenden Energie- und Muskelstoffwechsel auf eine ausreichende Magnesiumversorgung angewiesen. Für die Einlagerung von Glykogen in die belastete Muskulatur wird Kalium benötigt. Zusammenfassend lässt sich sagen, dass Mengenelemente eine wichtige Rolle hinsichtlich Knochen- und Zahnhärtung, Nervenreizleitung, Muskelkontraktion sowie bei der Regulierung des Wasser- und Säure-Basen-Haushalts spielen. Kommt es zu Versorgungsengpässen, entwickeln sich die Symptome schleichend. Die ersten Mangelsymptome äußern sich meistens sehr unspezifisch, wie z. B. mit Müdigkeit, Schwäche, Antriebslosigkeit, Kopfschmerzen, Schwindelgefühle etc. (siehe Tab. 21).

Tab. 21: Frühe und ausgeprägte Mangelsymptome einzelner Mengenelemente

Mengenelemente	Frühe Mangelsymptome	Ausgeprägte Mangelsymptome
Natrium	Antriebsschwäche, Müdigkeit, niedriger Blutdruck, Magen-Darm-Beschwerden, Kopfschmerzen, Appetitlosigkeit, Muskelschwäche u. -krämpfe	Hyponatriämie; lebensbedrohliche Störung im Wasserhaushalt
Chlorid	Flache Atmung, Muskelkrämpfe, Muskelschwäche, verschlechterte Verdauung	Störungen im Säure-Basen-Haushalt, Herzfunktionsstörungen, Wachstumsstörungen, Hirnschwellungen mit Lebensgefahr
Kalium	Muskelschwäche, Müdigkeit, Kopfschmerzen, Schwindelgefühle, Übelkeit, Muskelkrämpfe, Stimmungsschwankungen, Kreislaufprobleme, Verstopfungen	Lähmungserscheinungen, Herz-Rhythmus-Störungen, Nierenfunktionsstörungen

Mengenelemente	Frühe Mangelsymptome	Ausgeprägte Mangelsymptome
Kalzium	Muskelzittern, Muskelkrämpfe, gesteigerte Erregbarkeit des Nervensystems, Missempfindungen an der Haut (Kribbeln, pelziges Gefühl)	Entkalkung von Knochen und Zähnen, Knochenverformungen, Osteoporose (Knochenschwund)
Phosphor	Wachstumsverzögerungen sowie schlechte Knochen- und Zahnbildung und Rachitis bei Kindern, Gewichtsverlust, Müdigkeit	Nierensteine (bei gleichzeitig hoher Kalziumzufuhr)
Magnesium	Muskel- und Wadenkrämpfe, Nervosität, Unruhe, Schwindelgefühle, Konzentrationsverlust, Kopfschmerzen, Übelkeit, Erbrechen	Migräne, Herz-Rhythmus-Störungen, Herzrasen, Bauchkrämpfe

Quelle: Elmadfa & Leitzmann (1998); DGE (2012)

Belastet sich ein Sportler unter heißen Witterungsbedingungen für lange Zeit und ersetzt dabei seine Flüssigkeitsverluste ausschließlich über mineralstoffarmes Wasser, wie z. B. Leitungswasser, dann besteht die Gefahr der *Hyponatriämie*. Darunter versteht man zu starkes Absinken der Natriumkonzentration im Blut unter 135 mmol/l (Urso et al., 2012). Die im Blut vorliegende Natriumkonzentration wird durch die mineralstoffarme, hohe Wasserzufuhr zu stark verdünnt. Zum Ausgleich des osmotischen Drucks diffundiert das Wasser in benachbarte Gewebe. Es kommt zu Symptomen wie Abnahme des Herzschlagvolumens, der Organdurchblutung, starkes Durstempfinden, gestörtes Geschmacksempfinden, Muskelkrämpfe, Kopfschmerzen, Erschöpfung, neurologische Störungen, Ödemen und bis hin zum Koma. Weitere, ernst zu nehmende Mangelsymptome stellen Herz-Rhythmus-Störungen, Osteoporose, Nierensteine oder Störungen im Säure-Basen-Haushalt dar.

Eine abwechslungsreiche und ausgewogene Ernährung ermöglicht in der Regel eine ausreichende Versorgung mit allen Mengenelementen, sodass die Gefahr einer Unterversorgung sehr gering ist. Doch auch bei den Mineralstoffen kann eine hohe Zufuhr zu viel sein und nachteilige, wenn nicht sogar lebensbedrohliche Effekte ausüben. Nachstehende Tabelle gibt einen kurzen Überblick über Überdosierungserscheinungen bei Mengenelementen. Während Symptome wie Unruhe, verstärktes Durstempfinden, Nervosität, Durchfall oder Schwächegefühle noch zu den leichteren Erscheinungen zählen, wird es bei Anzeichen wie Schluckstörungen, Herzmuskelbeeinflussungen, Leberschäden, Lähmungserscheinungen oder Atemnot schon bedeutend kritischer. Deshalb muss insbesondere vor einer unkontrollierten Supplementeinnahme nach dem Gießkannenprinzip: „Viel hilft viel!" gewarnt werden, weil sehr schnell unerwünscht hohe Versorgungszustände erreicht werden können.

> Tipp: An warmen Tagen oder bei intensiven Ausdauerbelastungen sollte man zum Leitungswasser oder stillem Wasser eine Prise Salz in die Trinkflasche geben. Ausgeprägte „Salzschwitzer", erkennbar an weißen Rändern auf dem Trikot, sollten immer ausreichend Salz im Sportgetränk haben.

Tab. 22: Symptome infolge einer Überdosierung mit verschiedenen Mengenelementen

Mengenelemente	Überdosierungserscheinungen
Natrium	Durst, Müdigkeit, Unruhe, Nervosität, Krampfanfälle, Fieber, Erbrechen, Atemnot; zu viel Salz fördert Knochenabbau und Kaliumausscheidung über den Urin.
Chlorid	Bluthochdruck, erhöhtes Risiko für Herzinfarkt, Herzmuskelschwäche und Schlaganfall, Atherosklerose
Kalium	Durchfall, Muskelschwäche, Müdigkeit, Kopfschmerzen, Schwindelgefühle, Übelkeit, Muskelkrämpfe, Stimmungsschwankungen, Kreislaufprobleme, Herzstillstand, Sprach- und Schluckstörungen
Kalzium	Müdigkeit, Leistungsabfall, brüchige Nägel, Erbrechen, Verstopfung, Herz-Rhythmus-Störungen, Bluthochdruck, Lähmung
Phosphor	Schmerzen im Magen, Erbrechen, Durchfall, Schock, Leberschäden
Magnesium	Durchfall, herabgesetzte Erregbarkeit von Muskulatur und Nervensystem, Lähmungserscheinungen, Blutdruckabfall, flache Atmung, Erbrechen

Quelle: Elmadfa & Leitzmann (1998); DGE (2012)

Spurenelemente erfüllen als Kofaktoren von Enzymen wichtige Funktionen im Stoffwechsel sowie im Hormonhaushalt, der Blutbildung und Immunabwehr (siehe Tab. 23). Eisen wird beispielsweise für die Bildung des roten Blutfarbstoffs (Hämoglobin) benötigt. Jod ist besonders wichtig für die Schilddrüsenhormone. In der frühen Entwicklung des Kindes hat es großen Einfluss auf die Reifung des Gehirns. Neben Kalzium ist auch Fluor wichtig für die Ausbildung des Zahnschmelzes. Für eine gut funktionierende Immunabwehr braucht der Körper eine gute Versorgung mit Zink und Selen. Beide sind wichtig für Enzyme, wie beispielsweise die Glutathionperoxidase, die als Antioxidans zur Eliminierung von Umweltradikalen im Körper wirksam sind. Selen spielt auch im Schilddrüsenhormonstoffwechsel eine bedeutende Rolle. Weniger diskutiert, aber nicht minder wichtiger sind Kupfer und Mangan. Sie steuern und beeinflussen als Kofaktoren weitere wichtige Enzymaktivitäten und Stoffwechselprozesse im Körper.

Tab. 23: Spurenelemente und ihre Funktionen im Körper

Spurenelemente	Aufgaben
Eisen (Fe)	Wichtig für die Bildung des roten Blutfarbstoffs (Hämoglobin) sowie für die Synthese von Hormonen, Gallensäuren und Botenstoffen
Jod (J)	Wichtiger Bestandteil von Schilddrüsenhormonen, Einfluss auf Reifung von Knochen und Gehirn
Fluorid (F)	Zur Härtung des Zahnschmelzes, Hemmung von Karies, an Wachstum und Knochenbildung beteiligt
Zink (Zn)	Wichtig für Immunabwehr, Hormonhaushalt, Bestandteil zahlreicher Enzyme, antioxidativ wirksam
Selen (Se)	Wichtig für Schilddrüsenstoffwechsel, aktiviert die Immunabwehr, antioxidativ wirksam, schützt vor UV-Strahlung
Kupfer (Cu)	Wichtiger Bestandteil vieler Enzyme, antioxidativ wirksam, in den Nerven enthalten, wichtig für Hormonstoffwechsel, die Bildung von Melanin und die Blutbildung
Mangan (Mn)	Aktiviert viele Enzyme, die wichtig sind für Harnstoffbildung, Eiweißstoffwechsel, Verwertung von Glukose und Fettsäurenbildung
Chrom (Cr)	Wichtig u. a. für Insulinwirkung und Eiweißbildung

Quelle: Elmadfa & Leitzmann; (1998); DGE (2012)

Auch bei den Spurenelementen, insbesondere Jod und Eisen betreffend, sind unzureichende Versorgungszustände bekannt. Eine nicht ausreichende Jodversorgung führt zu Funktionsstörungen der Schilddrüse, auch oftmals sichtbar mit Kropf- oder Strumabildung (siehe Tab. 24). Weltweit betrifft ein Jodmangel immer noch zwischen 1,5 und zwei Milliarden Menschen, vor allem in Entwicklungsländern. Nach Einschätzung der WHO ist Deutschland zwar kein Jodmangelgebiet mehr, zählt aber nach wie vor zu einer Jodmangelregion, da die Böden sehr wenig Jod enthalten. Ca. 30 % der Erwachsenen weisen jodmangelbedingte Vergrößerungen der Schilddrüse auf.

Eine mangelhafte Eisenversorgung macht sich zunächst in einer gesteigerten Müdigkeit, Blässe und Unkonzentriertheit bemerkbar, während sich manifestere Zustände in einem gestörten Wärme-Kälte-Empfinden, erhöhter Infektanfälligkeit, Blutarmut und Atemnot äußern können. Ebenso typisch für einen Eisenmangel sind brüchige Haare mit verstärktem Haarausfall sowie brüchige und leicht absplitternde Nägel, die zudem noch ein Querrillenmuster aufweisen können. Weiterhin wichtig für starke Nägel sind Zink und Kalzium. Mit etwa 30 % ist Eisenmangel eines der größten Gesundheitsprobleme weltweit, von welchem insbesondere Frauen betroffen sind. Eine mögliche Ursache dafür scheint, neben einer eisenarmen Ernährungsweise, ein mehr oder weniger stark ausgeprägter Eisenverlust durch die monatliche Regelblutung zu sein.

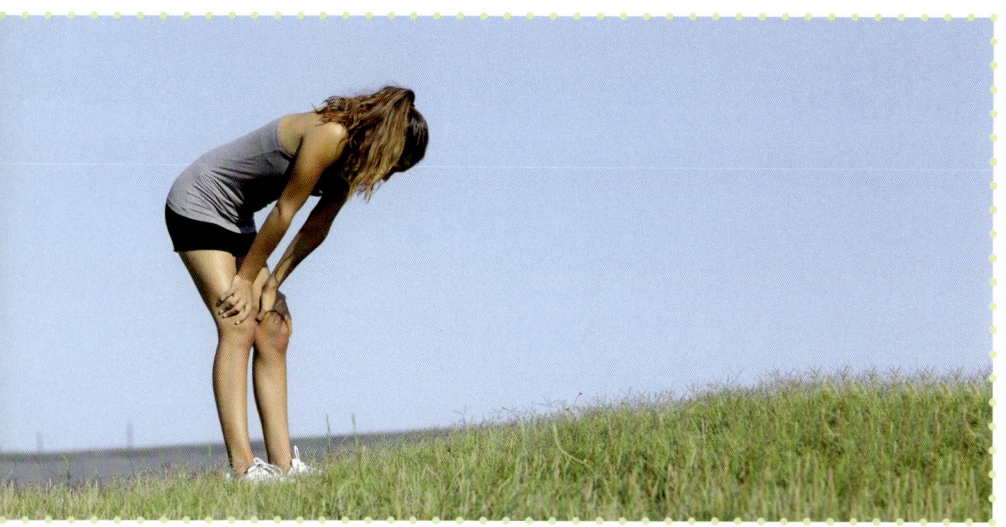

Eine unzureichende Zinkversorgung zeigt sich relativ schnell in brüchigen Fingernägeln, einer verschlechterten Wundheilung sowie einer verminderten Immunabwehr. Auch bei einer mangelhaften Selenversorgung erhöht sich die Anfälligkeit gegenüber bakteriellen Infekten. Ebenso sind weiße Flecken auf den Fingernägeln möglich und das Haar wirkt dünn und blass.

Tab. 24: Spurenelemente und dazugehörige Mangelsymptome

Spurenelemente	Mangelsymptome
Eisen	Abgeschlagenheit, Müdigkeit, gestörte Thermoregulation, Haarbruch und -ausfall, Blutarmut, Blässe, raue Haut, Kopfschmerzen, gestörte Lernfähigkeit, verminderte Immunabwehr, Verstopfung, Mundwinkelrhagaden, Rillen in den Fingernägeln, Absplittern des Nagels, Herzklopfen, Atemnot
Jod	Kropfbildung, Struma, mentale Retardation, neuromuskuläre Beeinträchtigungen
Fluorid	Erhöhtes Risiko für Zahnkaries möglich
Zink	Wachstumsverzögerungen, verschlechterte Wundheilung, Appetitverlust, eingeschränktes Geruchs- und Geschmacksempfinden, Haut-, Nagel- und Hornhautveränderungen, erhöhte Infektanfälligkeit
Selen	Muskelleiden, weiße Flecken an Nägeln, dünne und blasse Haare, Gelenkverformungen, Herzmuskelerkrankungen
Kupfer	Gestörte Blutbildung, verringerte Leukozytenzahl, Anämie, erhöhte Cholesterolwerte, Appetitlosigkeit, Pigmentstörungen von Haut und Haaren, neurologische Störungen
Mangan	Gewichtsverlust, Dermatitis, Haar- und Nagelveränderungen, erniedrigte Cholesterol- und Triglyzeridkonzentrationen
Chrom	Verminderte Glukosetoleranz, Gewichtsverlust, verminderte Insulinsensitivität

Quelle: Elmadfa & Leitzmann (1998); DGE (2012)

Kupfermangel kommt sehr selten vor, kann aber beispielsweise durch dauerhaft hohe Zinkeinnahmen entstehen. Zu den Symptomen zählen: Blutarmut, eine verringerte Anzahl an Leukozyten, eine erhöhte Infektanfälligkeit, Pigmentstörungen der Haut sowie auch neurologische Beeinträchtigungen. Mangan- und Chrommangel ist dagegen noch seltener und wird deshalb an dieser Stelle nicht weiterbehandelt.

Tipp: Mangelsymptome immer fachmännisch und auf der Basis von Blutergebnissen abklären lassen!

Neben einer unzureichenden Versorgung muss natürlich auch bei den Spurenelementen vor gefährlichen, gesundheitlichen Konsequenzen im Falle einer Überdosierung gewarnt werden. Nachstehende Tabelle enthält dazu die wichtigsten Symptome. Werden erhöhte Mengen an Spurenelementen aufgenommen, kommt es bei allen Spurenelementen zu toxischen Nebenwirkungen. Verstärkend können dabei Wechselwirkungen einzelner Spurenelemente miteinander auftreten. Wird zu viel Eisen aufgenommen, dann färbt sich der Stuhl dunkel und Magen-Darm-Beschwerden treten auf. Im schlimmeren Fall kommt es zum Blutdruckabfall, Entzündung der Leber und negativen Beeinträchtigungen von Bauchspeicheldrüse und Herzmuskel. Eisenüberladungen erfolgen mittels zu hoher Aufnahmen über Nahrungsergänzungspräparate oder bei der Eisenspeicherkrankheit. Sie können die Entstehung von Dickdarmkrebs begünstigen.

Tab. 25: Spurenelemente und ihre Symptome bei Überdosierung

Spurenelemente	Überdosierungserscheinungen
Eisen	Dunkelfärbung des Stuhls, Magenschmerzen und Durchfall, Blutdruckabfall, Krämpfe, Leberentzündung, Schädigung von Bauchspeicheldrüse und Herzmuskel
Jod	Beschwerden im Verdauungstrakt, Hautausschläge, Schmerzen im Mund-Rachen-Bereich, Schleimhautveränderungen
Fluorid	Erbrechen, Fluorose (fleckig entfärbter Zahnschmelz)
Zink	Übelkeit, Erbrechen, Durchfall, Kopfschmerzen, Fieber, Bauchkrämpfe, beschleunigte Atmung, Kreislaufstörungen, Kupfermangel mit den Folgen einer Blutarmut

Spurenelemente	Überdosierungserscheinungen
Selen	Atemluft mit Knoblauchgeruch, Verdauungsstörungen, Kopfschmerzen, Haarausfall, Nervenveränderungen, Fingernagelverlust
Kupfer	Starkes Erbrechen, Durchfall, Bauchkrämpfe, Geschwürbildung, Schockzustand, Leberveränderung, Nierenversagen, Tod
Mangan	Konzentrationsstörungen, Gedächtnisprobleme, Müdigkeit, Schweißausbrüche, Depressionen, Impotenz, „Watschelgang"
Chrom	Starke Beschwerden im Verdauungstrakt, Erbrechen, Durchfall, Schock, Nieren- und Leberschäden, Bindehautentzündungen, Magenschleimhautentzündungen, Magengeschwüre

Quelle: DGE (2012)

Zu hohe Jodeinnahmen führen zu Beschwerden im gesamten Verdauungstrakt und beeinträchtigen die Schleimhäute negativ. Über den Bedarf hinausgehende Jodzufuhren können bei vorliegenden Schilddrüsenfunktionsstörungen eine Überfunktion auslösen. Braune Zahnverfärbungen können insbesondere bei Kindern unter acht Jahren ein Zeichen einer Überversorgung mit Fluor sein. Eine überhöhte Zinkaufnahme beeinflusst gleichzeitig den Eisen- und Kupferstoffwechsel negativ. Um diesen Einfluss zu vermeiden, sollte nicht mehr als 25 mg Zink zusätzlich zum Bedarf zugeführt werden (European Food Safety Authority, 2006). Auch bei den Spurenelementen Selen, Kupfer, Mangan und Chrom sind toxische Effekte aufgrund zu hoher Aufnahmen möglich und zeigen sich meistens in Übelkeit, Krämpfen, Geschwürbildung und Organschäden (siehe Tab. 25). Mit einer üblichen, abwechslungsreichen Ernährung treten keine Überdosierungen auf.

Info: Zu viel schadet viel und hilft nicht viel!

3.4 ZUSAMMENFASSUNG

Eine sportgerechte Ernährung unterstützt die physische und psychische Leistungsfähigkeit des Sportlers. Verletzungsrisiken sollen minimiert sowie Regenerationsfähigkeit und Trainingsadaptationen gefördert werden. Einem Mehrbedarf an Energie, Makro- und Mikronährstoffen muss Rechnung getragen werden, um nachteilige Effekte auf Motivation, Leistungsentwicklung und Gesundheit zu vermeiden. Für das Erlangen von gesundheitlichen Vorteilen durch regelmäßigen Sport werden nach Angaben von Fachgesellschaften 3 h 45 min pro Woche empfohlen, wobei die sportliche Aktivität sowohl aus kraft- als auch ausdauerbetonenden Trainingsinhalten bestehen sollte. Wird mehr als 5 h/Woche trainiert, ist eine sportgerechte, kohlenhydratbetonte Ernährung mit leistungs- und regenerationsunterstützenden Ernährungsstrategien empfehlenswert.

Fehler in der Ernährung können die Leistungsfähigkeit nachteilig oder sogar gesundheitsbedenklich beeinflussen. Auch im Leistungssport kommen versorgungsbedingte Probleme wie Unterzuckerung oder Hyponatriämie vor. Das Wissen um ein bedürfnisgerechtes Ernährungsmanagement hilft beim Vermeiden von Ernährungsfehlern. Dazu ist es sicherlich auch sinnvoll, seinen persönlichen Energiebedarf zu kennen. Die Basisempfehlungen für eine ausgewogene Versorgung mit Kohlenhydraten und Eiweiß sind abhängig vom Körpergewicht sowie vom Belastungsumfang des Sportlers.

Auch die langkettigen ω-3-Fettsäuren sollten bedarfsdeckend zugeführt werden. Eine abwechslungsreiche und ausgewogene Ernährung kann auch unter lakto-ovo-vegetarischen Gesichtspunkten eine ausreichende Versorgung mit Mikronährstoffen sicherstellen. Vorsicht ist geboten im Falle einer Unter- als auch Überversorgung. Mangelsymptome sind zu Beginn meistens unspezifischer Natur, bevor sich spezifische Symptome bemerkbar machen. Insbesondere vor einer Überversorgung mit Vitamin A, D, E, B_6, Niacin, Selen, Kupfer, Mangan, Chrom sowie an den ebenso wichtigen Mengenelementen muss aufgrund toxischer und lebensbedrohlicher Effekte gewarnt werden. Allerdings ist in der Regel bei einer normalen und abwechslungsreichen Ernährung keine Überversorgung zu erwarten. Lediglich bei einem willkürlichen Einsatz von Nahrungsergänzungspräparaten können aufgrund hoher Zufuhren nachteilige Wirkungen auf die Gesundheit entstehen.

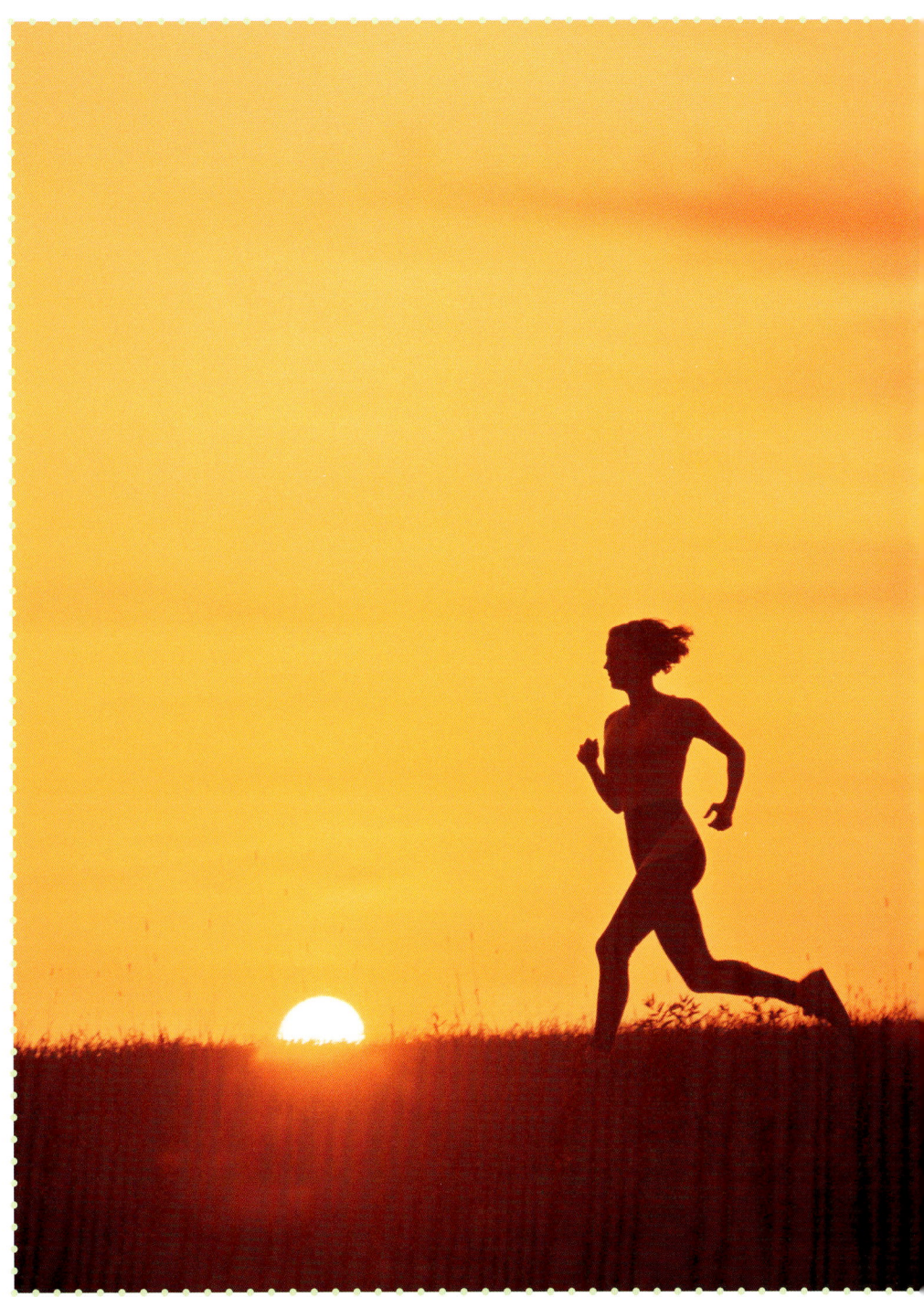

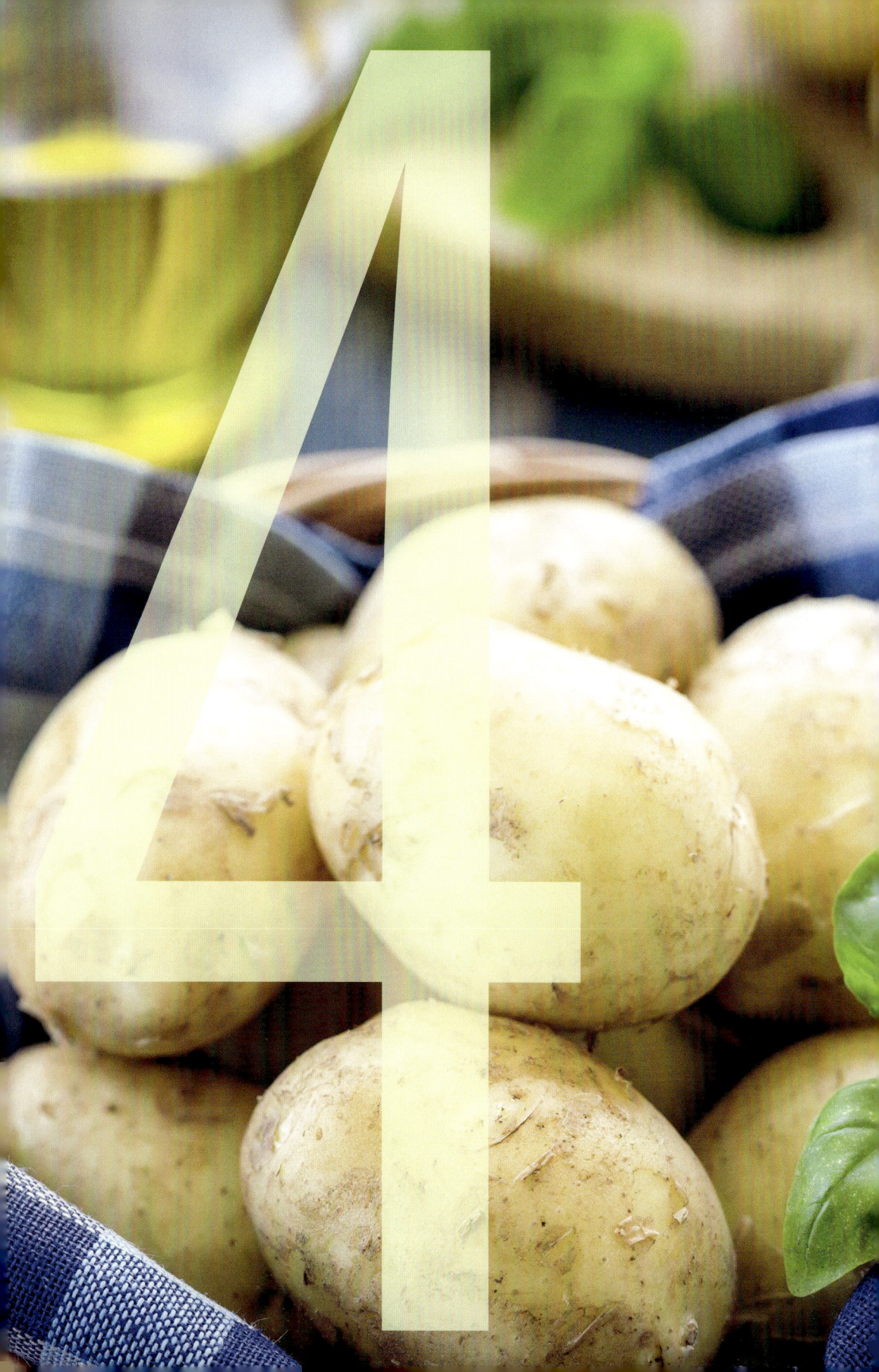

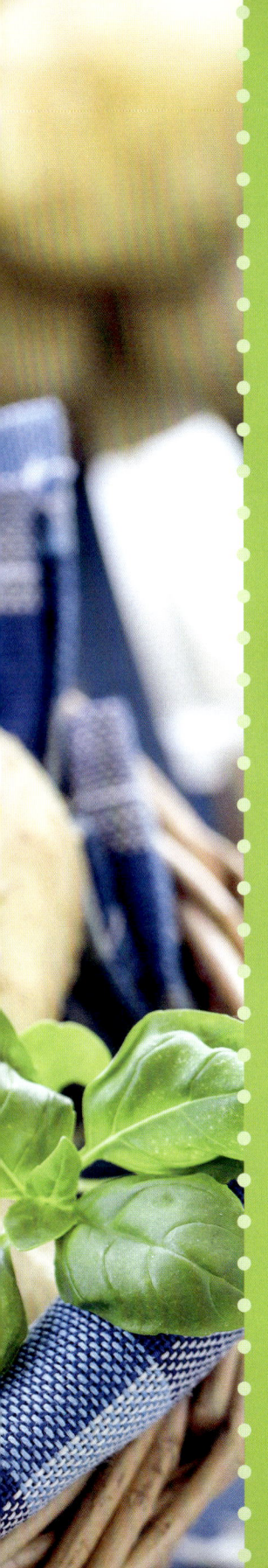

PRAKTISCHE UMSETZUNG EINER VEGETARISCHEN SPORTERNÄHRUNG

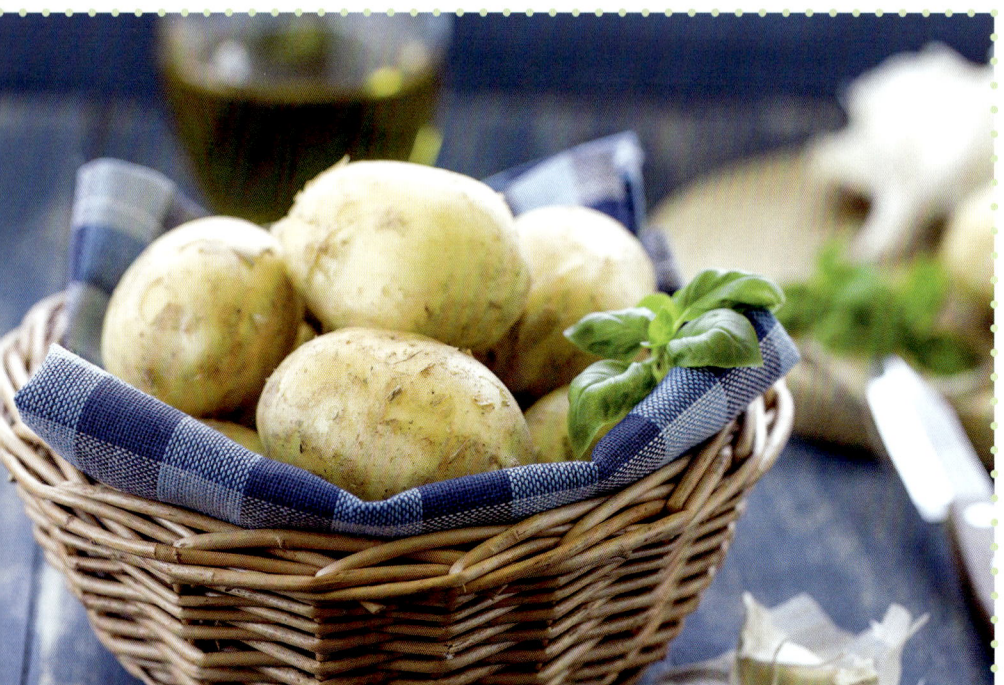

4 PRAKTISCHE UMSETZUNG EINER VEGETARISCHEN SPORTERNÄHRUNG

Es gibt viele berühmte Sportler, die mit einer vegetarischen Ernährungsform Höchstleistungen vollbringen konnten. Zu den bekanntesten und erfolgreichsten Vegetariern gehören sicherlich Carl Lewis (neunmaliger Olympiasieger und achtmaliger Weltmeister in der Leichtathletik), Edwin Moses (zweimaliger Olympiasieger und zweimaliger Weltmeister in der Leichtathletik) und Dennis Rodman (Basketball). Die sportliche Leistungsfähigkeit muss also nicht zwingend unter einer eingeschränkten Nahrungszufuhr leiden – im Gegenteil, sportliche Erfolge scheinen möglich zu sein. Fuhrman und Ferreri (2010) schreiben einer pflanzenreichen Kost eine verbesserte Immunabwehr zu, von welcher insbesondere infektanfällige Athleten profitieren können. Wer sich bevorzugt pflanzlich oder sogar ausschließlich pflanzlich ernähren möchte, sollte sich zunächst über die Grundlagen einer sportgerechten und vollwertigen Ernährung informieren, um eine vollwertige Basisernährung sicherstellen und, darauf aufbauend, leistungssteigernde Ernährungsstrategien anwenden zu können.

4.1 VEGETARISCHE, GESUNDHEITSORIENTIERTE BASISERNÄHRUNG

Wer sich regelmäßig sportlich betätigt und seine Leistung dauerhaft verbessern möchte, profitiert von einer kohlenhydratbetonten Kost. Dabei hängt die empfohlene Kohlenhydratmenge vom Belastungsumfang der betriebenen Sportart und dem individuellen Körpergewicht ab. Je schwerer man ist und je mehr Ausdauersport betrieben wird, umso mehr Energie wird über kohlenhydrathaltige Lebensmittel benötigt. Gründe dafür sind die trainingsbedingt vergrößerten Glykogenspeicher in der Leber und arbeitenden Muskulatur. Während ein Untrainierter ca. 80 g Glykogen in der Leber und ca. 250 g in der Muskulatur speichern kann, liegen die Werte bei einem Trainierten bei bis zu 200 g in der Leber und bis zu 600 g in der Muskulatur (Weineck, 2004). Nachfolgende Tabelle enthält die für sportlich aktive Menschen gültigen Verzehrsempfehlungen für Kohlenhydrate. Die Werte orientieren sich dabei an einer optimalen Unterstützung der Leistungsfähigkeit und werden in Abhängigkeit vom Körpergewicht gegeben.

Tab. 26: Kohlenhydratbedarf in Abhängigkeit von Körpergewicht und Belastungsumfang

Kurzfristig auf Einzelleistung ausgerichtet:	Empfohlene Kohlenhydratzufuhr
Tägliche optimale Glykogenspeicherung (inklusive regenerationsfördernder Aspekte und Carboloading)	7-10 g/kg KG/Tag
Schnelles Wiederauffüllen der Glykogenspeicher bei Erholungszeiten von weniger als 8 h zwischen den Einzelleistungen	1 g/kg KG, alle 2 h
Vorleistungsmahlzeit zur Steigerung der Kohlenhydratverfügbarkeit vor Langzeitleistungen	1-4 g/kg KG, 1-4 h vor Leistungsbeginn
Kohlenhydratzufuhr während Leistungen mittlerer Intensität oder intermittierenden Leistungen von mehr als 1 h	0,5-1 g/kg KG/h (30-60 g/h)

Längerfristig auf den Alltag ausgerichtet:	Empfohlene Kohlenhydratzufuhr
Täglicher Bedarf bei niederer Leistungsintensität und niedrigem Leistungsumfang (weniger als 1 h pro Tag)	5-7 g/kg KG/Tag
Täglicher Bedarf bei höheren Leistungsintensitäten und -umfängen im Ausdauersport (1-3 h mittel- bis hochintensive Belastung pro Tag)	7-10 g/kg KG/Tag
Täglicher Bedarf bei Höchstleistungen (mehr als 4-5 h mittel- bis hochintensive Belastung pro Tag)	> 10-12 g/kg KG/Tag

Quelle: Burke et al. (2001); KG = Körpergewicht

In der Basisernährung des Sportlers sollten bevorzugt stärkehaltige und ballaststoffreiche Lebensmittel, die zugleich auch gute Lieferanten von lebensnotwendigen Nährstoffen und sekundären Pflanzenstoffen sind, zugeführt werden. Vollkornvarianten, auch fein vermahlene, liefern mehr Vitamine und Mineralstoffe als Weißmehlprodukte. Eine ausreichende Verfügbarkeit von Glukose, sowohl über die Nahrung als auch aus körpereigenen Speichern in Muskulatur und Leber, ist für eine erfolgreiche körperliche und geistige Leistungsfähigkeit notwendig. Nachfolgende Tabelle gibt Tipps für eine verbesserte Kohlenhydratversorgung, indem nährstoffarme und/oder fetthaltige Lebensmittel durch nährstoffreiche und fettbewusste Varianten ersetzt werden. Die Basisernährung ist abwechslungsreich, enthält mindestens 650 g Gemüse, Obst und Salat am Tag und versorgt den Körper über den Tag hinweg, gewöhnlich über drei Haupt- und zwei Zwischenmahlzeiten, mit ausreichend Energie und Vitalstoffen. Blutzuckerschwankungen, Heißhungerattacken, überhöhte Insulinausschüttungen und gesundheitlich bedenkliche Fettzufuhren kommen aufgrund der sorgfältigen Lebensmittelauswahl, der cleveren Speisenzusammenstellung und eines regelmäßigen Mahlzeitenrhythmus nicht vor. Im Einzelfall können durchaus auch mehr als fünf Mahlzeiten sinnvoll sein.

Tab. 27: Zu bevorzugende Kohlenhydratlieferanten in der Basisernährung

Tauschen Sie das ein und	bevorzugen Sie davon
Baguette, Brötchen, Weißbrot, Weißmehl	Vollkornbackwaren mit ganzen Körnern oder fein vermahlen, Dinkelmehl
Gezuckerte Cornflakes	Müsli aus Hafer- und Hirseflocken, angereichert mit Amarant, geschroteten Leinsamen und Trockenobst
Ofenkartoffeln, Kartoffelbrei	Pellkartoffeln
Weißer Reis	Vollkornreis, Basmatireis, Quinoa
Knusperwaffeln und Kekse	Ungesalzene und ungeröstete Nüsse, Müsliriegel, Vollkorngebäck, Fruchtschnitten, Trockenfrüchte
Croissant und Blätterteigteilchen	Milch- oder Rosinenbrötchen, Hefeteilchen, fettarm zubereitete Pfannkuchen
Sahnegriespudding	Mit Milch (1,5 % Fett) zubereiteter Griesbrei oder Milchreis
Sahnetorte	Trockener Kuchen, Muffins

Vitalität und Nährstoffversorgung stehen im Vordergrund und ermöglichen eine optimale Unterstützung der körperlichen und geistigen Leistungsfähigkeit.

Die Basisernährung ermöglicht zudem eine gute **Ballaststoffversorgung**. An belastungsintensiven Tagen muss auf eine gute Bekömmlichkeit von Obst, Gemüse und Salat geachtet werden, die individuell sehr verschieden sein kann. Die letzte, größere Mahlzeit vor dem Sport sollte 2-3 h zurückliegen, um keine negativen Beeinträchtigungen zu haben. Nicht unmittelbar nach dem Training, aber in den anschließenden Stunden danach, können gute Ballaststofflieferanten verzehrt werden. So lassen sich viele Vorteile zur Verbesserung von Verdauung, Darmgesundheit, Darmflora, Allergien, Knochengesundheit und Immunabwehr erzielen (Roberfroid et al., 2010).

Insbesondere das Risiko für ernährungsbedingte Erkrankungen, wie Übergewicht, Bluthochdruck, Fettstoffwechselstörungen, Diabetes Typ 2 und koronare Herzkrankheit, wird durch eine ausreichende und ausgewogene Ballaststoffversorgung verringert (DGE, 2012). Ein regelmäßiger Verzehr stabilisiert die innere Mitte, kann die Stimmung (Psyche) verbessern und vor bestimmten Erkrankungen schützen. Die den Verdauungstrakt besiedelnden Mikroorgansimen üben einen sehr großen Einfluss auf unser Wohlbefinden und unseren gesundheitlichen Zustand aus (Erejuwa et al., 2014). Das Auftreten von entzündlichen Magen-Darm-Problemen sowie von allergischen Symptomen kann reduziert werden (Roberfroid et al., 2010).

Deshalb ist es wichtig, für eine gute Magen-Darm-Flora zu sorgen. Die DGE empfiehlt täglich mindestens 30 g Ballaststoffe. Nachfolgende Tipps sowie der aufgeführte Ballaststoffahrplan sorgen für eine ausreichende Zufuhr hinsichtlich löslicher als auch unlöslicher Ballaststoffe.

SO SICHERN SIE SICH EINE AUSREICHENDE BALLASTSTOFFAUFNAHME!

- Mindestens zwei Portionen Obst am Tag.
- Mindestens drei Portionen Gemüse (inklusive Hülsenfrüchte) am Tag (ca. 400 g/Tag).
- Vollkornprodukte hinsichtlich Brot, Nudeln, Reis, Kuchen und Kekse bevorzugen.
- Vollkornflocken/Müsli zum Frühstück.

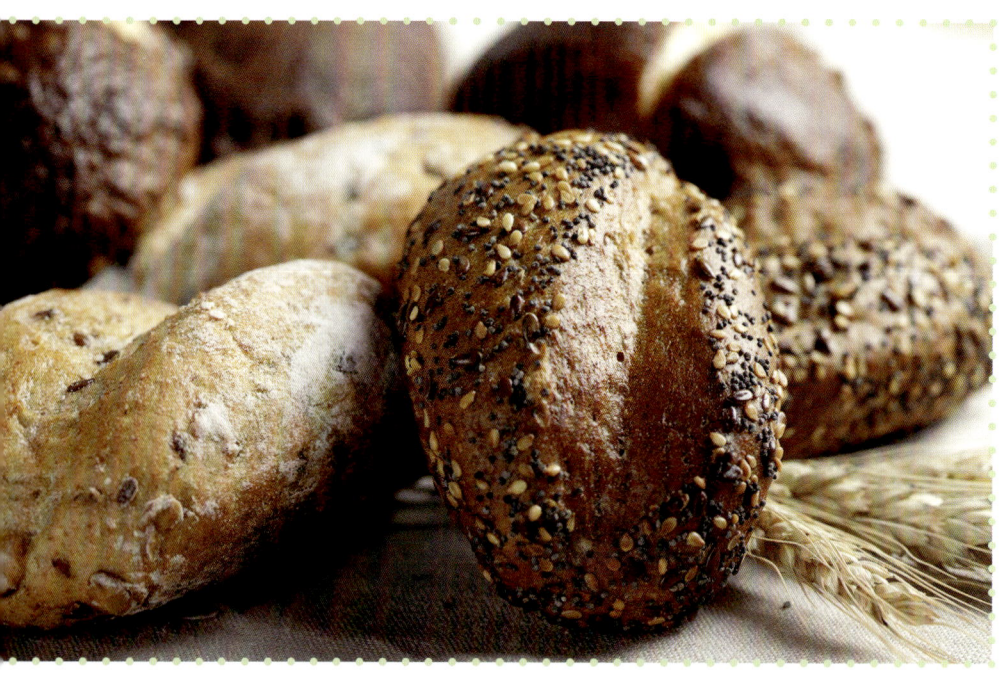

Eine kürzlich veröffentlichte Studie aus England (Oyebode et al., 2014) untersuchte den Zusammenhang zwischen dem Verzehr von Obst und Gemüse und dem durch Krebs oder Herz-Kreislauf-Erkrankungen hervorgerufenen Sterberisiko bei über 65.000 Personen, die im Zeitraum von 2001 bis 2008 an englischen Ernährungserhebungen teilgenommen hatten. Die Wissenschaftler kommen zu dem Schluss, dass insbesondere ein stark erhöhter Gemüsekonsum das Sterberisiko senken kann. Der Verzehr von mindestens sieben Portionen Gemüse und Obst am Tag machte die positiven Effekte auf die Gesundheit bemerkbar. Weitere Studien sind notwendig, um gesundheitsfördernde und sterblichkeitssenkende Effekte einzelnen Gemüse- und Obstsorten zuschreiben zu können.

Die Versorgung mit mindestens 30 g Ballaststoffen am Tag lässt sich so ganz einfach mit dem beispielhaften „Ballaststofffahrplan" erreichen.

Tab. 28: Der tägliche Ballaststofffahrplan für mehr Gesundheit

Mahlzeiten	Lebensmittel
Frühstück	1 Portion Müsli mit Vollkorngetreide, 1 TL geschroteten Leinsamen, ½-1 TL Chiasamen und 1 geriebenem Apfel
Erste Zwischenmahlzeit	1 Stück Obst
Mittagessen	2-3 mittelgroße Kartoffeln, 1 Portion Salat (am besten mit Chicorée) und 1 Gemüsebeilage (Karotten-Erbsen; Kohlrabi)
Zweite Zwischenmahlzeit	1 Stück Obst
Abendessen	3 Scheiben Vollkornbrot, 1 Schälchen Rohkost (2 mittelgroße Karotten, Tomate, Radieschen, Salatgurke)

Hülsenfrüchte sind mit 7 g Ballaststoffen pro 100 g sehr gute Ballaststofflieferanten. Gemüsesuppen und Eintöpfe sind weitere Alternativen, um die Ballaststoffversorgung zu steigern. Beerenfrüchte sind beim Obst die ballaststoffreichen Sorten. Bereits vier Scheiben Vollkornbrot liefern 15 g Ballaststoffe. Ein richtiges Vollkornbrot, ob grobkörnig oder fein vermahlen, enthält mindestens 90 % Vollkornmehl oder -schrot. Ebenfalls empfehlenswert ist die Mischung von Mehlen, wie z. B. Weizenmehl Typ 550 oder Dinkelmehl Typ 630, mit den jeweiligen Vollkornmehlvarianten vom Typ 1050. Auch das erhöht die Ballaststoffzufuhr spielend leicht. Wer statt 200 g Nudeln 200 g Vollkornnudeln verzehrt, nimmt anstelle von 3,8 g Ballaststoffen sogar 10,2 g zu sich (DGE, 2012). Wichtig ist natürlich, stets auch auf die Bekömmlichkeit zu achten. In den ersten Wochen einer ballaststoffreichen Ernährung muss man sich auf eine kleine Umgewöhnungsphase gefasst machen. Der Verdauungstrakt muss sich erst an die neuen Ernährungsakzente gewöhnen. Deshalb sind anfängliche Symptome wie Blähungen, Völlegefühl usw. ganz normal, bessern sich aber mit der Zeit.

> Tipp: Stellen Sie Ihr Salatdressing selbst her und verwenden Sie dazu ausschließlich die wertvollsten Öle. Fertigdressings enthalten oftmals zu viel und zugleich schlechtes Fett. Reichern Sie den Salat mit Körnern, Samen und Chicorée an, damit Ihre Mineralstoffbilanz und Darmflora ebenfalls davon profitieren.

Ein weiterer wichtiger Nährstoff in der Basisernährung ist **Eiweiß**. Eiweiß besteht aus Aminosäuren, die in verschiedenen Lebensmitteln enthalten sind. Je höher der Gehalt eines Lebensmittels an essenziellen Aminosäuren, desto wertvoller ist das Eiweiß für den Aufbau von Körpersubstanz. Jede Aminosäure besitzt unterschiedliche Aufgaben (siehe Tab. 29). Der tägliche Bedarf beträgt 0,8 g pro kg Körpergewicht, wohingegen für regelmäßig sportlich Aktive 1,2-1,7 g pro kg Körpergewicht empfohlen werden (DGE, 2012; Phillips et al., 2012; Tarnopolsky et al., 1988). Zufuhren von mehr als 2 g pro kg Körpergewicht sind wissenschaftlich nicht begründet und können sogar unerwünschte Effekte auf die Gesundheit bewirken (Halbesma et al., 2009). Ein Grund für eine beim Sportler im Vergleich zum Nichtsporttreibenden erhöhte Eiweißzufuhr ist beispielsweise die trainingsbedingte, erhöhte Bildung von Enzymen zur verbesserten Energiebereitstellung während der Belastung. Auch die verschlissenen Muskelzellen müssen abtransportiert und neu gebildet werden. Dafür ist mehr Bausubstanz notwendig. Allerdings spielen dafür nur relativ kleine Mengen in Höhe von 10-20 g Eiweiß eine Rolle (Colombani & Mettler, 2011; Moore et al., 2009).

Auch pflanzliche Lebensmittel können ein hochwertiges Eiweiß liefern. Insbesondere Kombinationen pflanzlicher Lebensmittel erhöhen das Aminosäurenspektrum und eignen sich ebenfalls für den Aufbau von Muskulatur. Eine sehr hohe Eiweißqualität besitzen neben Milchprodukten vor allem Soja, Hanf, Amarant, Nüsse und Hülsenfrüchte. Lebensmittelkombinationen, wie z. B. Kartoffeln und Ei, Getreideflocken und Milch/Joghurt, Müsli mit Sojamilch, Getreide und Hülsenfrüchte, Pfannkuchen, Milchreis usw., liefern ebenfalls ein sehr hochwertiges Eiweiß. Soja enthält sekundäre Pflanzenstoffe, zu welchen auch die beiden Isoflavone Genistein und Daidzein gehören. Beide besitzen eine östrogenartige Wirkung, die allerdings im Vergleich zum körpereigenen Östrogen schwächer ausfällt. Da beide Phytoöstrogene in relativ hohen Konzentrationen in der Sojabohne vorhanden sind, sollte nicht übermäßig viel von Sojamilch und Sojaprodukten verzehrt werden, um mögliche, nachteilige Effekte auf die Gesundheit ausschließen zu können. Studien konnten zeigen, dass ausschließlich auf Sojabasis ernährte Kinder häufiger unter Infektionen der oberen Atemwege leiden und dass ein täglich hoher Verzehr bei Erwachsenen mit Schilddrüsenproblemen zu einer Schilddrüsenunterfunktion führen kann (Tran et al., 2013). Die Dosis macht das Gift und ein Zuviel kann in vielen Fällen schädlich sein. Eine moderate Zufuhr von 2-4 normalen Portionen am Tag wird bei Personen mit normaler Schilddrüsenfunktion und guter Jodversorgung für gesundheitlich unbedenklich gehalten (D'Adamo & Sahin, 2014; Messina & Messina, 2010; BfR, 2007).

Tab. 29: Acht essenzielle Aminosäuren und ausgewählte Lebensmittellieferanten

Aminosäuren	Lebensmittellieferanten
Isoleucin	Ei, Milch, Fleisch, Getreide, Oliven, Avocados, Walnüsse
Leucin	Mais, Weizen; eigentlich in allen Proteinen enthalten
Lysin	Krebs, Fisch, Fleisch, Ei, Milch, Sojasprossen, Sellerie
Methionin	Lachs, Garnelen, Fleisch, grünes Gemüse, Vollkornbrot, Reis, Kohlarten, Knoblauch
Phenylalanin	Karotte, Rote Bete, Tomaten, Spinat, Äpfel, Ananas
Threonin	Fleisch, Milch, Ei, Cerealien, grüne Blattgemüse, Papaya, Karotten
Tryptophan	Milch, Käse, Geflügel, Rindfleisch, Eier, Erbsen, Nüsse, Rettich, Fenchel
Valin	Grüne Blattsalate, Zucchini, Tomaten, Rüben, Reis, Pfirsiche, Pistazien

Quelle: Biesalski et al. (1999); DGE (2012)

GÜNSTIGE EIWEISSKOMBINATIONEN SIND:

- Kartoffeln mit Ei oder Milchprodukten: Pellkartoffeln mit Quark, Spiegelei, Rührei oder Käse.
- Getreide mit Eiern: Pfannkuchen, Eierwaffeln.
- Getreide mit Milch oder Milchprodukten: Müsli mit Joghurt oder Milch, Vollkornbackwaren mit Käse oder Quark, Teigwaren mit Käse, Milchreis.
- Getreide mit Hülsenfrüchten: Teigwaren, Reis oder Kartoffeln mit Bohnen, Erbsen oder Kichererbsen.

Veganer profitieren vom regelmäßigen Verzehr von Hülsenfrüchten. Nachfolgende pflanzliche Eiweißlieferanten sowie Kombinationen davon sind besonders empfehlenswert:

- Bohnen, Erbsen, Linsen, Kichererbsen mit Mais.
- Bohnen, Erbsen, Linsen, Kichererbsen mit Erzeugnissen aus Sojabohnen, wie z. B. Tofu.
- Erdnüsse, Mandeln, Walnüsse, Cashewnüsse, Pistazien und Haselnüsse.
- Nussmus, z. B. Mandelmus als Brotaufstrich.
- Getreide aus Mais, Hafer, Weizen, Roggen, Dinkel, Gerste und Hirse.
- Vollkorn-Getreideprodukte aus den oben genannten Getreidesorten, wie z. B. Reis, Haferflocken, Reisflocken, Brot, Nudeln oder Seitan (aus Weizeneiweiß).
- Quinoa, Amarant oder Buchweizen.
- Kürbiskerne, Sonnenblumenkerne, Hanfsamen.

Die Basisernährung von Sportlern sollte abwechslungsreich sein und verschiedene Eiweißlieferanten täglich enthalten. Auch das von Avocados, Nüssen oder Sesam hergestellte Mus eignet sich hervorragend zur Aufwertung anderer pflanzlicher Eiweißlieferanten. Dinkelmehl liefert mehr und zugleich ein höherwertigeres Eiweiß als das herkömmliche Weizenmehl. Je mehr Lebensmittel gemieden werden, umso wichtiger sind die nährstoffreichen Varianten in der täglichen Basisernährung, um Versorgungsengpässe zu vermeiden.

Im Gegensatz zu Lebensmitteln tierischer Herkunft, wie Lachs, Thunfisch, Hering usw., enthalten pflanzliche Lebensmittel nur Linolsäure oder/und α-Linolensäure zur Bedarfsdeckung von **Eicosapentaen- (EPA)** und **Docosahexaensäure (DHA)**. Aus Studien weiß man, dass die Umwandlungsrate individuell sehr unterschiedlich ist und durchschnittlich nur bei ca. 10 % liegt. Während eine ausreichende Versorgung mit Linolsäure kein Problem zu sein scheint, ist die Aufnahme von α-Lino-lensäure verbesserungwürdig. Nennenswerte Mengen an α-Linolensäure kommt in Avocados, Nüssen, Nuss-, Soja-, Lein- und Rapsöl vor. Eine ausreichende Versorgung mit ca. 250 mg/Tag EPA (50 mg) und DHA (200 mg) zur Erzielung gesundheitlicher und zugleich präventiv wirksamer Effekte lässt sich normalerweise mit zwei Fischmahlzeiten pro Woche, insbesondere von Lachs, erreichen. Wer keinen Fisch isst, muss auf eine gute und regelmäßige Verwendung von Nussölen, Avocados, Walnüssen und Leinöl achten. Aber auch Kürbiskerne, Sonnenblumenkerne, Sesam, Hanfsamen, Leinsamen und Chiasamen sind wertvolle Lieferanten von α-Linolen-säure (ω-3-Fettsäuren). Allerdings sollte aus gesundheitlichen Gründen pro Tag nicht mehr als 15 g Chiasamen verzehrt werden (www.bfr.bund.de).

Tipp: Chiasamen binden Wasser und eignen sich hervorragend zur Herstellung von Grütze!

Seit wenigen Jahren ist auch das EPA- und DHA-reiche Öl der Mikroalge Schizo-chytrium sp. in Europa zugelassen, welches insbesondere auch Veganern eine gute Versorgung mit EPA und DHA gewährleistet. Das Algenöl hat keinen fischigen Bei-geschmack und ist wegen der hohen Empfindlichkeit der langkettigen ω-3-Fett-säuren gegenüber Temperatur und Sauerstoff nur für die kalte Speisenzubereitung geeignet. Fische in arktischen Gewässern nehmen viele ω-3-Fettsäuren in Form von EPA und DHA auf, weil sie viele, spezielle Mikroalgen wie Phytoplankton sowie auch Kleinstkrebse wie Krill (Zooplankton) verzehren. So kommt es zu einer Anreicherung ihrer Zellmembranen und ihres Fettgewebes mit den langkettigen ω-3-Fettsäuren. Wie hoch der Gehalt an ω-3-Fettsäuren einzelner Fischsorten ist, gibt nachstehende Tabelle wieder. Ob man frischen Fisch, tiefgekühlte, bereits zubereitete Ware oder Fisch aus der Konserve isst, macht für die Versorgung mit ω-3-Fettsäuren keinen wesentlichen Unterschied.

Tab. 30: Durchschnittliche Gehalte an EPA und DHA in fettreichen Fischen

Fettreiche Fische (100 g)	EPA (g)	DHA (g)	Gesamtgehalt (g)
Thunfisch	1,4	1,2	1,9
Hering	0,7	1,2	1,9
Lachs	0,7	1,9	2,6
Makrele	0,6	1,1	1,7
Sardine	0,6	0,8	1,4

Quelle: Souci-Fachmann-Kraut (2008)

Dagegen sind Fische wie Kabeljau, Forelle oder Schellfisch eher fettarm und liefern mit durchschnittlich 0,4 g pro 100 g verzehrter Fisch geringere Mengen an EPA und DHA. Nachfolgende Tabelle gibt wertvolle Tipps, um die Versorgung mit langkettigen ω-3-Fettsäuren dauerhaft und erfolgreich zu verbessern.

Tab. 31: Mehr ω-3-Fettsäuren in der Basisernährung

Mahlzeiten	Bevorzugte Verwendung von	Mögliche Alternativen
Frühstück	Z. B. sonntags: Lachsfrühstück mit Avocadodip und Vollkornbrötchen	Müsli mit Soja- oder Mandelmilch, Walnüssen und geschrotetem Leinsamen
Mittagessen	Kaltwasserfisch mit bunter Gemüsemischung; Pasta mit Lachs oder mit Thunfisch angereicherte Tomatensoße; für die warme Speisenzubereitung raffiniertes Rapsöl verwenden.	Bunter Salat mit Salatdressing aus etwas Olivenöl, 1-2 TL Leinöl pro Person und Walnussöl, 1 TL Körnermischung (Sonnenblumen- und Kürbiskerne)
Abendessen	Thunfischbrotaufstrich, Sardinen aus der Konserve; ein Stück geräucherte Makrele	Rohkost mit Essig/Ölmarinade aus Leinöl-, Walnuss- und Algenöl

Wer sowohl bei der warmen (mit raffiniertem Rapsöl) als auch bei der kalten Speisenzubereitung (mit Lein-, Walnussöl) die richtigen Öle verwendet, setzt die richtigen Akzente zugunsten der ω-3-Fettsäurenversorgung. Zum Schutze der sehr empfindlichen ω-3-Fettsäuren dient Vitamin E. Dieses ist natürlicherweise und in hohen Mengen im kalt gepressten Weizenkeimöl vorhanden. Es empfiehlt sich daher, noch etwas Weizenkeimöl zum Salatdressing hinzuzufügen. Wichtig ist, dass die kalt gepressten, wertvollen Öle, wie Lein- oder Walnussöl, nicht erhitzt werden, da die empfindlichen Doppelbindungen kaputtgehen und zu gesundheitlichen Beeinträchtigungen im Körper führen können. Idealerweise werden die kalt gepressten Öle, wie Lein-, Walnuss- und auch Weizenkeimöl, im Kühlschrank aufbewahrt. Zum starken Erhitzen eignet sich neben Rapsöl besonders das Erdnussöl hervorragend.

Für eine **vitamin- und mineralstoffreiche** Ernährung spielt ein regelmäßiger und ausreichender Obst-, Gemüse- und Salatkonsum eine wichtige Rolle. Auch die bevorzugte Verwendung von Vollkornprodukten/-varianten hinsichtlich der Wahl von Teigwaren, Brot, Mehl, Getreideflocken und Reis trägt zu einer abwechslungs- und nährstoffreichen Versorgung bei. Ein regelmäßiger Verzehr von Nüssen und Trockenobst, Nuss-, Sesammus (Tahin), Amarant, Quinoa, gerösteten Weizenkeimen, gemahlener Braunhirse und Kräutern beinhaltet sehr ergiebige Vitalstofflieferanten, die täglich zum Einsatz kommen sollten. Mittlerweile haben Studien ergeben, dass auch tiefgekühlte Obst- und Gemüsesorten, die am besten ohne Zucker, Salz, Fett oder Soßen eingefroren sind, frischer Ware kaum an Nährstoffgehalt nachstehen.

WIE MAN UNNÖTIGE VITAMINVERLUSTE BEI FRISCHEM OBST UND GEMÜSE VERRINGERN KANN, VERRATEN FOLGENDE TIPPS:

- Gemüse am besten blanchieren, da es neben Dämpfen und Dünsten eine schonende Zubereitungsart ist.
- Gemüse nur bissfest garen.
- Nur wenig Kochwasser verwenden.
- Kochwasser enthält Vitamine und kann weiterverwendet werden.
- Langes Warmhalten von fertig zubereiteten Speisen wegen unnötiger Vitaminverluste vermeiden.
- Obst und Gemüse immer frisch und am besten in kleinen Mengen einkaufen, am besten noch am Einkaufstag verzehren.
- Äpfel, Aprikosen oder Avocados bilden Ethylen, das die Reifung ethylenempfindlicher Sorten beschleunigt. Deshalb sollten die genannten Beispiele nicht

- mit Kiwis, Brokkoli, Blumen- und Rosenkohl gelagert werden, da mit fortschreitender Reifung auch der Vitaminverlust zunimmt.
- Kühle Temperaturen und hohe Luftfeuchtigkeit schaffen sehr gute Lagerbedingungen. Karotten halten sich deswegen sehr gut in gelochten Plastiktüten im Kühlschrank.
- Ananas, Bananen, Salatgurken, Kartoffeln dürfen nicht im Kühlschrank gelagert werden, sondern besser im dunklen Keller.
- Obst und Gemüse nur grob zerteilen, um unnötige Saft- und damit Vitaminverluste zu vermeiden.
- Sauerstoff aus der Luft beschleunigt den Abbau von Vitaminen. Deshalb sollte Rohkost luftdicht verpackt aufbewahrt werden.

Quelle: www.aid.de

Soßenfreies Tiefkühlgemüse und Obstwaren können frische Ware sinnvoll ergänzen und ebenfalls einen wertvollen Beitrag hinsichtlich Vitamin- und Mineralstoffversorgung leisten. Diesen Vorteil kann man insbesondere für Lebensmittel nutzen, auf deren Saison man noch warten muss. Wie viel man von welchen Vitaminen für eine tägliche, bedarfsdeckende Versorgung benötigt, zeigt nachstehende Tabelle.

> **Tipp: Tiefgefrorenes Gemüse ohne Soßen ist wertvoller für die Gesundheit als Konserven!**

Tab. 32: Alters- und geschlechtsabhängiger Tagesbedarf an Vitaminen

Altersklasse: 25 < 51 Jahre	Frauen	Männer
Fettlösliche Vitamine		
Vitamin A [mg]	0,9	1,0
Vitamin D [µg]	20	20
Vitamin K [µg]	60	70
Vitamin E [mg]	12	15

Altersklasse: 25 < 51 Jahre	Frauen	Männer
Wasserlösliche Vitamine		
Vitamin C [mg]	100	100
Vitamin B_1 [mg]	1,0	1,2
Vitamin B_2 [mg]	1,2	1,4
Vitamin B_6 [mg]	1,2	1,5
Vitamin B_{12} [mg]	3,0	3,0
Folsäure [µg]	400	400
Biotin [µg]	30-60	30-60
Pantothensäure [mg]	6	6
Niacin [mg]	13	16

Quelle: DGE (2012)

Der Bedarf an einzelnen Vitaminen kann situationsbedingt erhöht sein. Stress, Absorptionsbeeinträchtigungen, chronischer Alkoholkonsum, Wechselwirkungen mit Arzneimitteln, hohe und intensive Belastungsumfänge, Operationen sowie schwere Erkrankungen können zeitweise den Bedarf ansteigen lassen. Aber auch Schwangerschaft und Stillzeit erfordern höhere Zufuhren. Im Alter wird oftmals mehr Vitamin B_{12} und Vitamin D benötigt. Ein möglicher Mehrbedarf sollte immer individuell abgeklärt werden, um dann eine gezielte und fachmännisch überprüfte Maßnahme ergreifen zu können.

GUTE, FLEISCHLOSE LIEFERANTEN (AUSNAHME: FISCH) FÜR DIE FETTLÖSLICHEN VITAMINE A, D, K UND E SIND VOR ALLEM:

- Eier
- pflanzliche Lebensmittel, wie Aprikosen, Tomaten, Rosenkohl, Karotten, Paprika, Feldsalat mit ß-Karotin (Vorstufe von Vitamin A)
- Fisch
- Pfifferlinge
- Schwarzwurzeln

- Weizenkeimöl, Weizenkeime
- Blattgemüse
- grünes Gemüse
- Getreide
- Früchte
- Milch und Milchprodukte

Zur Bedarfsdeckung von Vitamin A dient zusätzlich auch **ß-Karotin**, welches die Vorstufe von Vitamin A ist. Es gibt als sekundärer Pflanzenstoff vielen Obst- und Gemüsesorten prächtige Farben. Ein bekannter ß-Karotin-Lieferant ist die Karotte. Die von der DGE gewünschte Zufuhr von ß-Karotin liegt bei 2-4 mg am Tag und ist bereits enthalten in 50 g Karotten und 50 g rote Paprikaschoten. Auch 100-200 g Feldsalat versorgen den Körper mit ausreichend ß-Karotin. Während man ursprünglich glaubte, dass man zur effizienten Aufnahme des fettlöslichen ß-Karotins Karotten mit Öl verzehren sollte, weiß man heute, dass das nicht notwendig ist. Dagegen ist der thermische Zellenaufschluss für die Verfügbarkeit entscheidend, d. h., von gedünsteten oder blanchierten Karotten kann der Körper am besten ß-Karotin aufnehmen. Die Zugabe von Öl ist dafür nicht notwendig.

Neben Lebensmitteln tierischer Herkunft (Fleisch und Fisch) sind Pfifferlinge und Steinpilze gute **Vitamin-D-Lieferanten**. Neben der Zufuhr über die Nahrung kann es mithilfe von Sonneneinstrahlung vom Menschen selbst gebildet werden. Pflanzliche Lebensmittel enthalten Vitamin D_2 (Ergocalciferol) und tierisches Vitamin D_3 (Cholecalciferol). Unter der Einwirkung von UV-Strahlung kann aus beiden Vorstufen von Vitamin D_2 und D_3 Vitamin D gebildet werden. Ob eine Sonnenbestrahlung in Höhe von ca. 20 min am Tag für eine durchschnittlich 80 %ige Bedarfsdeckung ausreicht, wurde vielseitig diskutiert. Nur ca. 20 % der täglichen Vitamin-D-Versorgung wird über die Nahrung abgedeckt (DGE, 2012). Es ist bekannt, dass es nationale und internationale Unterschiede gibt hinsichtlich Intensität und Dauer der Sonnenbestrahlung. Hinzu kommt, dass bedeckte Hautpartien kein Vitamin D produzieren können und die Hautpartien, die mit Sonnencreme als wichtigen Hautkrebsschutz eingecremt wurden, ebenfalls die endogene Vitamin-D-Synthese deutlich verringern (Holick, 2006).

Was den Beitrag der UVB-Exposition zur Vitamin-D-Bildung angeht, müssen noch weitere Studien durchgeführt werden, doch ist dieser insbesondere in den sonnenärmeren Herbst- und Wintermonaten als sehr gering anzusehen. Deshalb ist es umso wichtiger, im Frühling und Sommer mit ausreichend unbedeckten Hautpartien und am besten die ersten 20-30 min betreffend ohne Sonnencremeschutz im Freien zu verbringen, um für die sonnenärmeren Monate vorzusorgen. Bei häufiger Sonnenbestrahlung ist nach Angaben der DGE (2012), bei entsprechend unbekleideten Körperpartien, wie Gesicht, Hände und Teile von Armen und Beinen, die gewünschte Vitamin-D-Serumkonzentration ohne Vitamin-D-Präparat zu erreichen. Der Einsatz von Sonnenschutzcremes stellt für die Prävention von Hautkrebs eine sehr wichtige und ernst zu nehmende Maßnahme dar. Dennoch sollte zugunsten einer ausreichenden, endogenen Vitamin-D-Bildung ein zeitlich begrenzter und wohldosierter Aufenthalt ohne Sonnenschutz möglich sein.

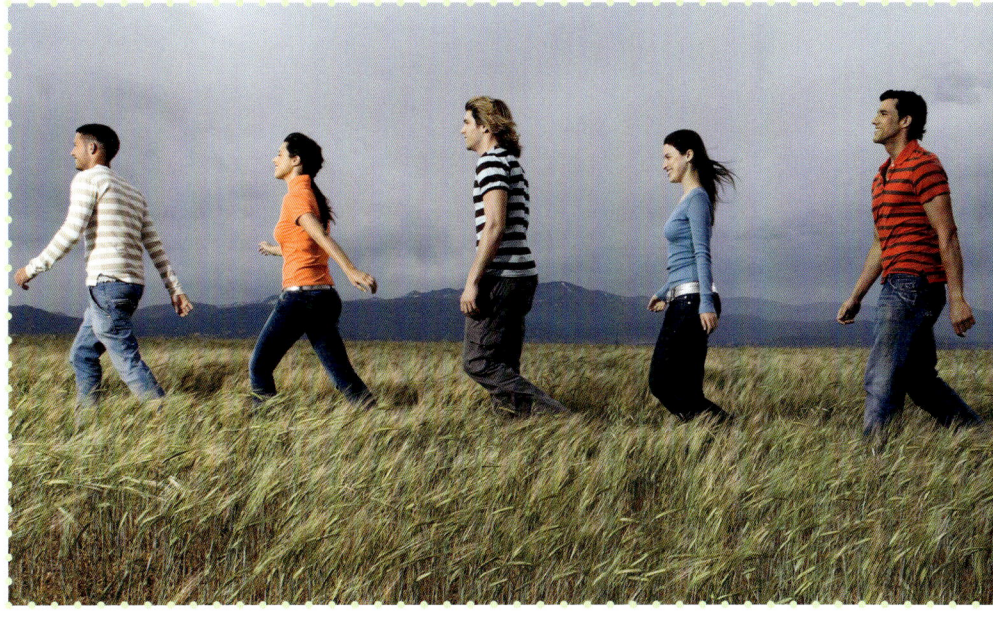

Wer das Gefühl hat, sich dem Tageslicht zu wenig aktiv auszusetzen, sollte aus präventiven Gründen seine Vitamin-D-Konzentration (25 (OH)D-Serumkonzentration) bestimmen lassen, um gegebenenfalls auf ein hochwertiges Vitamin-D-Präparat zurückgreifen zu können. Werte unterhalb von 30 mmol/l deuten auf eine unzureichende Vitamin-D-Versorgung hin (DGE, 2012). Personen mit ausschließlich bedeckten Körperpartien oder Personen mit dunkler Hautfarbe sind zur Bedarfsdeckung in unseren Breiten auf eine Vitamin-D-Supplementierung angewiesen.

Auch mit zunehmendem Alter lässt die Fähigkeit zur Vitamin-D-Synthese deutlich nach, was insbesondere in Verbindung mit eingeschränkter Mobilität die Einnahme eines Präparats notwendig macht. Welches Präparat dafür geeignet ist, sollte fachmännisch abgeklärt werden.

Vitamin E wird zwar nicht durch die Sonne gebildet, stellt aber einen wichtigen endogenen Zellschutzfaktor, insbesondere bei intensiver Sonneneinstrahlung, dar. Als Antioxidans schützt es vor Zellschäden und damit vor bösartigen Veränderungen. Es gibt mehrere Vitamin-E-Verbindungen, wie α-, β-, γ- und δ-Tocopherole, von welchen das α-Tocopherol die wirksamste Form darstellt.

Die wichtigsten **Vitamin-K-Vertreter** sind das vor allem in Pflanzen vorkommende Vitamin K_1 (Phyllochinon) und K_2 (Menachinon), welches von den im Dickdarm befindlichen Bakterien gebildet wird.

GUTE, FLEISCHLOSE LIEFERANTEN FÜR DIE NEUN WASSERLÖSLICHEN VITAMINE C, B_1, B_2, B_6, B_{12}, FOLSÄURE, BIOTIN, PANTOTHENSÄURE UND NIACIN SIND:

- Fruchtsäfte mit einem Fruchtgehalt von 100 % (Acerola-Kirsche, Orangensaft, Multivitamin)
- Obst, Gemüse und Salat (je bunter, desto besser)
- Vollkornbackwaren, Vollkorngetreide (fein vermahlen und grobkörnig)
- Hefeflocken und Vollkorngetreideflocken
- Braunhirse
- Dinkelmehl
- Kartoffeln
- Milch und Milchprodukte
- Eier
- Sauerkraut
- Weizenkeime
- Hafer
- Amarant
- Champignons und Steinpilze
- Nüsse
- Avocado
- Hülsenfrüchte

> Tipp: Stellen Sie sich eine verschließbare Dose mit verschiedenen Nüssen, Kürbiskernen, Sonnenblumenkernen und Trockenobst wie getrocknete Aprikosen, Cranberries und Datteln griff- und snackbereit hin.

Eine vegetarische, abwechslungsreiche Kostzusammenstellung und die bevorzugte Verwendung von nährstoffreichen Lebensmitteln kann eine ausreichende Versorgung mit allen Vitaminen sicherstellen. Bei einer veganen Ernährungsweise wird die Supplementierung mit Vitamin B_{12} empfohlen. Müssen aus Gründen von Allergien oder Nahrungsmittelunverträglichkeiten bestimmte Vitaminlieferanten gemieden werden, empfiehlt es sich, eine Ernährungsberatung zur Optimierung der Versorgungslage in Anspruch zu nehmen.

Werden die bisherigen Ernährungsempfehlungen erfolgreich umgesetzt, dann kann man auch von einer guten Mineralstoffversorgung ausgehen. Nachfolgende Tabelle beinhaltet die für die Altersklasse 25-50-Jährigen, geschlechtsspezifischen täglichen Zufuhrempfehlungen für die wichtigsten Mengenelemente.

Tab. 33: Alters- und geschlechtsabhängiger Tagesbedarf an Mengenelementen

Altersklasse: 25 < 51 Jahre	Frauen	Männer
Natrium [mg]	550	550
Chlorid [mg]	830	830
Kalium [mg]	2.000	2.000
Kalzium [mg]	1.000	1.000
Phosphor [mg]	700	700
Magnesium [mg]	300	350

Quelle: DGE (2012)

Während für Natrium und Chlorid keine Engpässe in der Versorgung zu befürchten sind, sollte man auf eine ausreichende Zufuhr für Kalium, Kalzium und Magnesium achten. Wie bereits besprochen, erfüllen diese Mengenelemente wichtige präventive Funktionen z. B. hinsichtlich Bluthochdruck, Knochengesundheit und Muskelstoffwechsel. Bei salzsensitiven Personen kann ein hoher Salzkonsum in Form von Natriumchlorid gesundheitliche Probleme wie Bluthochdruck begünstigen. Natriumchlorid kommt als Salz neben Fleisch- und Wurstwaren in Konserven, Fertigprodukten, Brot oder Weichkäse vor. Phosphor befindet sich in Käse, Parmesan, Fisch, Schmelzkäse, Hülsenfrüchten etc.

GUTE, FLEISCHLOSE LIEFERANTEN FÜR DIE MENGENELEMENTE KALIUM, KALZIUM UND MAGNESIUM SIND:

- Milch, Milchprodukte und Käse
- Mineralwasser
- Brokkoli, Spinat, Kresse, Grünkohl, Mangold
- Hafer- und Hirseflocken
- Amarant
- Beerenobst
- Avocados
- Fenchel, Kohlrabi, Karotten
- Hülsenfrüchte, Sojabohnen
- Sesammus (Tahin)
- Champignons
- sowie Obst, Gemüse und Salat im Allgemeinen

> Tipp: Krämpfe unter Ruhebedingungen sind oftmals magnesiumbedingt; während der Belastung können Krämpfe aufgrund von Flüssigkeits- oder Natriummangel ausgelöst werden.

Anders als bei den Vitaminen, gibt es bei den Mineralstoffen Faktoren, die die Aufnahme verringern können.

ZU DEN NEGATIVEN EINFLUSSFAKTOREN AUF DIE KALZIUMVERSORGUNG GEHÖREN:

- eiweißreiche Kost mit besonders viel schwefelhaltigen Aminosäuren (Methionin und Cystein)
- viel Speisesalz
- ein hoher Koffeinkonsum
- zu viel und oft Alkohol
- zu wenig Vitamin D
- zu viel Phosphat in der Nahrung
- zu viele gesättigte Fettsäuren
- evtl. die Einnahme von Medikamenten
- Magen- und Darmoperationen
- chronische Erkrankungen wie Zöliakie, colitis ulcerosa, Morbus Crohn etc.

Eine gute Vitamin-D-Versorgung ist auch für eine gute Kalziumversorgung wichtig. Die Magnesiumzufuhr kann durch die gleichzeitige Aufnahme von Oxalsäure, z. B. in Ananas, Phytinsäure, z. B. in Vollkorngetreide, Ballaststoffen, langkettigen Fettsäuren, sehr hohen Mengen an Kalzium sowie durch einen erhöhten Alkoholkonsum gestört sein. Kohlenhydrate und Milchzucker (Laktose) hingegen fördern die Aufnahme von Magnesium. Phytinsäure ist ein natürlicher Bestandteil der Randschichten von Getreidekörnern. Phytinsäure bildet mit Mineralstoffen wie Magnesium, Kalzium, Phosphat, Eisen und Zink unlösliche Komplexe und hemmt so deren Aufnahme. Um diesen hemmenden Einfluss auszuschalten, sollte man bevorzugt Vollkornbrot mit Sauerteig backen und zu Vollkorngetreide Vitamin C oder Zitronensäure (beides in Obst enthalten) verzehren. Das führt zu einem Abbau der Phytinsäure und fördert so die Aufnahme von Mineralstoffen. Nachstehende Tabelle gibt einen Überblick über den täglichen Bedarf an auserwählten Spurenelementen, dargestellt in Abhängigkeit von Geschlecht und Alter.

Tab. 34: Alters- und geschlechtsabhängiger Tagesbedarf an Spurenelementen

Altersklasse: 25 < 51 Jahre	Frauen	Männer
Eisen [mg]	15	10
Jod [µg]	200	200
Fluorid [mg]	3,1	3,8

Altersklasse: 25 < 51 Jahre	Frauen	Männer
Zink [mg]	7,0	10
Selen [µg]	30-70	30-70
Kupfer [mg]	1-1,5	1-1,5
Mangan [mg]	2,0-5,0	2,0-5,0
Chrom [µg]	30-100	30-100

Quelle: DGE (2012)

Während man beim **Eisen**, welches in Lebensmitteln tierischer Herkunft vorkommt, von *Hämeisen* spricht, nennt man das in pflanzlichen Lebensmitteln vorkommende Eisen *Nicht-Hämeisen*. Gute Lieferanten von Nicht-Hämeisen sind: Hülsenfrüchte, Hirse, Vollkornreis, getrocknete Aprikosen, Amarant, Braunhirse, weiße Mandeln, weißes Mandelmus, Brokkoli etc. Die Eisenversorgung wird über die Absorption geregelt. Die Eisenaufnahme aus einer normalen Mischkost mit Häm- und Nicht-Hämeisen liegt bei ca. 14-18 %. Vegetarier und Veganer beziehen ca. 5-12 % vom Nicht-Hämeisen aus pflanzlichen Eisenlieferanten. Um hemmende Einflüsse auf die Verfügbarkeit von Nicht-Hämeisen zu minimieren, empfiehlt sich eine gleichzeitige Aufnahme von absorptionsfördernden Substanzen.

Zu dem Verzehr von eisenhaltigen, pflanzlichen Lebensmitteln, wie z. B. dem Frühstücksmüsli, empfiehlt es sich, etwas mit Vitamin C oder Fruchtzucker, wie z. B. Fruchtsaft oder Obst, zu verzehren. Auch die in Äpfeln, Birnen, Sauerkirschen, Beerenobst, Pilzen etc. vorkommende Zitronensäure steigert die Aufnahme von Eisen (Elmadfa & Leitzmann, 1998). Dagegen verringern Phytinsäure, Weizenkleie, Schwarz- und Grüntee, Kaffee, Soja- und Milcheiweiß, Phosphate, Kalzium und Oxalate die Eisenabsorption aus pflanzlichen Lieferanten. Es gibt auch Studien, die für Übergewicht einen größeren, hemmenden Einfluss auf die Eisenverfügbarkeit belegen als die eigentliche Zusammensetzung der Kost (Hurrell & Egli, 2010).

Tipp: Kaffee oder Tee erst nach dem Müsli trinken! Dafür aber ein Glas Fruchtsaft mit einem Fruchtgehalt von 100 % verzehren.

Jod ist insbesondere in Seefischen, Garnelen, Hummer, Muscheln sowie in Milch und Eiern vorhanden. Vegetarier und Veganer sollten stets jodiertes Speisesalz verwenden, um eine Jodquelle sicherzustellen. Bei Veganern empfiehlt sich grundsätzlich eine ärztliche Überprüfung der Schilddrüse, um bei Bedarf Jod zu supplementieren.

> Tipp: Jodiertes Speisesalz ist dem Meersalz vorzuziehen!

Fluorid kommt wie Jod in Fischen (Lachs, Hering, Makrele), aber auch in Sojabohnen oder fluoridiertem Speisesalz vor.

Wie beim Eisen gibt es auch für **Zink** fördernde und hemmende Einflussfaktoren auf die Aufnahme. Förderlich wirken Eiweiß und Zitronensäure, während Milcheiweiß, Phytinsäure, hohe Kalziumaufnahmen, Kaffee, Tee, sehr hohe Eisenzufuhren sowie Alkoholkonsum die Zinkaufnahme verschlechtern. Wer aus Gründen einer Blutarmut ein Eisenpräparat einnehmen muss, sollte deshalb auch stets auf seine Zinkversorgung achten. Neben Fleisch kommt Zink auch noch in Eiern, Milch, Käse und Weizenvollkorn vor.

Paranüsse sind neben Linsen, Spargel, Pistazien und Kokosnüssen sehr gute **Selen**lieferanten. Ansonsten liefern auch Fisch und Eier Selen. 10 g Kokosnuss decken bereits den täglichen Bedarf an Selen ab.

Getreideprodukte, Fisch, Schalentiere, Nüsse, Kakao, Schokolade, Kaffee, Tee und insbesondere grünes Gemüse liefern **Kupfer**. 30 g Nüsse oder ca. vier Scheiben Vollkornbrot sorgen für eine gute Kupferversorgung.

Mangan und **Chrom** finden sich in Kopfsalat, Haferflocken, Erdbeeren, Heidelbeeren sowie in Eiern, Tomaten, Kakao und Pilzen wieder. Für eine ausreichende Mengen- und Spurenelementversorgung ist neben der richtigen Lebensmittelauswahl und dem regelmäßigen Verzehr auch das „Ausschalten" von Störfaktoren auf die Absorption entscheidend.

> Tipp: Paranüsse und Pistazien sind besonders gute Selenlieferanten und sollten regelmäßig verzehrt werden!

4.2 VEGETARISCHE ERNÄHRUNGSSTRATEGIEN ZUR LEISTUNGSSTEIGERUNG

Neben Qualität und Quantität der Basisernährung spielt zum Erreichen sportlicher Ziele auch das Timing der Nahrungszufuhr eine leistungsunterstützende Rolle für ambitionierte Hobbysportler oder Leistungssportler. Die wichtigste Voraussetzung für regelmäßig aktive Sportler ist eine kohlenhydratreiche Ernährung, die sowohl einer optimalen Befüllung der Glykogenspeicher gerecht wird als auch genügend Energie bei Ausdauerbelastungen von länger als 90 min bereitstellt. Nachstehende Tabelle gibt den Kohlenhydratgehalt gewöhnlicher kohlenhydratliefernder Speisen wieder.

Tab. 35: Durchschnittliche Kohlenhydratangaben für ausgewählte Beispiele

Lebensmittel/-kombinationen	Kohlenhydratgehalt (ca.)
1 Scheibe Brot (45 g)	21 g
200 ml Apfelsaft	21 g
1 Brötchen hell (45 g)	23 g
Banane, mittelgroß und gelb	28 g
200 g Kartoffeln, geschält und gegart	29 g
200 ml Traubensaft	31 g
Reis parboiled, gegart (60 g roh = 180 g gegart)	43 g
100 g getrocknete Aprikosen	51 g
100 g Schokovollreiswaffeln	62 g
500 ml Kakao, fettarm	100 g
Teigwaren, eifrei gegart (125 g roh = 375 g gegart)	114 g
2 Pfannkuchen (à 150 g) mit Apfelmus (200 g)	130 g
1 Portion Müsli, bestehend aus: 3 EL Haferflocken, 3 EL Amarant, 3 EL Cornflakes und 3 EL Hirseflocken, 200 ml fettarme Milch (1,5 % Fett), 100 g Joghurt und 2 TL Honig	150 g

Quelle: Prodi-Ernährungssoftware 5.4 Basis

Der Bedarf hängt vom individuellen Körpergewicht ab. Prozentuale Angaben sind zu ungenau und kommen deshalb nicht mehr zum Einsatz. Nur mit gut gefüllten Glykogenspeichern sind regelmäßige, intensive Belastungen oder Ausdauereinheiten möglich. Ansonsten drohen schnelle Ermüdung und Hungerast.

DIE IDEALE WETTKAMPFVORBEREITUNG VOR AUSDAUERBELASTUNGEN

Insbesondere zur Vorbereitung auf Wettkämpfe wird von vielen Sportlern das sogenannte **Carboloading** angewandt. Dabei handelt es sich um eine höchstmögliche Speicherung von Kohlenhydraten in der Muskulatur. Mithilfe einer stark kohlenhydratbetonten Kost in Höhe von mindestens 10 g pro kg Körpergewicht können leistungssteigernde Effekte ab einer Belastungsdauer von 90 min erzielt werden (Sedlock, 2008). Vorausgehende „Entleerungsphasen" sind bei gut trainierten Ausdauerathleten nicht mehr notwendig (Jeukendrup, 2011). Sowohl die Ausdauerleistungsfähigkeit als auch die Belastungsgeschwindigkeit kann gesteigert werden. Aber auch das ist nicht immer der Fall, insbesondere dann, wenn das Körpergewicht eine wichtige Rolle spielt. Pro g Glykogen werden ca. 3 g Wasser eingelagert (Jeukendrup, 2011). Somit führt ein Carboloading auch immer zu einer Gewichtszunahme von 2-3 kg. Der mögliche Vorteil vergrößerter Glykogenspeicher ist dem möglichen Nachteil einer Gewichtszunahme gegenüberzustellen. Bei kürzeren Belastungseinheiten von weniger als 90 min ist diese Ernährungsstrategie nicht notwendig.

CARBOLOADING – SO GEHT'S:

- Deutliche Abnahme von Trainingsumfang und -intensität an den letzten 2-4 Tagen vor Wettkampfbeginn.
- Bei gleichzeitig stark kohlenhydratbetonter Kost in Höhe von 10-12 g pro kg Körpergewicht.
- Bei sehr gutem Trainingszustand und normal gefüllten Muskelglykogenspeichern reicht sogar nur ein kohlenhydratreicher, trainingsfreier Ernährungstag aus.
- Eine kohlenhydratreiche Kost im Sinne des Carboloadings ist meistens nur unter der zusätzlichen Verwendung von kohlenhydratreichen Sportgetränken und mehreren Mahlzeiten möglich.

Tipp: Es empfiehlt sich, ein Carboloading vor einer intensiven Trainingseinheit auszuprobieren, um für sich entscheiden zu können, ob es leistungssteigernd wirkt und ob das zusätzliche Körpergewicht stört oder nicht.

Wie ein optimaler Carboloading-Ernährungstag aussehen kann, zeigt das nachfolgende Beispiel, berechnet für einen 70 kg schweren Sportler. Der ermittelte Kohlenhydratbedarf beläuft sich gemäß der Empfehlung von mindestens 10 g Kohlenhydrate pro kg Körpergewicht auf insgesamt 700 g Kohlenhydrate am Tag.

Tab. 36: Kohlenhydratreicher Ernährungstag im Sinne von Carboloading für einen 70 kg schweren Athleten

Mahlzeiten	Lebensmittel
Frühstück	3-4 Scheiben Brot mit dünn bestrichener Butter und je einem Esslöffel Marmelade oder Honig, 1 Milchbrötchen, 1 Banane und 1 Glas Orangensaft
Zwischenmahlzeit	1 Glas Traubensaft, 1 Müsliriegel oder Sportriegel und 1 Banane
Mittagessen	1 Portion Teigwaren (125 g roh) mit fettarmer Soße, 400 ml Traubensaftschorle, 150 g fettarmer Joghurt
Zwischenmahlzeit	1 Fruchtschnitte, 1 Müsliriegel, 500 ml Traubensaftschorle (oder kohlenhydratreiches Sportgetränk)
Abendessen	4 fettarme Pfannkuchen mit Gemüse und etwas Käse überbacken, Mineralwasser
Spätmahlzeit	200 ml Traubensaft

Nährwertzusammensetzung: Ca. 4.000 kcal, 700 g Kohlenhydrate (10 g/kg Körpergewicht), 1,5 g Eiweiß/kg Körpergewicht, 1 g Fett/kg Körpergewicht.

Bei Veganern sieht der „Carboloading-Tag" etwas verändert aus. Tab. 37 beinhaltet die Mahlzeitengestaltung.

Tab. 37: Kohlenhydratreicher, veganer Ernährungstag im Sinne von Carboloading für einen 70 kg schweren Athleten

Mahlzeiten	Lebensmittel
Frühstück	1 Teller Milchreis (z. B. zubereitet mit Sojadrink) dazu Apfelmus mit Ceylon-Zimt und 1 Glas Orangensaft; Alternative: Getreidebrei
Zwischenmahlzeit	1 Glas Traubensaft, 1 Müsliriegel oder Sportriegel und 1 Banane
Mittagessen	1 Portion Teigwaren (125 g roh) mit fettarmer Soße oder Kartoffeleintopf, 400 ml Traubensaftschorle, 150 g Sojajoghurt
Zwischenmahlzeit	1 Fruchtschnitte, 1 Müsliriegel, 500 ml Traubensaftschorle (oder kohlenhydratreiches Sportgetränk)
Abendessen	4 fettarme Pfannkuchen mit gut bekömmlichem Gemüse und etwas Käseersatz überbacken, Mineralwasser
Spätmahlzeit	200 ml Traubensaft

Die Nährwerte stimmen ungefähr überein. Neben den drei Hauptmahlzeiten sollten auch mehrere Zwischenmahlzeiten zur Aufnahme kohlenhydrathaltiger Lebensmittel mit eingeplant werden. Das erleichtert die Kohlenhydratzufuhr. Spezielle kohlenhydratreiche Sportgetränke liefern zugleich wertvolle Kohlenhydratenergie für den Carboloading-Ernährungstag. Zugleich sollte an diesem Tag auf eine sparsame Verwendung von Eiweiß und Fett geachtet werden. Die individuelle Verträglichkeit und Bekömmlichkeit spielt ebenfalls eine wichtige Rolle bei der Auswahl der Lebensmittel. Je intensiver und leistungsambitionierter der Sport betrieben wird, umso wichtiger sind die zusätzlichen Kohlenhydratlieferanten, wie Traubensaft, Müsli- oder Sportriegel. Bei normalen Ambitionen reichen kohlenhydratreiche Mahlzeiten und eine ausreichende Flüssigkeitszufuhr über Mineralwasser, stillem Wasser etc. sicherlich aus.

Wer das Carboloading vereinfachen möchte, kann zu der üblichen, kohlenhydratbetonten Basisernährung, welche ca. 5-7 g Kohlenhydrate pro kg Körpergewicht liefern sollte, einen **Kohlenhydratpowerdrink** (Carboloader) selbst herstellen und verzehren. Dazu gibt man zu dem gewöhnlich kohlenhydratreichen Sportgetränk mit ca. 60-80 g Kohlenhydrate/l noch eine Menge x an Maltodextrine hinzu, welche in Drogerien und Apotheken erhältlich sind. Maltodextrine bestehen aus Kohlenhydraten verschiedener Kettenlängen, die besonders löslich, gut verträglich, geschmacksneutral und schnell verdaubar sind. Die ideale Menge an Kohlenhydraten, die über den Powerdrink zugeführt werden, richtet sich dabei nach dem Körpergewicht und liegt bei ca. 3-5 g pro kg Körpergewicht. Weiterhin empfehlen Mettler und Colombani (2013) zum Anmischen des Sportgetränks (Carboloader) die Maltodextrine in eine leere Flasche zu geben und sie dann mit dem Sportgetränk auf einen 1 l aufzufüllen. Den Inhalt der Flasche gut schütteln und am besten, auf kleine Portionen verteilt, nach den Haupt- und zu den Zwischenmahlzeiten verzehren. Das ist eine sehr einfache Methode, um spielend leicht ein erfolgreiches Carboloading vor einem wichtigen Wettkampftag mit Ambitionen durchzuführen.

AM WETTKAMPFTAG UND WÄHREND DER BELASTUNG

Wer gut trainiert hat und auch die bereits beschriebenen Empfehlungen für eine sportgerechte Basisernährung beherzigt, ist bereits sehr gut für sportliche Belastungen vorbereitet.

AM WETTKAMPFTAG IST ES HILFREICH, SICH AN FOLGENDEN RATSCHLÄGEN ZU ORIENTIEREN:

- Nur im Training „Erprobtes" essen und trinken.
- Alle Trink- und Essstrategien wurden bereits „eingeübt".
- Verträglichkeit und Bekömmlichkeit von verzehrten Lebensmitteln sind besonders wichtig!
- Die letzte größere Mahlzeit sollte ca. 3 h vor Belastungsbeginn liegen.
- Auf eine ausreichende Flüssigkeitsversorgung achten.

Dauert eine Belastung weniger als 60 min, ist eine Nahrungsaufnahme meistens nicht notwendig. Bei starken Flüssigkeitsverlusten aufgrund warmer Witterungsbedingungen kann eine Flüssigkeitsaufnahme durchaus sinnvoll bzw. sogar notwendig sein. Je länger allerdings die Wettkampfbelastung andauert, umso wichtiger ist das richtige Ernährungsmanagement, um die physische und psychische Leistungsfähigkeit zu unterstützen. Die körpereigenen Glykogenreserven sind streng limitiert und reichen in der Regel für ca. 90 min Belastung aus. Dann ist spätestens Nachschub in Form von kohlenhydratreichen Lebensmitteln (Sportgetränke, Riegel) notwendig, sonst drohen frühzeitige Ermüdung und Leistungsabfall. In flüssiger Form bieten sie den Vorteil, neben der Energiebereitstellung durch Kohlenhydrate, zugleich auch die schweißbedingten Flüssigkeitsverluste zu ersetzen.

Je länger die Belastung andauert, umso mehr Kohlenhydrate sollten als Kohlenhydratmischung in Form von Glukose und Fruktose verzehrt werden. Bei einer Belastungsdauer von bis zu 120 min reichen in der Regel 60 g Kohlenhydrate (Glukose)/l und Belastungsstunde aus. Bei Belastungen, die länger als 120-150 min andauern, können je nach persönlicher Verträglichkeit und Aufnahmefähigkeit 60-90 g einer Kohlenhydratmischung, bestehend aus Glukose und Fruktose, zum Einsatz kommen (Jeukendrup, 2014). Aus Gründen der Bekömmlichkeit sollten nicht mehr als 20 g Fruktose/l getrunken werden. Im Vergleich zur Basisernährung ist der Bedarf an Kohlenhydraten während der Belastung nicht abhängig vom Körpergewicht. Entscheidend für die Verzehrmenge ist die Verwertbarkeit in der Muskelzelle, also wie viele Kohlenhydrate in die Zelle transportiert und verwertet werden können.

Mischungen haben den Vorteil, dass sie sich verschiedener Transportsysteme bedienen. Dadurch gelangt mehr „Brennstoff" in die Zellen (Jeukendrup, 2014). Bei Belastungen, insbesondere die unter heißen Witterungsbedingungen stattfinden, ist es wichtig, auf einen ausreichenden Natriumanteil zu achten. Dieser sollte bei mindestens 460 mg Natrium (Na+)/l liegen. Natrium geht als Salz (NaCl) mengenmäßig am meisten mit dem Schweiß verloren. Das ausschließliche Trinken von elektrolytarmem Wasser (stilles Wasser, Leitungswasser) kann zu einer Hyponatriämie, einem Absinken der Natriumkonzentration im Blut, führen. Zu den gesundheitlichen Beeinträchtigungen eines Flüssigkeits- und Natriumverlusts bei längeren Ausdauerbelastungen gehören, neben Schwindelgefühlen, Erbrechen, Ödembildung, Benommenheit, Krämpfen, Atemnot, Koma und im schlimmsten Fall sogar der Tod. Natrium ist aber auch zugleich wichtig für den Transport der Kohlenhydrate in die Zelle. Des Weiteren fördert Natrium die Flüssigkeitsaufnahme aus dem Verdauungstrakt. Insbesondere unter warmen/heißen Hitzebedingungen ist auf eine ausreichende Kohlenhydratversorgung in Verbindung mit ausreichender Flüssigkeitszufuhr zu achten, da der Körper bevorzugt Kohlenhydrate verstoffwechselt.

Mit gut gefüllten Glykogenspeichern und eingeübten Verpflegungsstrategien ist man bestens für die Belastung gerüstet. Eine Kohlenhydrataufnahme während langer Ausdauereinheiten ist auch für das Immunsystem vorteilhaft. Nach intensiven Ausdauereinheiten werden vermehrt Stresshormone ausgeschüttet, die die

Immunabwehr schwächen. Dieser Effekt ist harmloser, wenn bereits während der Ausdauerbelastung Kohlenhydrate zugeführt wurden. Ob es sich dabei um Kohlenhydratlieferanten in flüssiger oder fester Form handelt, spielt zunächst keine Rolle. Allerdings scheint die Verträglichkeit bei flüssigen Kohlenhydratspendern (Getränke, Gele) oftmals besser zu sein.

> Tipp: Keine Experimente am Wettkampftag! Immer alles zuvor im Training ausprobieren und optimieren!

INDIVIDUELLE TRINKSTRATEGIEN ANWENDEN

Der Körper schwitzt beim Sport, um sich so effektiv abzukühlen. Die schweißbedingten Flüssigkeitsverluste gilt es zu ersetzen, um nachteilige Effekte auf Leistung und Gesundheit zu vermeiden. Wie gut Flüssigkeitsverluste und damit verbundene Gewichtsabnahmen toleriert werden können, ist individuell sehr verschieden. Auch das individuelle Durstempfinden sollte bei der Flüssigkeitsversorgung während sportlicher Belastungen berücksichtigt werden. Eliteathleten, wie z. B. Marathonläufer, profitieren sogar von einem flüssigkeitsbedingten Gewichtsverlust in Höhe von 5 % (Garth & Burke, 2013). Das ist für den ambitionierten Hobbysportler nicht nachahmenswert, zeigt aber einmal mehr, was für den einen einen Nachteil auf die Leistungsfähigkeit darstellt, kann für den anderen ein gewinnbringender Vorteil sein. Empfehlenswert ist sicherlich, eigene Trinkstrategien zu entwickeln. Hilfreich ist das Wiegen vor und nach einer länger als 90-minütigen Belastung mit der gleichen Kleidung, um die ungefähren, schweißbedingten Flüssigkeitsverluste zu ermitteln. Vor dem Wiegen auf die Toilette gehen. Die während der Belastung zugeführte Trinkmenge muss zusätzlich noch berücksichtigt werden. Wird dieses Trinkprotokoll unter verschiedenen Witterungsbedingungen angewandt, steht ein perfekter Trinkplan zur Verfügung, der bedürfnisgerecht umgesetzt werden kann. Weder dehydratationsbedingte Nachteile noch flüssigkeitsbedingte Gewichtszunahmen sind mit dieser Taktik zu erwarten. Abschließend lässt sich festhalten, dass durchschnittlich 0,4-0,8 l Flüssigkeit pro Belastungsstunde ab einer Belastungsdauer von mehr als 90 min empfohlen werden und das von Belastungsbeginn, in regelmäßigen Zeitin-

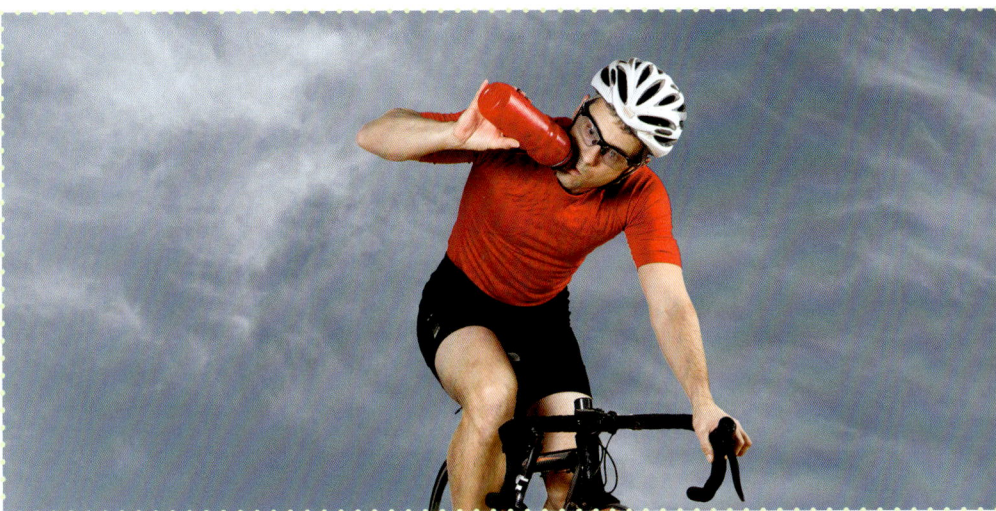

tervallen (ca. 200 ml alle 15-20 min) und zusammen mit einer gut verträglichen Kohlenhydratmenge/-mischung (je nach Belastungsumfang und Getränkezusammensetzung: 30-90 g Kohlenhydrate/l). Das persönliche Durstempfinden kann für einige Athleten ein ausreichender Versorgungsplan sein, für andere hingegen eventuell sogar nachteilig. Zu beachten gilt, dass zeitgleich mit der Flüssigkeitszufuhr auch Kohlenhydrate und Natrium zugeführt werden, um Verluste zeitnah zu ersetzen und die Leistungsfähigkeit weiterhin optimal zu unterstützen. Es sollten individuelle Verpflegungsstrategien entwickelt werden, die den persönlichen Bedürfnissen am besten gerecht werden.

Tipp: Die Farbe des frühmorgendlichen Ersturins verrät, ob am Tag zuvor ausreichend getrunken wurde oder nicht. Es gilt: Je heller, desto besser! Salzschwitzer brauchen mehr Salz.

NACH DER BELASTUNG IST VOR DER BELASTUNG!

Unmittelbar nach der Belastung kann man die Regeneration fördern, indem man kohlenhydrathaltige Flüssigkeiten zu sich nimmt. Der Körper besitzt die ersten wenigen Stunden nach Belastungsende, insbesondere aber unmittelbar danach, die größte Bereitschaft, um verbrauchte Kohlenhydratenergie wieder zu ersetzen (Burke & Mujika, 2014). Die Glykogenneubildung läuft auf Hochtouren. Wer dieses Zeitfenster idealerweise nutzt, kann seine Regenerationszeit sogar halbieren! Das ist insbesondere dann notwendig, wenn am gleichen Tag eine weitere Belastung hinzukommt oder aber am nächsten Tag ein erneuter Wettkampf stattfindet.

Ein ideales Regenerationsgetränk, weil es ausreichend Wasser, hochwertiges Eiweiß, wertvolle Kohlenhydrate und viel Geschmack liefert, ist der klassische Kakao mit fettarmer Milch (Pritchett & Pritchett, 2012). Er enthält alle essenziellen Aminosäuren, um einen effizienten Muskelerhalt und -aufbau zu fördern und ist im Vergleich zu vielen Proteinshakes eine hochwertige und preisgünstige Alternative. Für eine kurzfristige und schnelle Erholung werden unmittelbar nach Belastungsende 0,2-0,4 g Eiweiß in Verbindung mit ca. 0,8 g Kohlenhydrate pro kg Körpergewicht empfohlen (Beelen et al., 2010). Es ist grundsätzlich von Vorteil für die Glykogeneinlagerung, wenn auch in der Zeit danach regelmäßig und kohlenhydratbetont in mehreren kleineren Mahlzeiten gegessen wird. Insbesondere schnell verfügbare Kohlenhydratlieferanten wie Reiswaffeln, kohlenhydratreiche Sportgetränke und -riegel, Kakao, Fruchtbuttermilch, Joghurt, Bananen, fettarm belegte Sandwiches, Salzbrezeln etc. unterstützen die Glykogeneinlagerung sehr gut.

Außerdem muss auf eine ausreichende Flüssigkeitsversorgung geachtet werden. Idealerweise werden 150 % der mithilfe des Wiegens (vor und nach der Belastung, jeweils mit entleerter Blase!) ermittelten Flüssigkeitsverluste während der Belastung in den nächsten Stunden nach Belastungsende getrunken. Wer ohne Wiegen auskommen möchte, sollte ungefähr pro Stunde nach Belastungsende 1 l trinken und das so lange, bis die Farbe des Urins wieder sehr hell ist. Unterstützend für die Rehydrierung wirkt sich ein Salzgehalt von ca. 0,5-0,8 g (ca. 2-3 Messerspitzen Salz) pro Liter Flüssigkeit aus. Wenn es schneller gehen muss, weil die schweißbedingten Flüssigkeitsverluste sehr hoch sind, dann ist ein Salzgehalt von 1,5 g (ca. 6 Messerspitzen Salz) pro Liter empfehlenswert. Zur Hilfestellung: Eine Messerspitze Salz wiegt ca. 0,25 g und ein gestrichener Teelöffel ca. 5 g. Die Farbe des frühmorgendlichen Ersturins verrät, ob am Tag zuvor ausreichend getrunken wurde. Das ist nur bei einer hellen Farbe der Fall. Ansonsten muss die Flüssigkeitszufuhr erhöht werden.

Tipp: Wer unmittelbar nach Belastungsende das Richtige verzehrt, kann seine Regenerationszeit halbieren!

ANLEITUNG FÜR EINEN ERFOLGREICHEN MUSKELAUFBAU

Während es bei Ausdauerbelastungen von länger als 90 min leistungsentscheidend ist, während der Belastung Kohlenhydrate und Flüssigkeit in regelmäßigen Abständen zuzuführen, ist es für die Regeneration förderlich, unmittelbar nach Belastungsbeginn mit dem Verzehr von Kohlenhydraten, Eiweiß und Flüssigkeit zu starten. Für einen effizienten Muskelaufbau existiert ein ähnlicher Zeitkorridor. So unterstützen gezielte Eiweißzufuhren unmittelbar vor dem Widerstandtraining, insbesondere aber nach Belastungsende, den Aufbau von Muskulatur wirkungsvoll. Der Grund dafür liegt in einer absinkenden Muskeleiweißbilanz, die aufgrund u. a. von verschlissenen Muskelzellen ins Negative gelangt. Durch die zeitnahe Aufnahme von hochwertigem Eiweiß werden die richtigen Ernährungsakzente gesetzt, um von abbauenden Prozessen in aufbauende zu gelangen.

Die erforderliche Menge ist dafür erstaunlich gering und liegt bei 6-12 g essenziellen Aminosäuren bzw. bei ca. 20 g hochwertigem Eiweiß (Kerksick et al., 2008; Tang et al., 2009). Voraussetzung jedoch ist eine ausgeglichene Energiebilanz und eine insgesamt ausreichende Eiweißversorgung. Von einer grundsätzlichen Einnahme von Eiweißshakes und -pulvern wird abgeraten, weil vergangene Studien, die im Auftrag der WADA (Weltagentur für Anti-Doping) durchgeführt wurden, Präparate mit verbotenen und gesundheitsschädigenden Substanzen gefunden haben (siehe Kap. 5 „Nahrungsergänzungsmittel"). Der Einsatz von Supplementen ist für einen wirkungsvollen Muskelaufbau nicht zwingend erforderlich. Es klappt genauso gut und effizient ohne und ist zudem noch preisgünstiger. Nachfolgende Strategien erweisen sich dabei als sehr hilfreich.

WICHTIGE PUNKTE FÜR EINEN ERFOLGREICHEN MUSKELAUFBAU SIND:

- Widerstandtraining, richtig dosiert und geplant.
- Positive Energiebilanz, d. h. mindestens 500 kcal am Tag mehr essen.

- Ca. 1,2 bis maximal 2 g Eiweiß pro kg Körpergewicht am Tag.
- Evtl. vor Trainingsbeginn: Snack mit 10-20 g Eiweiß und 0,5-1 g Kohlenhydrate pro kg Körpergewicht.
- Auf alle Fälle 15-30 min nach Belastungsende: 20 g Eiweiß in Verbindung mit ca. 0,5-1 g Kohlenhydrate pro kg Körpergewicht.
- Schnell verfügbare Energielieferanten bevorzugen und ballaststoffreiche sowie fettbetonte Varianten zu diesem Zeitpunkt meiden.
- Mehrere kleinere, eiweißhaltige Mahlzeiten in regelmäßigen Abständen zu sich nehmen.
- Auch vor dem Schlafengehen noch einen Joghurt oder einen selbst gemachten Shake (auf Milch- oder Sojamilchbasis) verzehren.
- Ein Muskelzuwachs in Höhe von bis zu 4 kg pro Monat ist je nach genetischer Veranlagung möglich.
- Wenn Supplemente gewünscht sind, am besten qualifizierten Expertenrat einholen.

WERTVOLLE EIWEISS- UND KOHLENHYDRATBEWUSSTE VERPFLEGUNGSBEISPIELE FÜR UNMITTELBAR NACH DER BELASTUNG SIND:

- fettarme Sportriegel mit Joghurt, Buttermilch oder Sojamilch
- Kakao und Müsliriegel, Fruchtschnitten
- Traubensaftschorle und Joghurt/Sojajoghurt mit Amarant
- Bananenquark mit Soja- oder Mandelmilch
- selbst gemachte Shakes auf Milch- oder Sojamilchbasis mit Früchten
- Milchreis mit Apfelmus
- Trockenobst, Getreideriegel und Apfelsaftschorle

Es gibt noch viele andere Beispiele und Kombinationsmöglichkeiten. Wichtig ist, eine Kombination von hochwertigem Eiweiß und Kohlenhydraten unmittelbar nach dem Widerstandstraining zu verzehren, um sowohl Aufbau von Muskelmasse als auch Wiederbeladung der Glykogenspeicher zu fördern.

Sowohl Eiweißverdaulichkeit (schnell), Eiweißqualität (essenzielle Aminosäuren, verzweigtkettige Aminosäuren, besonders Leucin) und Eiweißquantität (20 g) sind entscheidend für den Aufbau, den Erhalt und die Kräftigung von Muskulatur. Insbesondere unmittelbar nach dem Widerstandstraining wird die Zufuhr von 10 g essenziellen Aminosäuren bzw. 20 g hochwertiges Eiweiß zur Stimulation von muskelaufbauenden Prozessen empfohlen (Tang et al., 2009). Das Molkenprotein z. B. in der Milch unterstützt aufgrund einer noch schnelleren Verdaulichkeit, der höheren und schnelleren Verfügbarkeit von Aminosäuren und des höheren Leucingehalts den Aufbau von Muskelmasse besser als Sojaprotein (Phillips et al., 2009). Sojaprotein kann zwar nicht das Molkenprotein gleich gut hinsichtlich aller leistungsunterstützenden Aspekte beim Muskelaufbau ersetzen, ist allerdings in seiner Wirkung besser einzustufen als das tierische Casein. Insgesamt stellt Sojaeiweiß aber dennoch einen guten Eiweißlieferanten in der Sporternährung dar.

> Tipp: Kleine Mengen hochwertiges Eiweiß, in regelmäßigen Abständen zugeführt, sind besser/effizienter für den Aufbau von Muskelmasse als einmalig viel zuzuführen! Überschüssiges Eiweiß wird ebenfalls nur zur Energiegewinnung herangezogen.

4.3 HERAUSFORDERUNGEN EINER VEGANEN UND SPORTGERECHTEN ERNÄHRUNGSWEISE

Bei einer veganen Ernährungsweise wird trotz des höheren Nahrungsvolumens oftmals weniger Energie zugeführt als bei einer vegetarischen Ernährung. Eine Ursache dafür liegt in der höheren Ballaststoffaufnahme. Wichtig zur Unterstützung der Leistungsfähigkeit des Sportlers ist eine ausreichende Energiezufuhr auf Basis von Kohlenhydrat- und Eiweißlieferanten, die zugleich auch gut bekömmlich sein muss. Es ist möglich, durch eine bewusste Verwendung vielseitiger pflanzlicher Eiweißlieferanten den Eiweißbedarf zu decken. Die Aufnahme bester Eiweißkombinationen zur Ergänzung und Aufwertung des Aminosäurenmusters muss nicht zum gleichen Zeitpunkt, sollte aber am gleichen Tag erfolgen. Sojaeiweiß besitzt eine hohe biologische Wertigkeit und sollte deshalb bevorzugt verzehrt werden. Aber auch Hanfprotein enthält alle essenziellen Aminosäuren und kann im Falle einer Sojaallergie zum Einsatz kommen. Grundsätzlich enthalten Getreideprodukte, Getreideflocken etc. sehr wenig von der Aminosäure Lysin, was aber durch den kombinierten Verzehr von Hülsenfrüchten, Sojaprodukten oder diversen Ölsamen mühelos ausgeglichen werden kann. Eine bedarfsdeckende Eiweißversorgung mit allen essenziellen Aminosäuren ist auch bei einer veganen Ernährungsweise durch die Verwendung verschiedener Eiweißlieferanten möglich. Auf eine gute Bekömmlichkeit, insbesondere in Verbindung mit belastungsintensiven Einheiten, muss geachtet werden.

VEGANE, EIWEISS- UND KOHLENHYDRATBEWUSSTE VERPFLEGUNGSBEISPIELE UNMITTELBAR NACH KRAFTBETONTEN BELASTUNGEN:

- fettarme Sport- oder Getreideriegel mit Sojamilch oder Mandelmilch
- Sojajoghurt und Müsliriegel, Fruchtschnitten
- Traubensaftschorle und Sojajoghurt mit Amarant und Braunhirse
- selbst gemachter Shake mit Banane, Mandelmus, etwas Sesam, Soja- und Mandelmilch sowie mit einer Prise Ceylon-Zimt
- Shakes auf Hanfproteinbasis mit Früchten
- Milchreis mit Sojamilch zubereitet und Apfelmus dazu
- vorbereitete Buchweizenpfannkuchen mit etwas Braunhirse (statt Kuhmilch mit Apfelsaft und Sojamilch) mit Apfelmus und einem Glas Sojamilch dazu
- Trockenobst, Getreideriegel und Apfelsaftschorle

ZU DEN ANSCHLIESSENDEN SPEISEN KÖNNEN DANN BEISPIELSWEISE GEHÖREN:

- Vollkornreis oder Quinoa mit Bohnen oder Erbsen und Tofu-Geschnetzeltem
- Spinatsalat mit Mandeln
- Vollkornnudeln mit Erdnusssauce oder Linsenpüree
- Vollkornbrot (mit Sauerteig) mit Kichererbsenpüree
- Gemüselasagne mit Linsen (statt Parmesan: Hefeflocken)

Wer meint, es reiche für eine vegane Ernährungsweise aus, tierische Produkte einfach wegzulassen, der irrt sich. Es bedarf weit mehr als das. Speisen müssen geplant und hinsichtlich einer ausreichenden Nährstoffversorgung gut durchdacht werden. Besonders wichtig in der veganen Sporternährung ist die bevorzugte Verwendung nährstoffreicher Lebensmittel, die Experimentierfreudigkeit beim Kochen, die Bereitschaft zur Anreicherung von Speisen und natürlich auch die Verträglichkeit und Bekömmlichkeit höherer Ballaststoffzufuhren. Der regelmäßige Verzehr von Hülsenfrüchten muss mit eingeplant werden, um die Eisen- und Eiweißversorgung zu optimieren. Gleichzeitig ist ein rigides Ernährungsmanagement notwendig, um nachteiligen Effekten z. B. der Phytinsäure auf die Absorption von Mineralstoffen gezielt entgegenzuwirken. Für eine bessere Eisenversorgung ist beispielsweise der gleichzeitige und regelmäßige Konsum Vitamin-C-haltiger Getränke oder Vitamin-C-haltiger Beilagen zu den jeweiligen Speisen notwendig. Beim morgendlichen Frühstück sollte auch aus diesen Gründen der Verzehr von Kaffee oder grünem und schwarzem Tee erst nach der Nahrungsaufnahme erfolgen. Bei der Brotauswahl sollten Sauerteigvarianten bevorzugt werden. Auch ein gutes Mineralwasser enthält gut verfügbare Elektrolyte und kann die Versorgung mit Mineralien z. B. von Kalzium (Ca^{2+}) mit einem Gehalt von mindestens 150 mg/l, besser aber von 300 mg/l, wirksam unterstützen.

DARAUF MÜSSEN VEGANER BESONDERS ACHTEN BZW. SICH REGELMÄSSIG ÜBERPRÜFEN LASSEN:

- Jodiertes Speisesalz verwenden (kein Meersalz ohne Jod) und bei Bedarf und auf ärztliche Anweisung Jod supplementieren.
- Mit Kalzium angereicherte Sojamilch sowie auch ein kalziumreiches Mineralwasser (mit mindestens 150 mg Kalzium/l) verwenden; Brokkoli, Kresse, Spinat, Grünkohl etc. liefern ebenfalls Kalzium.
- Vitamin-D-Status überprüfen lassen und ggfs. **supplementieren**.
- Vitamin B_{12} **supplementieren**.
- Täglich ausreichend Eiweiß über verschiedene Lieferanten verzehren.
- Auf eine ausreichende Vitamin-B_2-Versorgung achten! Gute Lieferanten sind: Kartoffeln, Brokkoli, Spargel, Rosenkohl, Spinat, Getreide, Hefe etc.

Tipp: Ein Gesundheitscheck pro Jahr ist empfehlenswert!

Nachstehende Tabelle zeigt wertvolle Lebensmittellieferanten von Kalzium, Vitamin B_2, Eisen und Zink auf und soll bei der Bedarfsdeckung behilflich sein.

Tab. 38: Auf einen Blick bewusst auswählen!

Mikronährstoffe	Pflanzliche Lieferanten	Menge pro 100 g
Kalzium	Mandeln	250 mg
	Kresse	215 mg
	Grünkohl	210 mg
	Fenchel	110 mg
	Brokkoli	105 mg
	Lauch	85 mg
Vitamin B$_2$	Hefeflocken	2,6 mg
	Spinat	230 µg
	Brokkoli	210 µg
	Rosenkohl	140 µg
	Spargel	120 µg
	Kartoffeln	45 µg
Eisen	Bohnen, trocken	15 mg
	Hirse	9 mg
	Weizenkeime	9 mg
	Quinoa	8 mg
	Kichererbsen, trocken	7,2 mg
	Linsen, trocken	7 mg
	Erbsen, trocken	5 mg
	Amarant, gepufft	5 mg
	Bulgur	4,7 mg
	Wilde Braunhirse	3,4 mg
	Brokkoli	1,3 mg
Zink	Weizenkeime	14 mg
	Weizenkleie	13,3 mg
	Kürbiskerne	7,4 mg
	Haferflocken	7,7 mg
	Paranüsse	4,0 mg
	Cashewkerne	5,4 mg
	Erdnüsse	3,1 mg
	Knäckebrot	3,1 mg
	Mais	3,4 mg
	Sonnenblumenkerne	5,2 mg
	Linsen, trocken	5,0 mg
	Wilde Braunhirse	2,4 mg

Quelle: Souci-Fachmann-Kraut (2008); Elmadfa et al. (2007)

Tipp: Nüsse, Samen, Kerne, Hülsenfrüchte und grünes Gemüse sind besonders wertvolle Nährstofflieferanten und sollten regelmäßig auf dem Speiseplan stehen! Kürbis- und Sonnenblumenkerne liefern verzweigtkettige Aminosäuren und ω-3-Fettsäuren.

4.4 ZUSAMMENFASSUNG

Wer sich als aktiver Sportler vegetarisch oder vegan ernähren möchte, sollte sich mit wichtigen Grundlagen einer bedarfsgerechten Ernährung auseinandersetzen, um sich bedarfsdeckend und leistungsunterstützend ernähren zu können. Neben der Wissensanreicherung ist auch eine hohe Motivation für Speiseplanung, Nahrungszubereitung und in gewisser Weise auch Experimentierfreudigkeit beim Kochen erforderlich. Die Versorgung mit als möglicherweise kritisch geltenden Nährstoffen muss im Auge behalten werden und wichtige Ernährungsstrategien zu deren verbesserter Aufnahme umgesetzt werden. Ein regelmäßiges Blutbild zur Einschätzung des Ernährungszustandes und zur Sicherstellung einer bedarfsdeckenden Versorgung wird grundsätzlich empfohlen. Das Vorliegen von Allergien, wie z. B. Birkenpollen (Vorsicht: Kreuzallergie mit Soja), Nuss- oder Obstallergien, erschwert eine bedarfsdeckende Versorgung ausschließlich auf Pflanzenbasis. Ausgebildete Ernährungsfachkräfte können weitere Hilfestellungen bei der Umsetzung eines erfolgreichen Ernährungsmanagements geben. Eine unterstützende Einnahme von Supplementen scheint insbesondere bei einer veganen Ernährungsweise hinsichtlich langkettiger ω-3-Fettsäuren (Docosahexaensäure), Vitamin B_{12} und ggfs. Vitamin D sinnvoll zu sein.

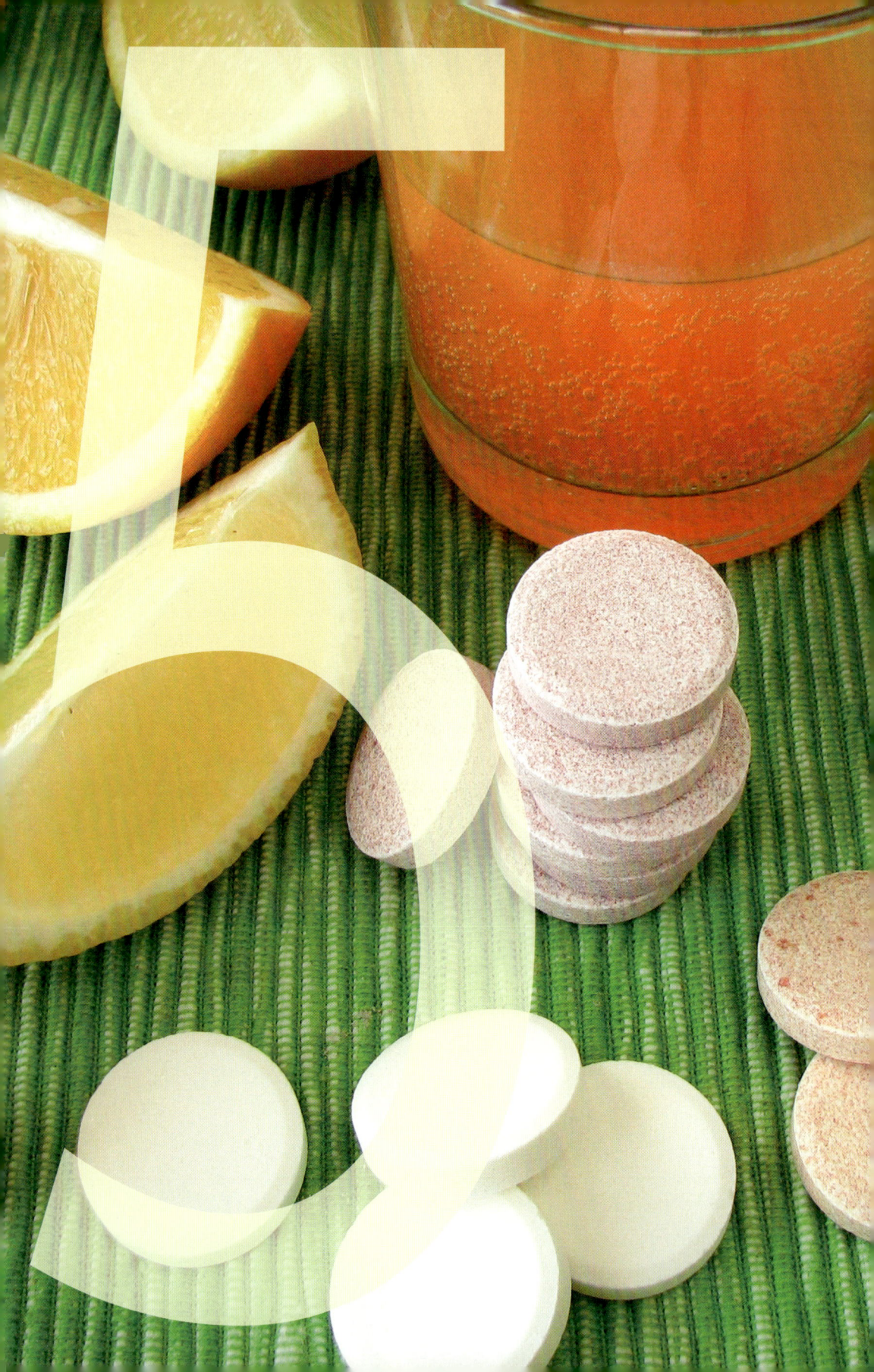

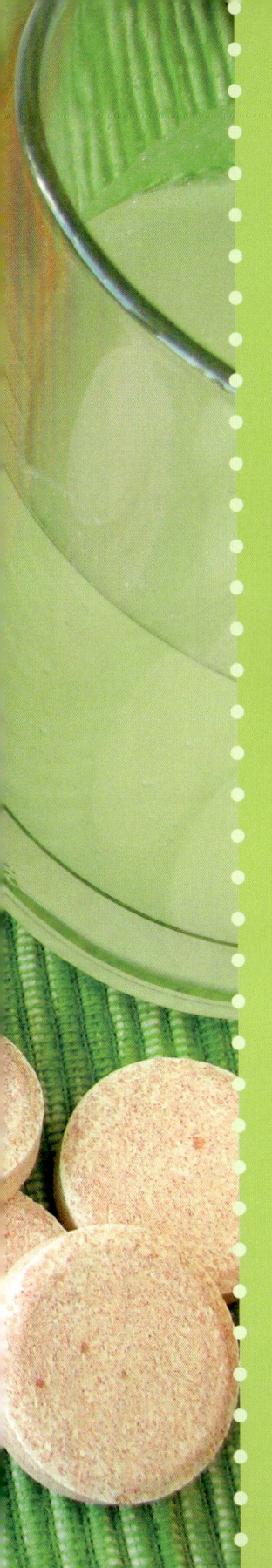

SINN UND UNSINN VON NAHRUNGSERGÄNZUNGSMITTELN

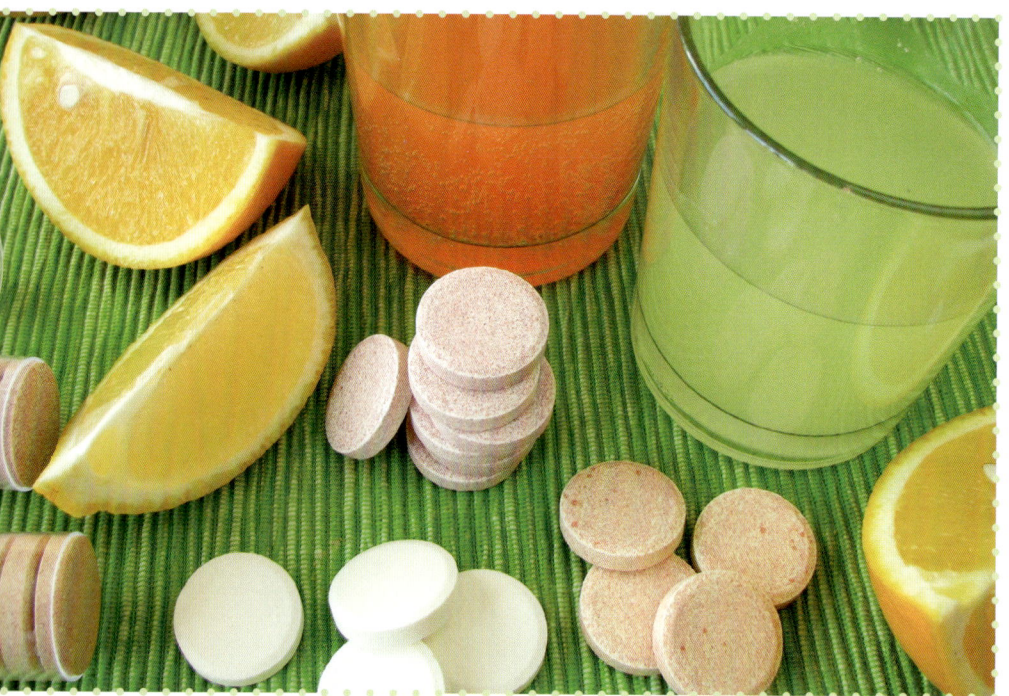

5 SINN UND UNSINN VON NAHRUNGSERGÄNZUNGSMITTELN

Der Markt für Nahrungsergänzungspräparate boomt und boomt. Die Nachfrage ist groß und es lassen sich sehr große Geschäfte damit machen. In Europa wurde der Jahresumsatz mit Nahrungsergänzungsmitteln auf sechs Milliarden Euro geschätzt, wobei nach Angaben der Statistiker insbesondere Deutschland und Italien den größten Anteil ausmachten. Nach Angaben der DGE (2012) nehmen 47 % der Frauen und 41 % der Männer Supplemente ein, wobei vor allem Vitamine und Mineralstoffe zugeführt werden. Ob eine Einnahme ernährungsphysiologisch immer gerechtfertigt ist, ist oftmals sehr fraglich. Unter Sportlern am beliebtesten scheinen Multivitaminpräparate zu sein. Das ergab eine Studie mit 874 englischen Leistungssportlern. Der Anteil der Konsumenten lag bei 73 %, gefolgt von 36 %, die angaben, ausschließlich Vitamin C zu supplementieren (Petroczi & Naughton, 2008).

Nahrungsergänzungspräparate gehören, lebensmittelrechtlich gesehen, zu den Lebensmitteln, obwohl sie oftmals aussehen wie Arzneimittel. Sie werden angeboten als Tabletten, Kapseln, in brauseähnlichem Zustand oder als Pulver und enthalten in konzentrierter Form Vitamine, Antioxidantien, Mineralstoffe, sekundäre Pflanzenstoffe, essenzielle Fettsäuren, besondere Ballaststoffe, Aminosäuren usw. Die Lebensmittelkennzeichnungsverordnung schreibt den Herstellern von Nahrungsergänzungspräparaten vor, Angaben zur empfohlenen täglichen Verzehrmenge auf der Verpackung auszuweisen sowie den Hinweis, dass diese Verzehrmenge nicht überschritten werden darf. Für den Verbraucher kann es trotzdem gefährlich werden, wenn er z. B. mehrere verschiedene Produkte einnimmt und/oder mit Nährstoffen angereicherte Produkte verzehrt.

Außerdem sind in Deutschland Produktaussagen, die sich auf die Beseitigung, Linderung oder Verhütung von Krankheiten beziehen, auf der Verpackung verboten. Aussagen zur Verringerung eines Krankheitsrisikos bedürfen einer behördlichen Prüfung und Zulassung. Das Bundesinstitut für Risikobewertung (BfR) hat auf Grundlage der Referenzempfehlungen der Deutschen Gesellschaft für Ernährung maximal tolerierbare Höchstmengen für Nahrungsergänzungspräparate (siehe Tab. 39) herausgegeben. Demzufolge dürfen diese hinsichtlich Vitamine maximal die dreifache Dosierung enthalten, während für Mineralstoffe im Allgemeinen die einfache Menge erlaubt ist. Höher dosierte Präparate können pharmakologische Wirkungen entfalten und zählen als Arzneimittel, wofür dann wieder das Bundesamt für Arzneimittel und Medizinprodukte zuständig ist.

Tab. 39: Tolerierbare Höchstmengen bei Nahrungsergänzungsmitteln (NEM)

Mikronährstoffe	Erlaubte Tages-Höchstdosis über NEM		
	Mann	Beide	Frau
Vitamin A		400 µg	
Vitamin D		5 µg	
Vitamin E	42 mg		36 mg
Vitamin B_1	3,6 mg		3,0 mg
Vitamin B_2	4,2 mg		3,6 mg
Vitamin B_6	4,5 mg		3,6 mg
Vitamin B_{12}		9 µg	
Vitamin C		300 mg	
Folsäure		1.200 µg	
Niacin	48 mg		39 mg
Pantothensäure		18 mg	
Biotin		180 µg	
Kalzium		3.000 mg	
Magnesium	1.050 mg		900 mg
Eisen		5 mg	
Jod		100 µg	
Zink		5 mg	
Selen		30 µg	
Chrom		60 µg	
ß-Karotin		2 mg	

Quelle: DGE (2012); www.bfr.bund.de (Bundesinstitut für Risikobewertung)

Bei einer abwechslungsreichen Mischkost werden keine zusätzlichen Präparate benötigt. Eine ausgewogene Basisernährung kann eine ausreichende Versorgung mit allen lebensnotwendigen Nährstoffen sicherstellen. Werden allerdings verschiedene Lebensmittel aus Gründen einer vegetarischen oder veganen Ernährungsweise, einer Allergie oder Nahrungsmittelunverträglichkeit ausgeschlossen, kann eine Einnahme im Einzelfall durchaus begründet sein. Vegetarier haben zwar nicht zwangsläufig einen Eisenmangel, aber dennoch oftmals in unteren Referenzbereichen liegende Werte, die individuell kontrolliert werden sollten (Keller, 2012). Eisenpräparate könnten dann sinnvoll sein und sollten unter ärztlicher Aufsicht eingenommen werden. Wie bereits erwähnt, sollten die bei Vegetariern, insbesondere aber bei Veganern, kritischen Nährstoffe überwacht werden. Eine Vitamin-B_{12}-Supplementierung ist bei einer veganen Ernährungsweise notwendig. Schwangere oder Stillende haben auch einen erhöhten Bedarf an Nährstoffen. Eine gezielte Verabreichung einzelner, gefährdeter Nährstoffe ist dabei sicherlich sinnvoller, als nach dem berühmten Gießkannenprinzip vorzugehen und „vorsichtshalber" mal alles zu schlucken.

Neben dem Risiko einer Überversorgung mit Nährstoffen durch Nahrungsergänzungsmittel gibt es noch ein zweites. Wie bereits vergangene Studien im Auftrag der WADA (World Anti Doping Agency) zeigen konnten, besteht auch die Gefahr, ein mit gesundheitsgefährdenden Fremdstoffen versehenes Produkt zu erwerben. Insbesondere eiweißhaltige Präparate, die über das Internet bezogen wurden, waren mit Anabolika verseucht. Auf der Verpackung stand natürlich nichts. Ahnungslose Athleten griffen aber auch zu harmlosen Vitamin-C- oder Magnesiumpräparaten und wurden anschließend eines positiven Dopingtests überführt. Erschreckend war der Bericht der Sporthochschule Köln, der 15 % der 634 untersuchten Produkte aus 13 verschiedenen Ländern für verseucht erklärte (Geyer et al., 2008).

Aber wie schützt man sich davor? Der beste Schutz ist, nichts einzunehmen. Sollte ein begründeter Bedarf bestehen, dann gibt die Datenbank der Sporthochschule Köln, abzurufen unter www.colognelist.com, Auskunft über analysierte und auf Reinheit zertifizierte Produkte bzw. Chargen dieser Produkte. Mittlerweile gibt es auch geheimnisvolle „Zauberteemischungen" oder Riegel, die, insbesondere wenn sie „aggressiv" und vielversprechend beworben werden, gemieden werden sollten. Unseriöse Versprechen sollten sofort Misstrauen wecken und den Verdacht auf mögliche verbotene Substanzen erhärten.

„VIEL HILFT NICHT VIEL – SONDERN SCHADET EHER VIEL!"

Es gibt bestimmte Kriterien, auf die man beim Umgang mit Nahrungsergänzungspräparaten achten sollte. Wenn Bedarf besteht und dieser fachmännisch z. B. auf Grundlage eines Blutbildes durch den Arzt geklärt wurde, sollte auch eine qualifizierte Maßnahme empfohlen werden. Kombinationspräparate aus der Apotheke sollten bezüglich ihrer Einnahmeempfehlung die vom Bundesinstitut für Risikobewertung tolerierbaren Höchstmengen für den jeweiligen Nährstoff nicht überschreiten. Der Hersteller sollte durch eine anerkannte Behörde zertifiziert sein und Produktreinheit, erkennbar z. B. am Reinheitssiegel der Deutschen Sporthochschule Köln, garantieren können. Liegen Testurteile oder Bewertungen vor? Das sind ebenfalls interessante Informationen zur Bewertung eines Produkts. Wer sich immer noch unsicher ist, kann sich zur Vermeidung von gesundheitsschädigenden Konsequenzen gerne von einem qualifizierten Experten beraten lassen sowie weitere lesenswerte Informationen auf der Homepage der Sporthochschule Köln kostenlos downloaden. Unseriöse Bezugsquellen sind zu vermeiden. Zu diesen gehört leider oftmals auch der Internethandel.

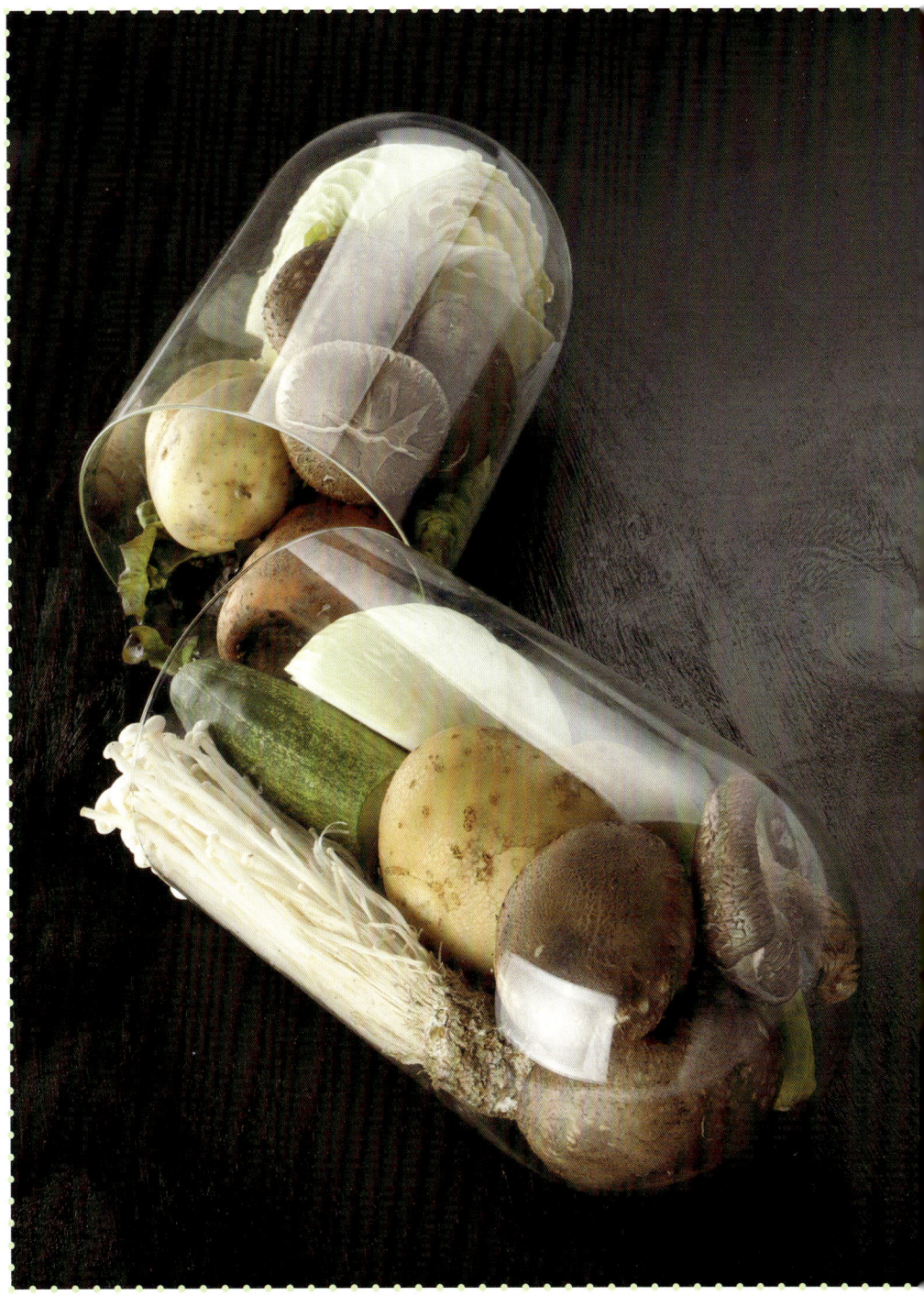

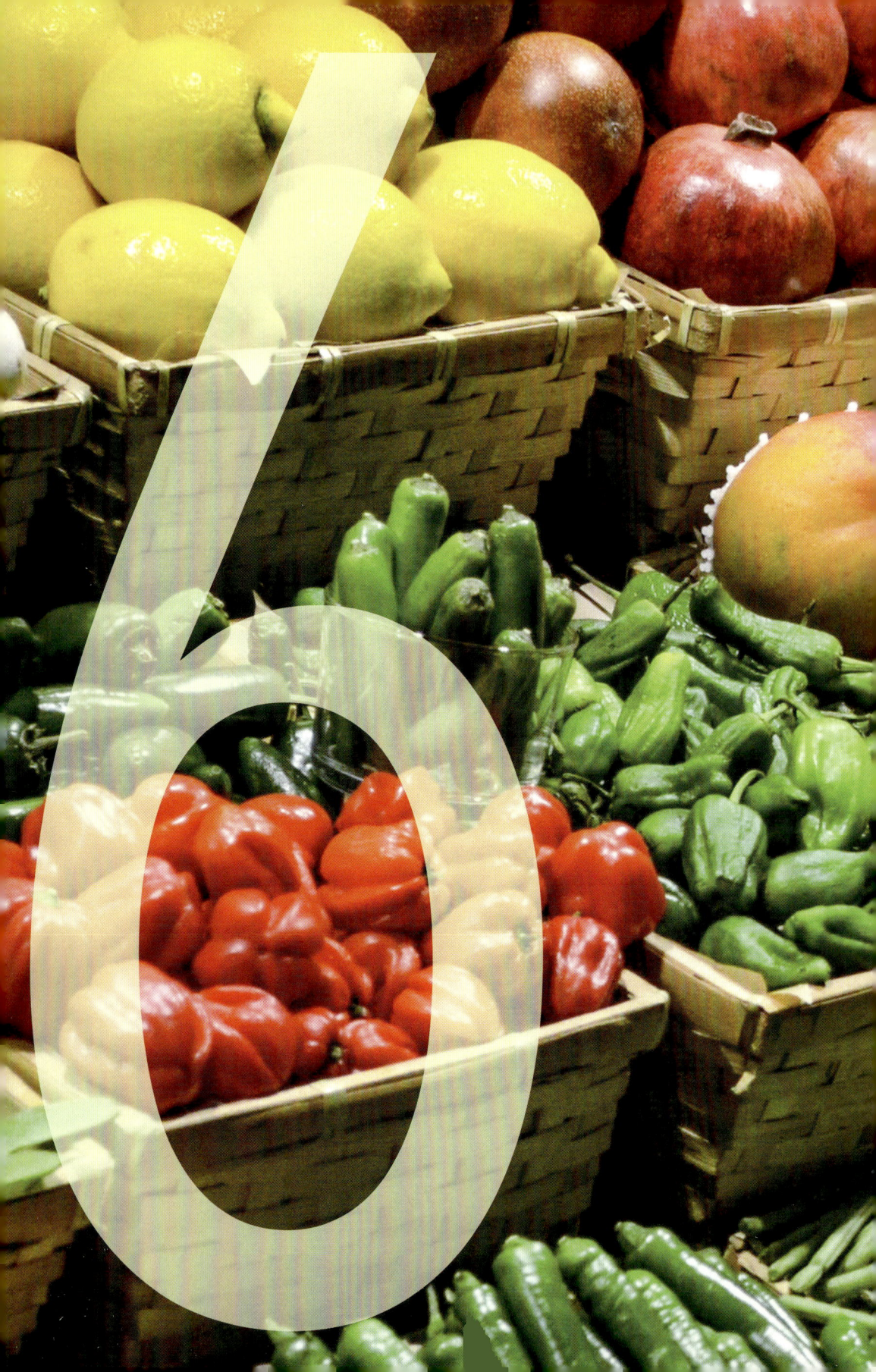

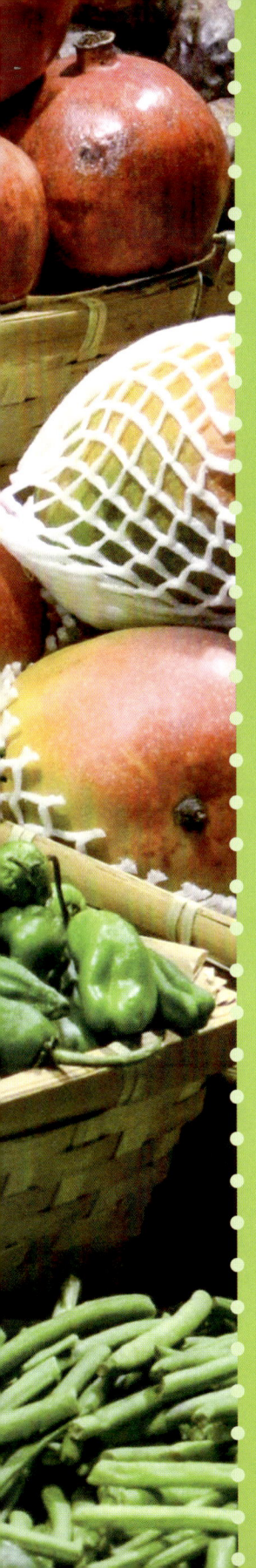

LEBENSMITTELKUNDE UND PRAKTISCHE ANWENDUNGS-EMPFEHLUNGEN

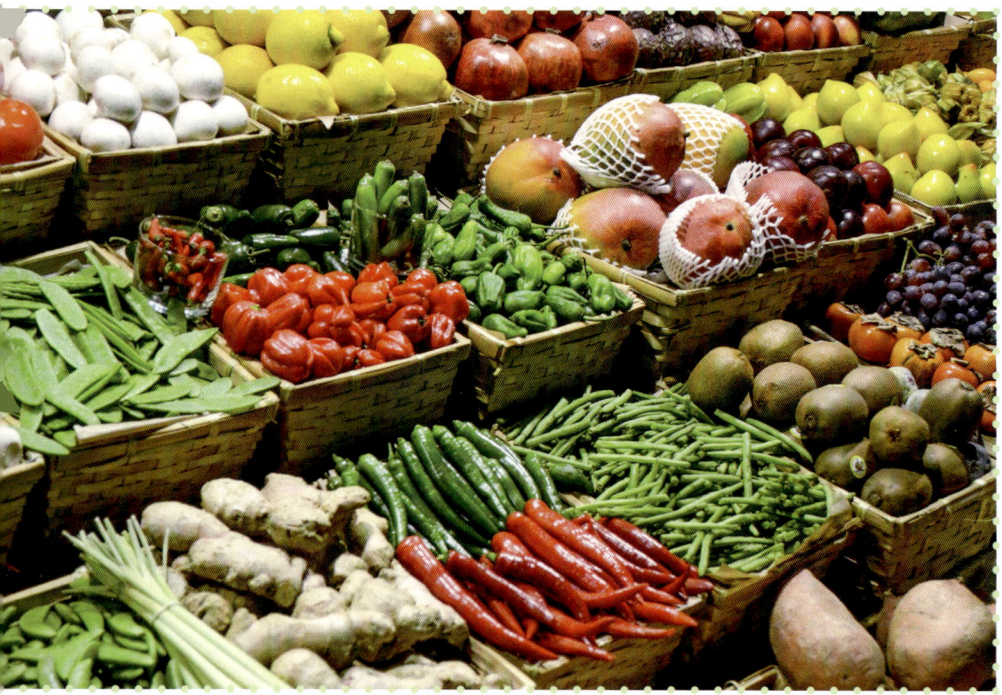

6 LEBENSMITTELKUNDE UND PRAKTISCHE ANWENDUNGSEMPFEHLUNGEN

Es lohnt sich, bei der Auswahl von Mehl, Pflanzenölen und Milch auf die Zusammensetzung und damit auch auf den Nutzen für die Gesundheit zu achten. Welches Öl ist das Beste für mich und wofür kann ich es benutzen? Ist „Pflanzenmilch" besser als Kuhmilch? Nachfolgende Tabellen zu den verschiedenen Produkten zeigen Vor- und Nachteile auf und sollen bei der richtigen Einkaufsentscheidung behilflich sein.

Mehl ist nicht gleich Mehl. Es gibt Unterschiede hinsichtlich der Getreidesorte, der Typenzahl, der Nährstoffzusammensetzung und des Verwendungszwecks. Mehl kann von vielen Getreidesorten stammen. Beispielhaft wurden das übliche Weizenmehl, Weizenvollkornmehl, Roggenvollkornmehl sowie Dinkelmehl Typ 630 und Dinkelvollkornmehl verglichen (siehe Tab. 40). Auf der Verpackung von Mehl steht die Typenzahl, die den Mineralstoffgehalt pro 100 g Mehl angibt. Eine Mehl-Typenzahl von 630 bedeutet, dass pro 100 g Mehl 630 mg Mineralstoffe enthalten sind. Zur Bestimmung der Typenzahl wird eine kleine Menge Mehl bei ca. 900° C verbrannt und der verbleibende Rest gewogen. Wurde das ganze Korn gemahlen, ist der Mineralstoffanteil höher und damit auch die Typenzahl. Mit anderen Worten: Je höher die Typenzahl, umso mehr Schalenbestandteile sind enthalten und somit auch mehr Ballaststoffe, Vitamine und Mineralstoffe.

Tipps für die Küche: Mehle mit niedrigeren Typenzahlen eignen sich wegen ihrer Feinheit für Kuchen und Backwaren, wohingegen die groben und schwereren Mehlsorten mit höheren Typenzahlen fürs Brotbacken bestimmt sind. Vollkornmehle haben keine Typennummer und enthalten zusätzlich zum Backschrot den Keimling. Weil Vollkornmehle an sich eine schlechte Backfähigkeit haben, werden oftmals mehrere Mehle miteinander gemischt. Das kann auch für das Nährstoffprofil von Vorteil sein. Bereits der Austausch von Weizenmehl Typ 405 gegen Dinkelmehl Typ 630 bringt eine kleine Verbesserung in der Vitamin- und Mineralstoffversorgung.

Tab. 40: Nährstoffzusammensetzung ausgewählter Mehlsorten

Nährstoffprofil pro 100 g	Weizen Typ 405	Weizen-vollkorn	Roggen-vollkorn	Dinkel Typ 630	Dinkel-vollkorn	Buch-weizen
Energie [kcal]	337	309	300	342	342	346
Eiweiß [g]	9,8	11,4	9,5	12,4	12,7*	5,1
Kohlenhydrate [g]	70,9	59,5	60,7	68,9	63,7	78,3
Fett [g]	1,0	2,4	1,7	1,3	3,6	0,8
Ballaststoffe [g]	4,0	10,0	13,4	3,7	8,3	2,8
Vitamin E [mg]	0,18	1,4	1,35	0,3	1,4	0,32

Nährstoffprofil pro 100 g	Weizen Typ 405	Weizen-vollkorn	Roggen-vollkorn	Dinkel Typ 630	Dinkel-vollkorn	Buch-weizen
Folsäure [µg]	10	50	143	50	50	30
Vitamin B_1 [mg]	0,10	0,47	0,37	0,3	0,51	0,31
Vitamin B_2 [mg]	0,013	0,17	0,17	0,1	0,03	0,08
Vitamin B_6 [mg]	0,04	0,46	0,23	0,3	0,18	0,38
Vitamin K [µg]	–	–	–	–	–	7,0
Pantothensäure [mg]	0,21	1,2	1,5	1,2	1,2	1,0
Retinoläquivalent [µg]	–	2	2	–	–	–
ß-Karotin [µg]	–	10	12	–	–	–
Biotin [µg]	2,0	8,3	5,0	5,0	6,0	4,0
Niacinäquivalent [µg]	2.700	7.117	3.427	3.583	4.500	3.383
Natrium [mg]	1	3	4	1	2	1
Kalium [mg]	168	337	510	135	407	315
Magnesium [mg]	14	124	91	31	109	30
Kalzium [mg]	5	32	37	8	8	11
Eisen [mg]	0,6	3,4	2,77	1,16	9,7	1
Phosphor [mg]	62	345	340	116	286	88
Kupfer [µg]	106	630	392	101	460	70
Zink [mg]	0,51	3,4	2,76	1,5	3,4	2,0
Chlorid [mg]	50	37	20	19	8,0	10,0
Fluorid [µg]	50	90	150	31	25	70,0
Jodid [µg]	7,4	2,7	7,2	0,2	0,8	2,5
Mangan [µg]	395	3.100	2.854	1.161	3.261	2.100

*Quelle: Prodi-Ernährungssoftware 5.4 Basis; *Die grau markierten Felder zeigen die höchsten Werte.*

Zeit für einen Ölwechsel! Für die Wahl des richtigen Öls ist es wichtig, zu wissen, dass zwischen *nativen* bzw. *kalt gepressten* und *raffinierten* (erhitzten) Ölen unterschieden werden muss. Werden Samen, Früchte oder Kerne einer Pflanze ohne Wärmeeinwirkung ausgepresst, handelt es sich um kalt gepresste Öle. Dieses Verfahren schont wertgebende Inhaltsstoffe, wie z. B. Geschmacksstoffe, Vitamine und mehrfach ungesättigte Fettsäuren. Native Öle eignen sich besonders gut für die kalte Speisenzubereitung wie Antipasti, Salat etc. und sollten nicht erhitzt werden.

Die mehrfach ungesättigten Fettsäuren, insbesondere aber die ω-3-Fettsäuren, sind sehr hitzeempfindlich. Hohe Temperaturen können zur Rauchbildung führen, was wiederum den chemischen Aufbau dieser Fettsäuren verändert, sodass nicht nur die positive Wirkung dieser Fettsäuren verloren geht, sondern auch schädigende Effekte für die Gesundheit zu erwarten sind. Eine Ausnahme bildet das Olivenöl, das aufgrund seines Fettsäurenmusters auch für ein kurzes Erhitzen verwendet werden kann. Bei längerer Hitzeeinwirkung jedoch geht die gesundheitsfördernde Wirkung wichtiger Begleitstoffe verloren.

Im Gegensatz zur Kaltpressung kommt bei raffinierten Ölen eine Warmpressung mit anschließender Extraktion mit Lösungsmitteln zum Einsatz, um unerwünschte Begleitstoffe zu entfernen. Das führt zwar zu einem Verlust von Vitaminen und mehrfach ungesättigten Fettsäuren, allerdings können raffinierte Öle hoch erhitzt werden, ohne dabei zu Schäden zu führen. Raffinierte Öle sind geschmacksneutral und deshalb auch universell in der warmen Speisenzubereitung einsetzbar.

Nachfolgende Tabelle beinhaltet gewöhnliche Pflanzenöle mit Inhaltsstoffen wie gesättigten Fettsäuren (GFS), Ölsäure als einfach ungesättigte Fettsäure, Linolsäure als wichtigste Vertreterin der ω-6-Fettsäuren, α-Linolensäure (ω-3-Fettsäuren), das Verhältnis beider zueinander sowie deren Vitamin-E-Gehalt. Ein Vergleich verschiedener Pflanzenöle zeigt sehr schnell, wo Qualitätsunterschiede und Einsatzmöglichkeiten der aufgeführten Öle liegen.

Tab. 41: Ausgewählte Pflanzenöle und ihre Zusammensetzung

[g/100 ml Öl]	GFS	Ölsäure	Linol (ω-6)	α-Linolen (ω-3)	ω-6/ ω-3	Vit. E [mg]
Erdnussöl	13	53	24	1	24:1	17
Kürbiskernöl	20	23	51	0	–	0
Leinöl	10	17	13	55	1:5	2
Maiskeimöl	12	31	50	1	50:1	30
Olivenöl	13	72	8	1	8:1	12
Rapsöl	5	60	19	9	2:1	15
Sojaöl	13	20	53	8	7:1	15
Sonnenblumenöl	11	22	60	1	60:1	55
Traubenkernöl	9	16	66	0	–	30
Walnussöl	9	16	58	13	5:1	3
Weizenkeimöl	17	15	56	9	6:1	215

Quelle: Souci-Fachmann-Kraut (2008); GFS = gesättigte Fettsäuren, Linol = Linolensäure

Ein Pflanzenöl eignet sich dann für das Erhitzen von Lebensmitteln, wenn der Anteil an den mehrfach ungesättigten Fettsäuren (ω-6 und ω-3), insbesondere aber an ω-3-Fettsäuren, gering ist und der an der einfach ungesättigten Fettsäure Ölsäure dominiert. Das ist beispielsweise bei Erdnuss-, Oliven- und Rapsöl der Fall. Erdnussöl hingegen lässt sich auch bei sehr hohen Temperaturen problemlos anwenden. Neben dem Gehalt an mehrfach ungesättigten Fettsäuren ist insbesondere die Menge an ω-3-Fettsäuren für die Gesundheit wichtig. Das Verhältnis von ω-6 zu ω-3-Fettsäuren ist ein weiteres Qualitätsmerkmal für ein Pflanzenöl. Es liegt idealerweise bei höchstens 5:1 (DGE, 2012).

Bevorzugt man Öle mit einem vorteilhaften Verhältnis von ω-6 zu ω-3-Fettsäuren, dann verbessert man die Versorgung der ω-3-Fettsäuren. Bezüglich der Versorgung mit ω-6-Fettsäuren muss man sich keine Gedanken machen, weil diese Fettsäuren in sehr vielen Lebensmitteln des täglichen Bedarfs vorhanden sind. Leinöl ist das Pflanzenöl mit den meisten ω-3-Fettsäuren und sollte deshalb in keiner Küche, besser gesagt, in keinem Salatdressing, fehlen. Das Walnussöl ist ebenfalls ein wichtiger Lieferant wertvoller ω-3-Fettsäuren. Ein weiteres wertgebendes Merkmal eines Pflanzenöls ist das für die Gesundheit entscheidende Verhältnis von ω-6- und ω-3-Fettsäuren im Öl. ω-6-Fettsäuren sind in unseren Lebensmitteln vorherrschend und werden über die Nahrung vermehrt zugeführt, was eindeutig zulasten der ω-3-Fettsäuren geht.

Die langkettigen Vertreter der ω-3-Fettsäuren kommen ausschließlich in Fisch oder bestimmten Algensorten vor, von welchen die meisten Deutschen aber wenig verzehren. Pflanzliche Lebensmittel, wie Lein- oder Walnussöl, liefern α-Linolensäure als wichtige Vorstufe der langkettigen ω-3-Fettsäuren Eicosapentaensäure, aus welcher Gewebshormone gebildet werden, die die Funktion von glatten Muskeln, Immunzellen, Thrombozyten sowie auch Entzündungs- und Immunreaktionen positiv beeinflussen. Die aus der ω-6-Fettsäure Linolsäure gebildete Arachidonsäure dient ebenfalls der Bildung von Gewebshormonen und übt antagonistische Wirkungen zu den Gewebshormonen der ω-3-Fettsäurenreihe aus. Bei der Bildung von Gewebshormonen konkurrieren beiden Fettsäurenreihen um das gleiche Enzymsystem. Da die ω-6-Fettsäure Linolsäure mengenmäßig vermehrt zugeführt wird, werden meistens mehr „entzündungsfördernde" Gewebshormone gebildet, im Vergleich zu den eher „entzündungseindämmenden" Gewebshormonen der ω-3-Fettsäurenreihe.

Nach Angaben der DGE (2012) ist ein Verhältnis von ω-6/ω-3-Fettsäuren in der Ernährung von höchstens 5:1 anzustreben. Das ist allerdings nur unter der bevorzugten Verwendung ω-3-fettsäurenreicher Pflanzenöle möglich. Leinöl enthält mehr ω-3-Fettsäuren als ω-6-Fettsäuren und erreicht sogar ein Verhältnis von 1:5 zugunsten der ω-3-Fettsäuren. Geringe Mengen von Weizenkeimöl reichen aus, um den Salat natürlicherweise mit hochwirksamem Vitamin E anzureichern und so die sehr hitze- und sauerstoffempfindlichen Doppelbindungen insbesondere der ω-3-Fettsäuren zu schützen. Grundsätzlich sollten Pflanzenöle wie Lein- oder Walnussöl (nativ) in einer dunklen Flasche im Kühlschrank aufbewahrt werden.

ZUSAMMENFASSEND LASSEN SICH FOLGENDE EMPFEHLUNGEN FÜR DEN EINSATZ VON ÖLEN IN DER KÜCHE ABLEITEN:

- **Raffiniertes Rapsöl** schmeckt neutral und passt deshalb zu allen Gerichten. Es sollte aufgrund seines Fettsäuremusters bevorzugt zur warmen Speisenzubereitung eingesetzt werden.
- **Raffiniertes Sonnenblumenöl** kann ebenfalls zum Dünsten oder Braten zum Einsatz kommen, allerdings fördert es die Aufnahme von ω-6-Fettsäuren. Deshalb ist das Rapsöl dem Sonnenblumenöl vorzuziehen. Kalt gepresstes Sonnenblumenöl kann Salatdressings eine nussige Note geben. Zugleich enthält es ebenfalls viel wirksames Vitamin E, das dem Schutz empfindlicher ω-3-Fettsäuren z. B. in Leinöl dient.
- **Olivenöl** ist ein kalt gepresstes Öl, das regelmäßig in der kalten Speisezubereitung, zusammen mit Lein- und Weizenkeimöl, verwendet werden sollte. Es kann als Ausnahme der kalt gepressten Öle auch zum Kurzbraten von Gemüse und Fisch bei 130° C eingesetzt werden. Auch höhere Temperaturanwendungen sind aufgrund des Fettsäuremusters bedenkenlos möglich, allerdings leiden Aromastoffe und andere wertgebende Inhaltsstoffe (sekundäre Pflanzenstoffe) unter der Hitzeeinwirkung. Deshalb wird Olivenöl nicht zum Braten oder Schmoren empfohlen.
- **Trauben- oder Kürbiskernöl** kann Salatdressings oder anderen Kaltspeisen einen nussigen Geschmack verleihen. Sie können gelegentlich in der kalten Speisenzubereitung wegen des besonderen Geschmacks und anderer wertgebenden Inhaltsstoffe (sekundäre Pflanzenstoffe) zum Einsatz kommen. Hinsichtlich einer besseren Versorgung mit ω-3-Fettsäuren leisten sie jedoch keinen Beitrag.
- **Leinöl** zusammen mit etwas **Weizenkeimöl** und Olivenöl mischen und regelmäßig als Salatdressing verwenden.

Und noch ein Einkaufstipp für Olivenöl: Es gibt weit über 100 verschiedene Olivensorten, die neben der geografischen Lage und dem Klima den Geschmack von Olivenöl unterschiedlich prägen. Aber auch der Reifegrade der Olive, die Lagerdauer vor der Weiterverarbeitung und der Herstellungsprozess an sich üben Einflüsse aus. Die teuerste Variante ist das „native Olivenöl extra", das durch drei aufeinanderfolgende Pressungen gewonnen wird. Mittlerweile gibt es allerdings fast nur noch Olivenöle dieser Güteklasse in den Supermarktregalen, weshalb dies kein zwingendes Qualitätskriterium mehr darstellt. Mehr verrät der Blick aufs Etikett.

Hilfestellung kann dabei die Auskunft über das Herkunftsland geben. Seit 2009 gibt es eine neue EU-Verordnung, die folgende Herkunftsnachweise fordert: nur ein Herkunftsland für ein einheitliches Öl, für Ölmischungen „Verschnitt von Olivenölen aus der Gemeinschaft oder aus Drittländern oder für Ölmischungen aus der Gemeinschaft und aus Drittländern". Ein Öl, auf dessen Etikett nur ein Herkunftsland steht, ist sicherlich teurer als eine Ölmischung aus verschiedenen Anbauregionen. Meistens geben Etikette von teuren Olivenölen mehr Informationen als billigere Anbieter. Werden die Öle allerdings frisch für den Verkauf abgefüllt, bietet sich eine Verköstigung an, um die bevorzugte Geschmacksnote zu finden und einen Eindruck von der Qualität zu bekommen.

Olivenöl wirkt sättigend! Eine schnelle Zuckeraufnahme in die Zellen bedeutet erneuten Hunger, eine Verzögerung steht zunächst einmal für Sättigung. Die im Olivenöl enthaltenen Aromastoffe können eine sättigende Wirkung entfalten, indem sie die Zuckeraufnahme durch die Zellen verzögern. Insbesondere die beiden Inhaltsstoffe Hexanal und E_2-Hexanal scheinen dafür verantwortlich zu sein. Interessanterweise enthält italienisches Olivenöl im Vergleich zu den spanischen, griechischen und australischen Olivenölen die größten Mengen an diesen beiden Aromastoffen (Schieberle et al., 2012).

WAS KANN PFLANZENMILCH IM VERGLEICH ZUR KUHMILCH?

Zu den klassischen Alternativen der Kuhmilch gehören Sojamilch, Mandelmilch und Getreidemilch wie Hafer- oder Reismilch. Nachfolgende Tabelle führt Vor- und mögliche Nachteile der einzelnen Pflanzenmilchsorten auf.

Tab. 41: Die Pflanzenpower im Überblick

Pflanzenmilch	Vorteile	Nachteile	Verwendung
Sojadrink	Laktosefrei, cholesterinfrei, mehr mehrfach ungesättigte Fettsäuren, Folsäure und Eisen als herkömmliche Milch	Enthält kaum Kalzium, es sei denn, sie ist angereichert worden; Vitamine B_2 und B_{12} fehlen; Geschmack ist nicht für alle geeignet; Sojaallergie, insbesondere bei Birkenpollen- und Erdnussallergikern sowie bei Asthmatikern möglich; teilweise Abrodung von Regenwald für den Anbau notwendig; kein Milchersatz für Säuglinge und Kleinkinder! Zu viele Isoflavone (Genistein und Dadzein) können nachteilig wirken. 2-4 Portionen am Tag sind empfehlenswert.	Milchersatz für Müsli und Milchreis, kann aufgrund seiner hervorragenden Emulgationsfähigkeit Milch und Sahne bei vielen Speisen ersetzen.
Mandeldrink	Laktosefrei; liefert einfach und mehrfach ungesättigte Fettsäuren; enthält Vitamin E und Kalzium.	Enthält weniger Eiweiß als herkömmliche Milch; keine Alternative für Säuglinge und Kleinkinder	Vielseitig einsetzbar

Pflanzenmilch	Vorteile	Nachteile	Verwendung
Hafer- und Reismilch	Allergenarm; enthält weniger Fett als Milch.	Enthält deutlich weniger Eiweiß, Kalzium und Vitamine; keine Alternative für Säuglinge und Kleinkinder	Geeignet für Müsli, Backen und Kochen; kompletter Ersatz für Milch in vielen Rezepten möglich; kein Joghurtersatz
Lupinenmilch	Eiweißreiche Pflanzenmilch, die alle essenziellen Aminosäuren enthält; viele einfach und mehrfach ungesättigte Fettsäuren; liefert ß-Karotin, Vitamin E und sekundäre Pflanzenstoffe, glutenfrei; guter Lieferant von Kalium, Kalzium, Magnesium und Eisen; nicht allergen, Anbau auf heimischem Boden möglich. Kommt dem Geschmack von Milch sehr nah.	Wird noch nicht kommerziell hergestellt und vertrieben.	Schmackhafte Alternative zu Kuhmilch; sehr vielseitig anwendbar bei sehr guter Emulgationsfähigkeit

Quelle: u. a. Schuster (2002); www.bfr.bund.de

„Pflanzenmilch" ist im lebensmittelrechtlichen Sinne keine Milch. Sie enthält durchschnittlich weniger Energie, Eiweiß und Mikronährstoffe als Kuhmilch. Sie darf im lebensmittelrechtlichen Sinne lediglich als „Drink" deklariert werden. Dennoch kann sie für die vegetarische Ernährung eine wertvolle Bereicherung darstellen. Mittlerweile werden Pflanzendrinks teilweise auch mit Kalzium oder Vitaminen angereichert. Ein großer Vorteil ist, dass sie laktosefrei sind. „Pflanzenmilch" liefert neue Geschmacksmöglichkeiten. Das Bundesinstitut für Risikobewertung warnt vor einer übermäßigen Verwendung von Sojamilch und Sojaprodukten. Die darin enthaltenen

Isoflavone Genistein und Dadzein sind den menschlichen Östrogenen sehr ähnliche Pflanzenhormone, die u. a. die Schilddrüsenfunktion negativ beeinträchtigen können. Wie bereits erwähnt, sind 2-4 Portionen Sojaprodukte am Tag gesundheitlich unbedenklich. Fakt ist, dass insbesondere Birkenpollenallergiker auf Sojaprodukte verzichten sollten, da bestimmte Sojaeiweiße dem allergieauslösenden Eiweiß in Birkenpollen strukturell sehr ähneln, sodass bei einem Konsum von Soja gleiche allergische Reaktionen zu erwarten sind. Es empfiehlt sich, zwischen den verschiedenen Pflanzendrinks abzuwechseln. Ein kommerzieller Vertrieb von Lupinenmilch könnte im Rahmen einer veganen Ernährungsweise ebenfalls sehr vorteilhaft sein. Zum derzeitigen Zeitpunkt wird Lupinenmilch nicht für den Großhandel produziert.

6.1 UMSETZUNGSTIPPS EINER BEDARFSDECKENDEN UND VEGETARISCHEN BASISERNÄHRUNG

Folgende Portionsgrößen sind im Rahmen einer vegetarischen/veganen Ernährung, mit teilweiser Zuhilfenahme von Supplementen, zur Bedarfsdeckung aller lebensnotwendigen Nährstoffe notwendig:

- Zur **Flüssigkeitsversorgung**: täglich 1-2 l Wasser sowie andere alkoholfreie und kalorienarme Getränke verzehren.
- Mindestens 400 g **Gemüse** (ca. drei Portionen am Tag) essen; darauf achten, dass das Gemüse gegart, als Rohkost und als Salat verzehrt wird. Ein Glas Gemüsesaft kann ebenfalls als eine Portion angerechnet werden.
- Mindestens 300 g **Obst** (ca. zwei Portionen am Tag) konsumieren; ein paar Trockenfrüchte und ein Glas Fruchtsaft gelten jeweils auch als eine Tagesportion.
- **Getreide und Getreideprodukte** (z. B. Amarant, Hirseflocken, Dinkelgries, Quinoa, Vollkornreis, Buchweizen, Vollkornbrot etc.) sowie **Kartoffeln** sind eine sehr wichtige Eiweißquelle für Vegetarier und sollten zu 2-3 Mahlzeiten am Tag gegessen werden.
- **Ölsamen, Körner, Nüsse und Nussmus** sollten ein fester Bestandteil in der täglichen vegetarischen Ernährung sein und in einer Menge von 30-60 g am Tag verzehrt werden. Körnermischungen und Ölsamen können beispielsweise zum Salat gegeben werden.
- Weitere, sehr bedeutende Eiweißlieferanten sind **Hülsenfrüchte,** wie Erbsen, Kichererbsen, Linsen, Bohnen (mit 1-2 Mahlzeiten pro Woche), und **Eiweißpro-**

dukte (50-150 g am Tag), wie Sojaprodukte (Sojamilch, -joghurt, Tofu, Tempel etc.) und Seitan (Fleischersatz), die die Eiweißversorgung sicherstellen können.

- **Günstige vegetarische Eiweißkombinationen** sind: Vollkornweizen mit Mais – Erdnüsse mit Hülsenfrüchten – Erdnüsse mit Mais und Sonnenblumenkernen – Sesam mit Bohnen, Erdnüssen und Soja – Sojamilch/-joghurt mit Vollkornweizen und Sesam – Vollkornreis mit Hülsenfrüchten und Sesam.

- Von den **pflanzlichen Fetten und Ölen** sollten bevorzugt Lein-, Weizenkeim- und Olivenöl (nativ, extra virgin) für die kalte Speisenzubereitung (Salat, Antipasti etc.) und das raffinierte Rapsöl für die warme Speisenzubereitung (Braten, Backen, Kochen, Dünsten etc.) verwendet werden. Die genannten Öle sollten täglich in Höhe von 2-4 EL pro Person und Tag zum Einsatz kommen.

- (Werden Eier konsumiert, dann Bioeier bevorzugen; ein Verzehr von zwei Stück pro Woche reicht aus.)

- (Bei der Verwendung von Milch und Milchprodukten werden 250 ml Milch bzw. 250 g Joghurt oder 50 g Käse pro Tag empfohlen.)

- (Sollte hin und wieder Fisch („Halb-Vegetarier") verzehrt werden, dann werden 80-150 g fettarmer Seefisch sowie 70 g fettreicher Seefisch pro Woche empfohlen.)

- Eine vegane Ernährung macht die zusätzliche Einnahme eines **Vitamin-B$_{12}$-Präparats** sowie die Verwendung von mit **Vitamin D** angereicherten Produkten oder eines Vitamin-D-Präparats notwendig. Auf eine ausreichende **Kalzium**versorgung ist mithilfe der bereits beschriebenen Tipps zu achten!

Quelle: teilweise übernommen von dem Ernährungskreis der DGE (2012) sowie von der vegetarischen Ernährungspyramide (Leitzmann & Keller, 2010).

Die aufgeführten Punkte helfen bei einer bedarfsdeckenden Versorgung mit allen lebensnotwendigen Nährstoffen. Bei Sportlern muss dem erhöhten Energiebedarf aufgrund regelmäßiger Trainingseinheiten Rechnung getragen werden. Nachstehende Tabelle beinhaltet pro Lebensmittel und Portionsgröße die angegebene Menge an Eiweiß in Lebensmitteln pflanzlicher Herkunft.

Tab. 43: Eiweißgehalt von Lebensmitteln

Lebensmittel	Eiweißgehalt pro 100 g/ml
Sojabohnen	34,9
Sojamilch	3,2
Tofu	8,1
Erdnüsse	25,3
Cashewnüsse	17,5
Mandeln	18,7
Sonnenblumenkerne	22,5
Sesam	17,7
Erbsen	6,6
Linsen, getrocknet	23,4
Kichererbsen, getrocknet	18,6
Bohnen weiß, getrocknet	20,9
Bohnen grün	2,4
Brokkoli	3,8
Zuckermais	3,3
Vollkornreis	7,2
Quinoa	13,8
Amarant	14,6
Haferflocken	12,5
Weizenkeime	26,6
Weizenkleie	14,9

Quelle: Souci-Fachmann-Kraut (2012)

Mit einer vegetarischen Ernährung lässt sich der Eiweißbedarf in Höhe von 56 g von einer 70 kg schweren Person problemlos decken. Die Menge ergibt sich aus der Empfehlung 0,8 g Eiweiß pro kg Körpergewicht (DGE).

FOLGENDE LEBENSMITTEL WERDEN BEISPIELHAFT IN DER VEGETARISCHEN ERNÄHRUNG VERZEHRT:

- 250 ml fettarme Milch
- 6 EL Amarant-Müsli
- 1 TL Sonnenblumenkerne
- 1 EL Weizenkeime
- 1 TL Erdnüsse (ungesalzen und ungeröstet)
- 2 Scheiben Vollkornbrot
- 2 EL Kräuterquark
- 2 Scheiben Schnittkäse (à 30 g)
- 1 Portion (30 g) Camembert
- 150 g fettarmer Joghurt

IN DER VEGANEN ERNÄHRUNG KANN DER EIWEISSBEDARF FOLGENDERMASSEN GEDECKT WERDEN:

- 200 ml Sojamilch
- 5 EL Amarant-Müsli
- 1 TL Sonnenblumenkerne
- 1 EL Weizenkeime
- 1 TL Erdnüsse (ungesalzen und ungeröstet)
- 1 TL Cashewnüsse
- 1 Portion Linsen, gegart (60 g)
- 1 Portion Mais (50 g)
- 1 Scheibe Vollkornbrot

BEI EINER SPORTLICH AKTIVEN PERSON WIRD EIN EIWEISSBEDARF IN HÖHE VON 1,2 G PRO KG KÖRPERGEWICHT ANGENOMMEN. AUCH DIESER BEDARF LÄSST SICH FOLGENDERMASSEN DECKEN:

- 250 ml Sojamilch
- 6 EL Amarant-Müsli
- 1 TL Sonnenblumenkerne
- 1 EL Weizenkeime
- 1,5 TL Erdnüsse (ungesalzen und ungeröstet)

- 1 TL Cashewnüsse
- 1,5 Portionen Linsen, gegart (90 g)
- 1 Portion Mais (50 g)
- 3 Scheiben Vollkornbrot
- 250 g Sojadessert als Joghurt

Höhere Bedarfsmengen sind aufgrund intensiverer Belastungsumfänge und sportlicher Ziele möglich. Über 2 g pro kg Körpergewicht liegende Eiweißzufuhren haben, wie bereits erörtert, keine wissenschaftliche Berechtigung. Individuelle Bedürfnisse oder Besonderheiten bezüglich des Bedarfs an einzelnen Nährstoffen können im Allgemeinen nicht berücksichtigt werden. Sie bedürfen einer professionellen Einzelberatung. Grundsätzlich ist es für eine praktische Umsetzung hilfreich, Wochenspeisepläne zu entwerfen und einen Einkaufszettel zu erstellen. Das spart Zeit und Mühe unter der Arbeitswoche. Bereits zubereitete Speisen können auch eingefroren werden.

Aber auch, wenn die Zusammenstellung der Speisen mal an einem Tag nicht ganz so ausgewogen war, kann das Nährstoffprofil an den nachfolgenden Tagen wieder aufgewertet werden. Entscheidend ist letztendlich die Wochenbilanz. Grundsätzlich ist vor einer einseitigen Ernährung mit einer übermäßigen Einnahme einzelner Lebensmittel abzuraten. Eine körperliche Aktivität von mindestens 30 min am Tag wird empfohlen.

Die im Buch aufgeführten **Rezepte** helfen bei der praktischen, nährstoffoptimierten Umsetzung einer vegetarischen/veganen Sporternährung. Dabei muss stets auf die individuell unterschiedliche Bekömmlichkeit und Verträglichkeit der Speisen geachtet werden.

6.2 BIOLEBENSMITTEL BIETEN MEHR

Das Bundesministerium für Ernährung, Landwirtschaft und Verbraucherschutz führte im Mai 2013 eine repräsentative Bevölkerungsbefragung zum Thema Ernährung und Biolebensmittel durch (www.bmel.de/SharedDocs/Downloads/.../Oekobarometer_2013.pdf). Dabei wurden 1.002 Personen (491 Männer, 511 Frauen) ab einem Alter von 14 Jahren befragt. Im Vergleich zum Vorjahr haben sich mehr junge Leute unter 30 Jahren bewusst für Biolebensmittel entschieden. Insgesamt kaufen 22 % der befragten Deutschen regelmäßig Bioware in Form von Obst, Gemüse, Eiern und Kartoffeln ein. Als Gründe werden die Unterstützung regionaler Betriebe, eine artgerechte Tierhaltung und eine geringere Schadstoffbelastung genannt. Der Direktkauf beim Erzeuger nimmt an Beliebtheit zu.

Seit dem 1. Juli 2010 müssen in der europäischen Union vorverpackte Bio-Lebensmittel mit dem EU-Bio-Logo verpflichtend gekennzeichnet werden; auch die Übergangsfrist für noch vorhandenes Verpackungsmaterial ohne die verpflichtende Angabe endete zum 1. Juli 2012.

Zur Pflichtkennzeichnung gehört auch die Angabe der Code-Nummer der Öko-Kontrollstelle oder -behörde, die die Erzeugung und/oder Herstellung des Bio-Lebensmittels zertifiziert hat. Sie besteht aus dem Länder-Code, für z. B. Deutschland „DE", der Bezeichnung „ÖKO", „BIO" oder „ORG" und der dreistelligen Nummer der Kontrollstelle.

Unter der Code-Nummer ist außerdem die Herkunftsangabe der Zutaten anzugeben: EU-Landwirtschaft, Nicht-EU-Landwirtschaft, EU-/Nicht-EU-Landwirtschaft oder auch die alleinige Angabe des Landes, wenn alle Zutaten aus diesem kommen.

Und so sieht ein Beispiel aus: 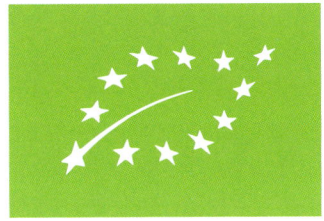 DE-ÖKO-000

EU-Landwirtschaft

Anbauverbände, wie Demeter, Naturland oder Bioland, halten noch strengere Richtlinien ein, als vonseiten der EU gefordert werden und sind neben dem Biologo mit ihrem eigenen Label abgebildet. Formulierungen wie „aus kontrolliertem Anbau" oder „aus umweltschonender Landwirtschaft" sind keine geschützten Begriffe und können dem Verbraucher vermeintliche Bioware vortäuschen, wenn weder Codenummer noch Biologo vorhanden sind.

Bei der Biolandwirtschaft wird auf Boden, Pflanzen und Tiere geachtet. Auf künstliche Dünger, chemische Pflanzenschutzmittel und Gentechnik wird verzichtet. Artgerechte Haltung und Fütterung sowie umweltverträgliches Handeln bei der Bewirtschaftung der Böden stehen im Vordergrund. Dabei bedeutet artgerecht, dass die Tiere auf Bio-Höfen in der Regel ins Freie dürfen, den Tieren mehr Platz zur Verfügung steht, Liegebereiche mit Stroh ausgestreut werden müssen und entsprechende Verhaltensweisen ausgelebt werden können. Verarbeitete Biolebensmittel enthalten keine bzw. deutlich weniger Aroma- oder Zusatzstoffe. Anbauverbände verzichten oftmals komplett auf den Zusatz von Aromastoffen. Das Gemüse von Biobauern ist kaum bzw. deutlich weniger schadstoffbelastet. Obst und Gemüse von Biobauern weist in der Regel auch ein günstigeres Nährstoffprofil auf. Nachteilig mag zunächst der höhere Preis erscheinen für Bioware, gerechtfertigt ist er aber allemal.

Ein Biobauer hat aufgrund des Verzichts auf chemische Pflanzenschutzmittel geringere Erträge, die zudem noch arbeitsintensiver erwirtschaftet werden müssen. Um eine artgerechte Haltung zu ermöglichen, halten Biobauern weniger Tiere auf gleicher Fläche im Vergleich zum herkömmlichen Bauern. Die gesetzlich vorgeschriebenen Fütterungsvorschriften führen zu längeren Mastzeiten und geringeren Milchmengen, Tatsachen, denen der Biobauer auch Rechnung tragen muss. Wer öfters mal sein Auto stehen lässt und bevorzugt regionale und zugleich saisonale Ware einkauft, leistet einen wertvollen Beitrag zum Umweltschutz. Nachstehende Tabelle gibt Auskunft über das jahreszeitliche Angebot von Obst, Gemüse und Salat.

Tab. 44: Saisonaler Obst- und Gemüsekalender in Deutschland

Jahreszeiten	Obstsorten	Gemüse und Salat
Frühjahr (März-Mai)	Äpfel, Erdbeeren	Chicorée, Eisbergsalat, Salatgurke, Kohlrabi, Radieschen, Spargel, Tomaten
Sommer (Juni-August)	Brombeeren, Erdbeeren, Heidelbeeren, Himbeeren, Johannisbeeren, Kirschen, Mirabellen, Pflaumen, Stachelbeeren	Blumenkohl, Bohnen, Brokkoli, Chicorée, Eisbergsalat, Erbsen, Fenchel, Salatgurke, Kohlrabi, Möhren, Lauch, Radieschen, Spargel, Tomaten, Zucchini
Herbst (September-November)	Äpfel, Birnen, Brombeeren, Himbeeren, Mirabellen, Pflaumen, Quitten	Blumenkohl, Bohnen, Brokkoli, Chicorée, Eisbergsalat, Erbsen, Feldsalat, Fenchel, Grünkohl, Salatgurke, Kohlrabi, Kürbis, Möhren, Lauch, Radieschen, Rosenkohl, Tomaten, Zucchini
Winter (Dezember-Februar)	Äpfel, Birnen	Chicorée, Feldsalat, Fenchel, Grünkohl, Möhren, Lauch, Rosenkohl

Quelle: www.aid.de/downloads/3488_2013_saisonkalender_web.pdf

Biolebensmittel bieten mehr Wohlbefinden und Achtung für die Tiere, aber auch mehr Nährstoffe, Geschmack und Gesundheit für den Menschen sowie mehr Schutz für die Umwelt. Lebensmittel sollten grundsätzlich eine höhere Wertschätzung erfahren, da deren Verzehr einen maßgeblichen Einfluss auf unsere Gesundheit hat.

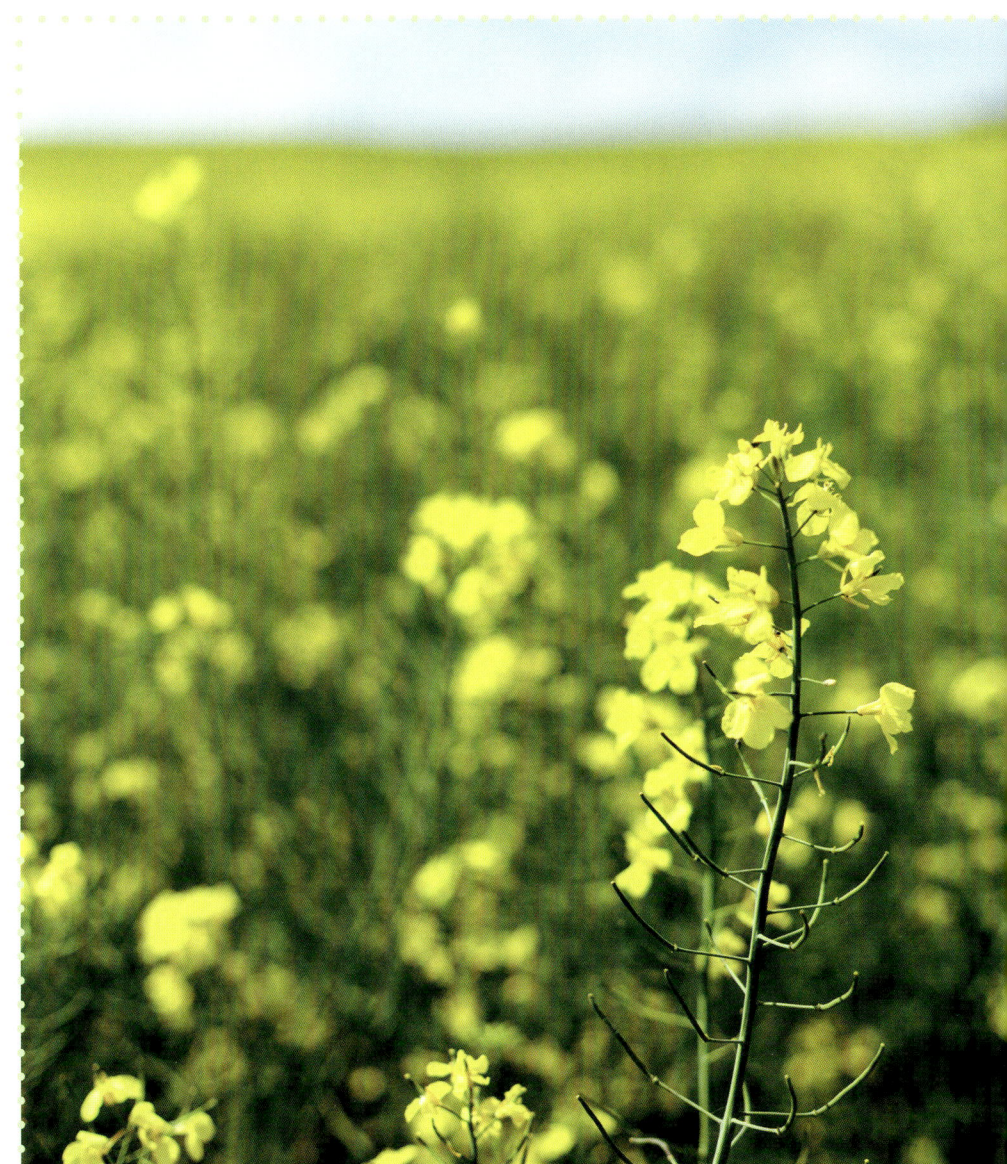

6.3   LECKERE REZEPTIDEEN FÜR EINE VEGETARISCHE SPORTERNÄHRUNG

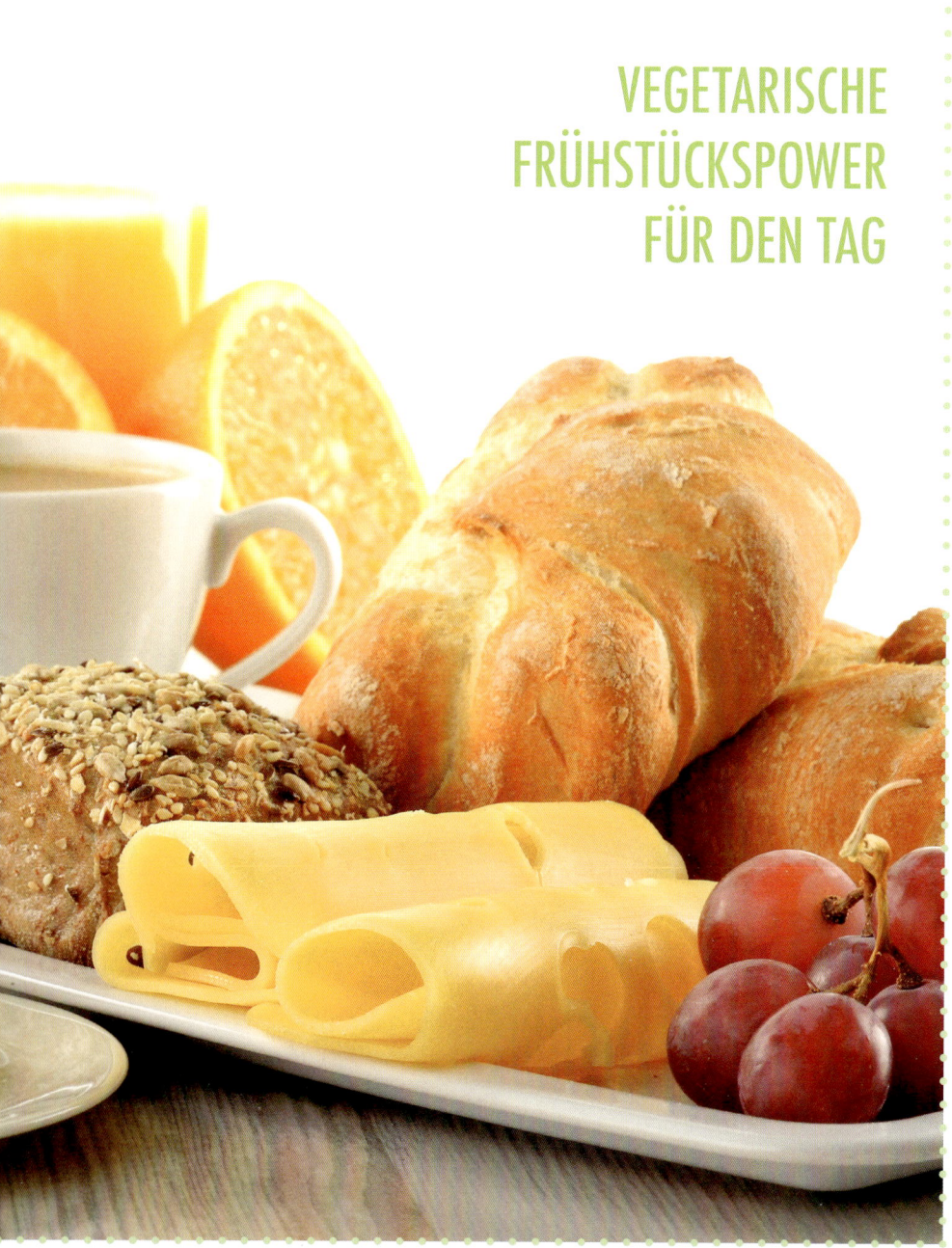

VEGETARISCHE FRÜHSTÜCKSPOWER FÜR DEN TAG

POWER-MÜSLI MIT KICK!

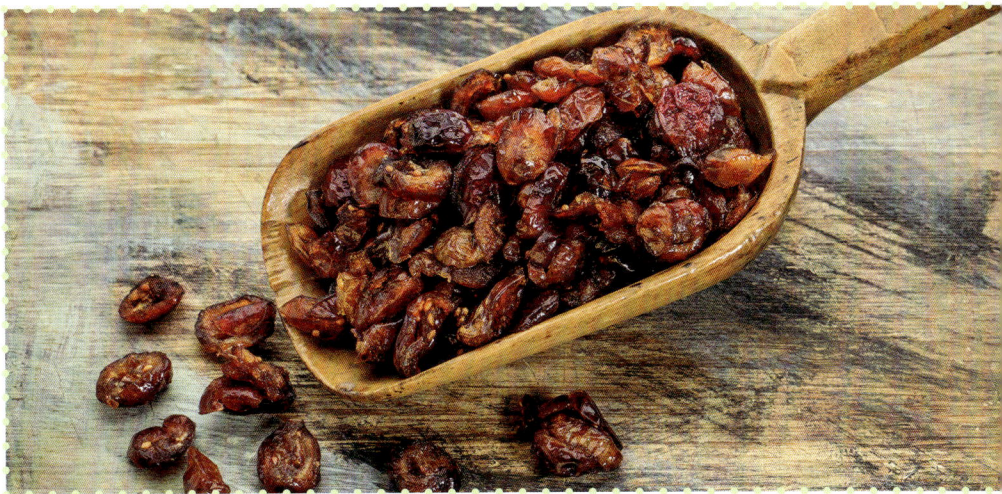

MAN BENÖTIGT DAFÜR:

- 3 EL Amarant (gepufft)
- 2 EL Hirseflocken
- 1 EL Haferflocken
- 2 TL Weizenkeime
- 2 TL geschroteten Leinsamen
- Ein paar getrocknete Cranberries
- 1 Stück geriebene Zartbitterschokolade
- 200-250 ml Sojamilch oder Joghurt (1,5 % Fett)

ZUBEREITUNG:

Alles in eine Schüssel geben und mit Sojamilch oder Joghurt vermengen. Zur besseren Eisenaufnahme empfiehlt es sich, zusätzlich ein Glas Vitamin-C-reichen Fruchtsaft, wie beispielsweise Orangensaft mit einem Fruchtgehalt von 100 % sowie als Direktsaft, zu konsumieren.

Gesundheitsplus: Wertvolle pflanzliche Eisen- und Vitamin-C-Lieferanten unterstützen zusammen mit den folsäure- und Vitamin-E-reichen Weizenkeimen die Blutbildung und Abwehr vor zellschädigenden Radikalen. Sauermilchprodukte und geschroteter Leinsamen sorgen für eine intakte Magen-Darm-Flora.

PFANNKUCHEN MIT AHORNSIRUP UND OBSTSALAT

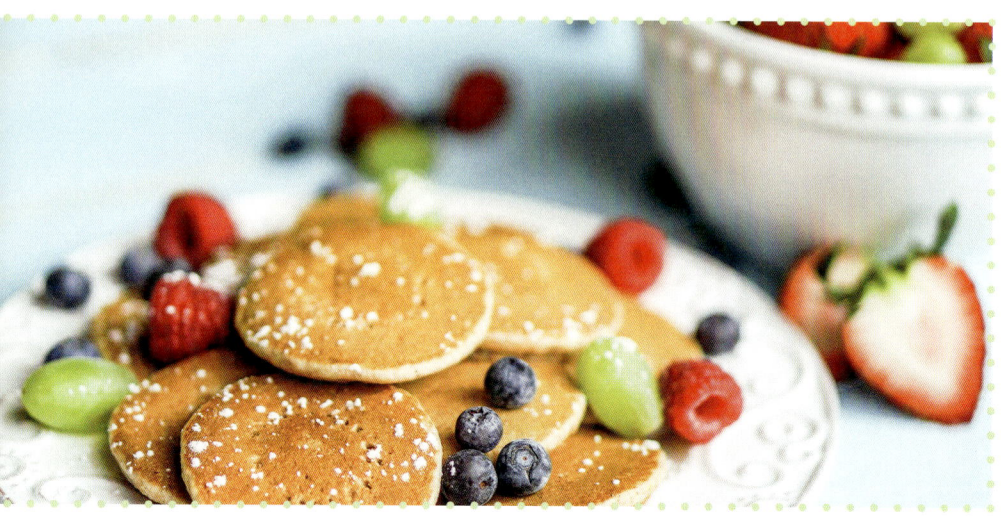

MAN BENÖTIGT DAFÜR:

- 1 Tasse naturtrüben Apfelsaft* (oder 1 Tasse fettarme Milch)
- 2 TL Backpulver
- 2 Tassen Dinkelmehl oder Buchweizenmehl
- 1-2 TL Ahornsirup
- 1 TL Mandelmus
- 1 Tasse Soja- oder Mandelmilch (oder 1 Tasse fettarme Milch)
- 1 Prise Salz und etwas raffiniertes Rapsöl zum Braten
- Obst nach Belieben

ZUBEREITUNG:

Alle Zutaten mit dem Mixer gut verrühren und zu einem homogenen Teig verarbeiten. 1 TL Rapsöl in der Pfanne erhitzen und eine gute Schöpfkelle voll Teig in die Pfanne geben. Den Pfannkuchen ca. 2-3 min von jeder Seite auf mittlerer Stufe ausbacken. Mit Obstsalat servieren.

* **Hinweis für Veganer:** Darauf achten, dass der Apfelsaft nicht mit Gelatine geklärt wurde.

Gesundheitsplus: Mehl und Mandelmus liefern viele Mineralstoffe und hochwertiges Eiweiß.

PORRIDGE MIT APFELMUS UND ZIMT-ZUCKER

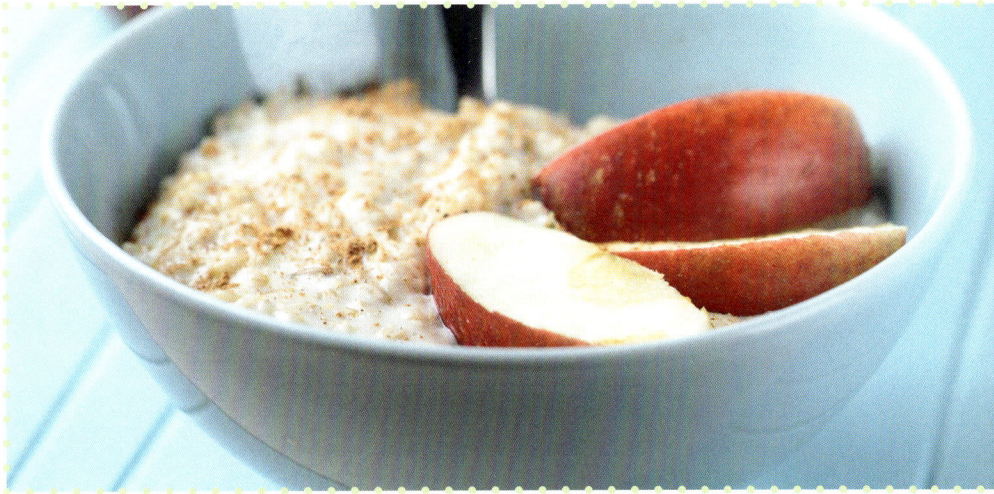

MAN BENÖTIGT DAFÜR:

- 4 EL blütenzarte Haferflocken
- 4 EL Hirseflocken
- Ca. 200-300 ml Milch (fettarme Kuhmilch bzw. Mandel- oder Reismilch für Veganer)
- Etwas Honig
- Eine Prise Salz
- Etwas Ceylon-Zimt

ZUBEREITUNG:

Die Milch leicht aufkochen lassen und die Flocken sowie die Prise Salz hinzugeben. Alles gut verrühren und nochmals kurz aufkochen lassen. Anschließend vom Herd nehmen und kurz quellen lassen. Jetzt mit Honig und Zimt-Zucker abschmecken und mit Apfelmus oder anderem Kompott verzehren.

Gesundheitsplus: Der warme Getreideflockenbrei ist sehr bekömmlich und verhilft insbesondere in den kälteren Jahreszeiten zu einem guten Start in den Tag. Zusammen gegessen mit Obst oder Kompott, kann das in der Hirse befindliche Eisen besser aufgenommen werden.

Alternative: Dinkelgries als Griesbrei anrühren.

SELBST GEBACKENES DINKELBROT

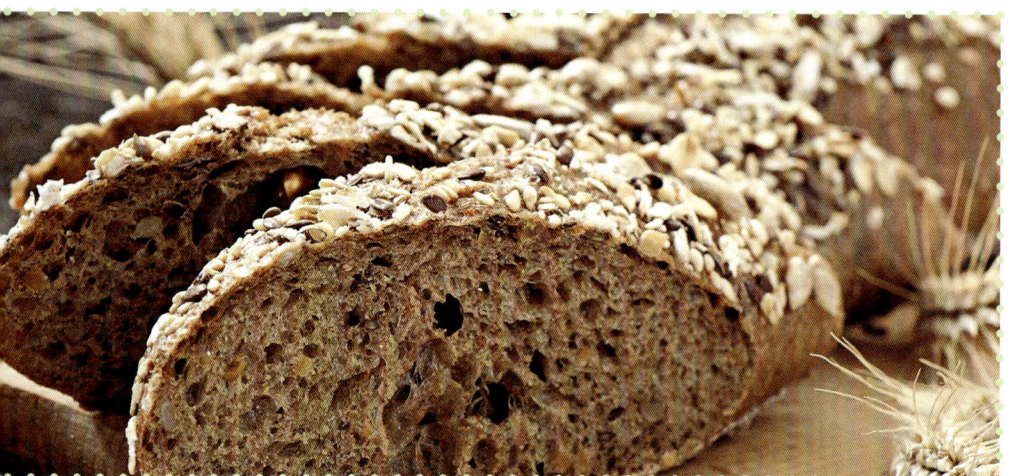

MAN BENÖTIGT DAFÜR:

- 400-500 ml warmes Wasser
- 1 Päckchen Trockenhefe
- Ca. 1 TL Salz
- 1-2 EL Essig
- 500 g Dinkelmehl

- Je nach Bedarf insgesamt etwa 140 g zerkleinerte Walnüsse, ein paar Kürbiskerne, Sonnenblumenkerne, Sesam und Mehl

ZUBEREITUNG:

Die Hefe mit Essig, Salz und Wasser gut verrühren. Walnüsse, Kürbis-, Sonnenblumenkerne und Sesam und Mehl hinzufügen und alles zu einem homogenen Teig verarbeiten. Den Teig auf einem mit Backpapier ausgelegten Blech zu einem Brotlaib formen und noch für ca. 25 min an einem warmen Ort gehen lassen. Den Backofen vorheizen und bei ca. 180° C und Umluft für ca. 60 min backen. Das Brot gut abkühlen lassen, bevor es angeschnitten wird.

Gesundheitsplus: Ein mit Samen, Nüssen und Körnern angereichertes Dinkelbrot, das sehr schmackhaft und bekömmlich ist. Eine gesunde Brotalternative für zwischendurch.

MUFFINS FÜR MEHR NÄHRSTOFFPOWER!

MAN BENÖTIGT DAFÜR:

- 150 g Dinkelmehl (Typ 630)
- 50 g Hirseflocken
- 30 g Haferflocken
- 20 g Braunhirse
- 1-2 EL Mandelmus
- 1-2 EL Ahornsirup
- 1 EL Honig
- 2,5 TL Backpulver
- 1 Prise Salz
- 1 reife Banane
- 2 Eier
- 100 ml raffiniertes Rapsöl
- 250 ml Buttermilch oder Mandelmilch

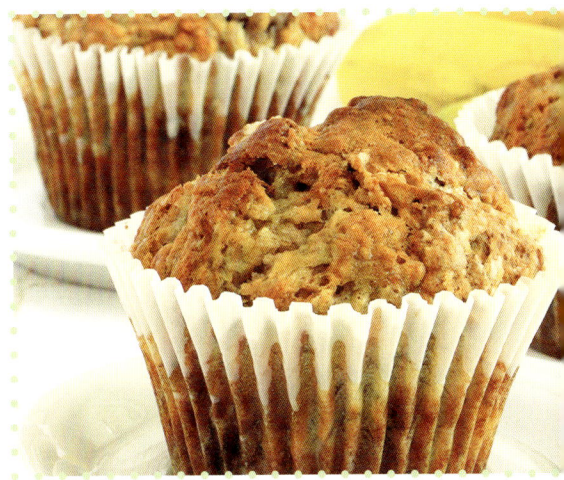

ZUBEREITUNG:

Backofen bei 160° C vorheizen. Eier schaumig schlagen, Mandelmus, Ahornsirup, Honig, Rapsöl und Milch hinzufügen und zusammen mit der klein geschnittenen Banane verrühren. Backpulver zum Mehl geben und mit den Flocken und der Braunhirse vermischen. Alles zu der Eiermasse geben und gut vermischen. In die mit Papier ausgekleideten Backformen füllen und für ca. 25 min bei 140° C Umluft backen.

Gesundheitsplus: Sehr nährstoffreiche Teigzutaten unterstützen die tägliche Bedarfsdeckung wichtiger Mineralstoffe, wie z. B. von Eisen, Zink und B-Vitaminen.

Hinweis: Die Banane dient bereits als Eiersatz für Veganer. Wer als Veganer keine Banane hinzufügen möchte, kann pro Eiersatz 2-3 EL Apfelmus verwenden.

PFLANZLICHE MITTAGSENERGIE ZUM AUFTANKEN

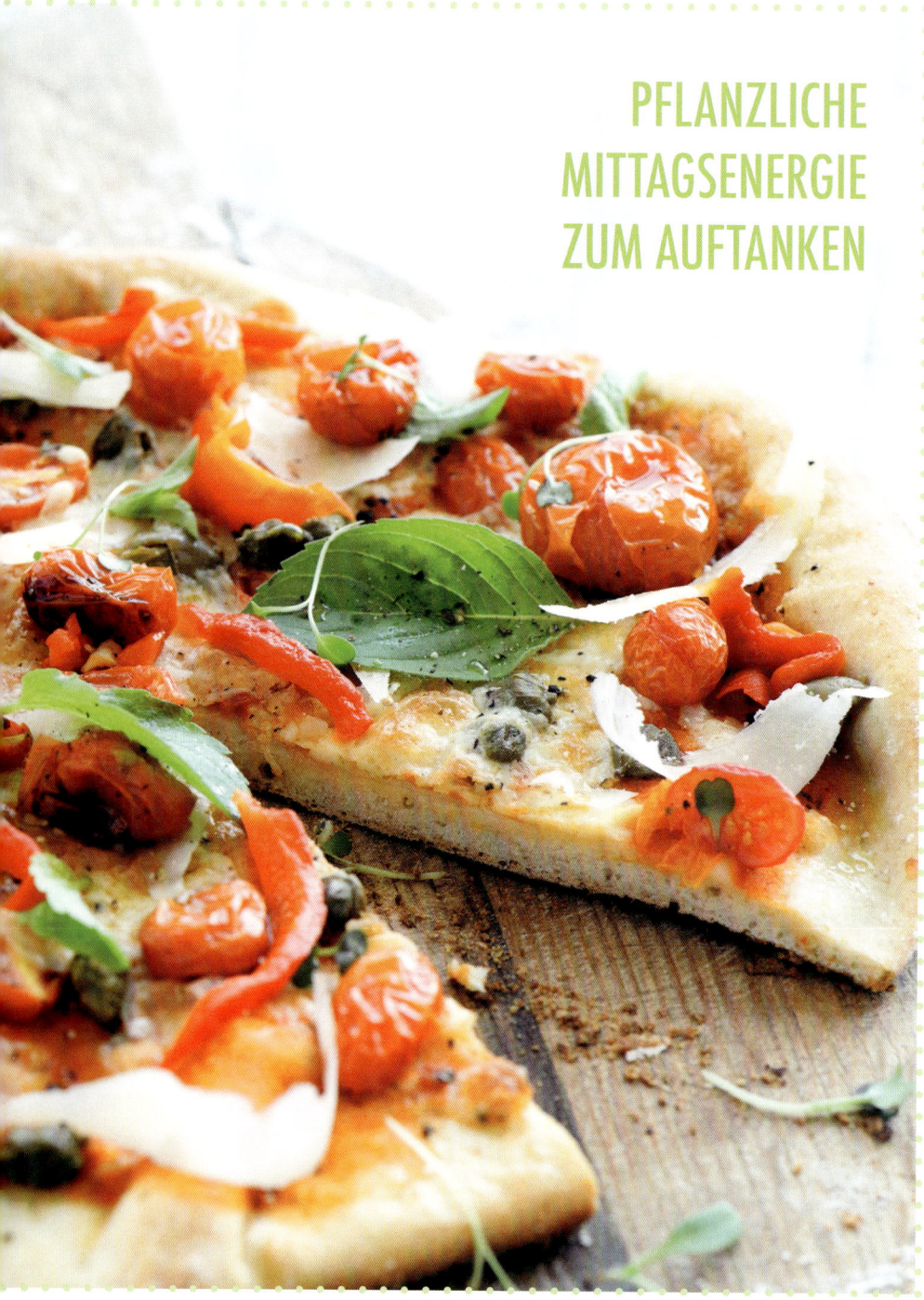

GEMÜSEECKEN AUS DEM OFEN

MAN BENÖTIGT FÜR EIN BLECH:

- 250 g Dinkelmehl (z. B. Typ 630)
- ½ Würfel Hefe
- 1 TL Zucker
- 3 EL lauwarmes Wasser
- 1 TL Salz
- Frisch gemahlenen Pfeffer
- 4 EL Rapsöl
- 5 EL lauwarmes Wasser
- 3 Eier
- 1 TL Salz
- Frisch gemahlenen Pfeffer (evtl. 1-2 Knoblauchzehen)
- 1 Schalotte
- 100 g geriebenen Gouda
- 150 g saure Sahne
- 125 ml fettreduzierten Schlagrahm
- 2 EL gemischte, gehackte Kräuter
- 1 Stange Lauch (oder 2 Zucchini)
- 1 rote Paprika
- 1 Dose Mais (285 g)

ZUBEREITUNG:

Mehl in eine Schüssel geben, in die Mitte eine Mulde drücken und die Hefe hinein-bröckeln. Zucker und Wasser über die Hefe geben, leicht verrühren und an einem warmen Ort etwa 10 min stehen lassen. Salz, Pfeffer, Öl und Wasser hinzufügen und zu einem Teig verarbeiten. Nochmals an einem warmen Ort stehen lassen, bis er sich sichtbar vergrößert hat. Noch einmal durchkneten, auf ein gefettetes Backblech geben und ausrollen. Für den Belag Eier verrühren und mit Salz und Pfeffer vermengen (Knoblauch schälen und durch die Presse drücken). Mit dem Käse die saure Sahne, Schlagrahm und Kräuter zu den Eiern geben und gut verrühren. Lauch (oder Zucchini) waschen und in Ringe schneiden. Paprika waschen und in Streifen schneiden. Mais abtropfen lassen, mit dem Lauch und dem Paprika mischen, auf dem Teig verteilen und die Käsesauce darüber geben. Bei 200° C ca. 30 min backen.

Gesundheitsplus: Eine leckere und nährstoffreiche Alternative zur herkömmlichen Pizza. Beim Gemüse kann je nach Saisonangebot variiert werden. Lauch, Zwiebeln und Knoblauch fördern eine gesunde Magen-Darm-Flora.

EXOTISCHER REIS MIT FRÜCHTEN

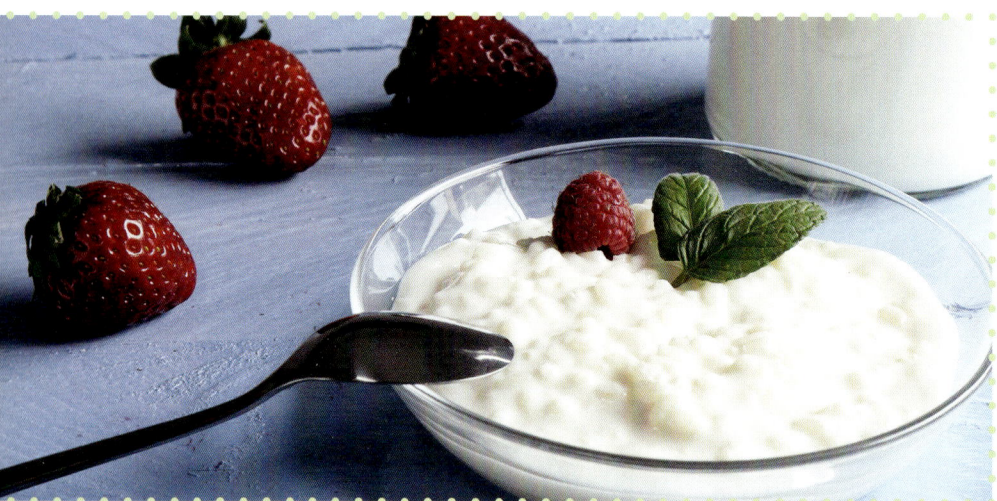

MAN BENÖTIGT FÜR VIER PERSONEN:

- Ca. 400 ml süße Kokosmilch
- Eine Prise Salz
- 100 g Milchreis
- 1 Päckchen Vanillezucker
- 40 g Kokosraspeln
- 1 Orange oder 1 Portion Beerenfrüchte

ZUBEREITUNG:

150-200 ml Wasser zusammen mit der Kokosmilch in einen Topf geben und unter Rühren aufkochen lassen. Salz, Vanillezucker, Milchreis und 40 g Kokosraspeln hinzufügen. Alles bei niedriger Hitze für 20-25 min köcheln lassen und bei Bedarf noch etwas Wasser zuschütten. Wenn der Reis weich ist, zusammen mit dem Obst anrichten und zum Schluss mit den restlichen Kokosraspeln bestreuen.

Gesundheitsplus: Milchreis ist ein wertvoller Kohlenhydratlieferant, der auch mit fettarmer Milch zubereitet werden kann. Kokosmilch enthält wertvolles Selen.

KARTOFFELPFANNE MIT FETA ODER KÄSEERSATZ

MAN BENÖTIGT FÜR VIER PERSONEN:

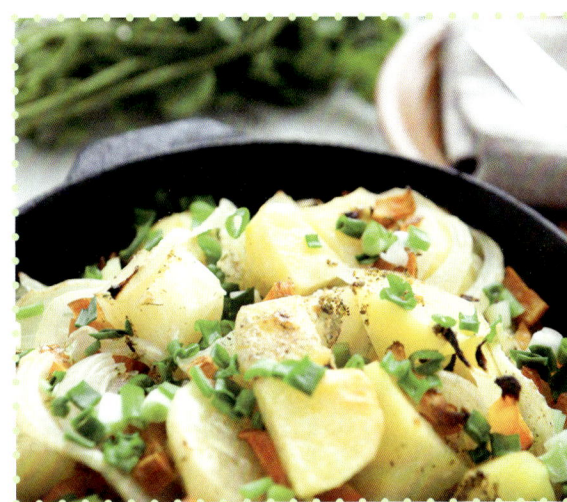

- 250 g Kartoffeln
- 2-3 EL raffiniertes Rapsöl
- 3 Karotten, eine halbe Lauchstange
- 1 rote Spitzpaprika
- 1 Schalotte
- Thymian, Oregano und Rosmarin nach Bedarf sowie auch Salz und Pfeffer
- 250 g Cocktailtomaten
- Ggf. 250 g Feta oder Käseersatz

ZUBEREITUNG:

Geschälte Kartoffeln würfeln und zusammen mit der klein geschnittenen Schalotte im Rapsöl bei mittlerer Hitze für ca. 10-15 min andünsten. Gemüse waschen, ggfs. schälen und in mundgerechte kleine Stücke schneiden. Das Gemüse zu den Kartoffeln geben und weitere 25 min andünsten lassen. Mit den Kräutern, Salz und Pfeffer abschmecken. Zuletzt die Tomaten halbieren und kurz mit erwärmen lassen. Der Feta bzw. Käseersatz wird bei Bedarf vor dem Servieren in Stückchen unter die Kartoffelpfanne gemischt.

Gesundheitsplus: Kartoffeln liefern neben wertvollen Ballaststoffen auch Vitamin C für die Immunabwehr. Viele gesundheitsfördernde sekundäre Pflanzenstoffe sind in Lauch, Karotten, Paprika, Schalotten, Cocktailtomaten sowie Thymian, Oregano und Rosmarin enthalten.

QUINOAGERICHT MIT SALAT, AVOCADOCREME UND SESAMMUS

MAN BENÖTIGT FÜR ZWEI PERSONEN:

- 100 g Quinoa
- 200 ml Gemüsebrühe
- 1 Zwiebel
- Etwas Salz
- 1 Avocado
- 1 halbe Zitrone
- 12 Cocktailtomaten
- Etwas Knoblauch
- Eine halbe Gurke
- Etwas schwarzer Pfeffer

- Salatdressing aus:
- 2 TL Leinöl
- 1-2 TL Weizenkeimöl
- 1-2 EL Olivenöl und Balsamicoessig nach Belieben
- Etwas Ahornsirup
- Salz und Pfeffer
- Etwas Senf
- Schnittlauch

ZUBEREITUNG:

Quinoa nach Anweisung in Gemüsebrühe kochen lassen. Währenddessen die Zwiebel andünsten und zur Seite stellen. Avocado schälen, entkernen und in kleine Stückchen schneiden. Mit einer Gabel zu Avocadomus zerstampfen und mit dem Saft der halben Zitrone verrühren. Nach Geschmack mit Knoblauch, Salz und Pfeffer würzen. Vier Cocktailtomaten halbieren und dazugeben. Gurke schälen und zusammen mit den restlichen acht Tomaten zu einem Salat mit einem Dressing aus den oben genannten Zutaten anmachen. 1-2 TL Sesammus mit 125 g fettarmen Naturjoghurt oder Sojajoghurt sowie etwas Salz, Pfeffer, ein wenig Balsamicoessig und Ahornsirup verrühren. Quinoa mit der angedünsteten Zwiebel vermengen und den fertig angemachten Salat drübergeben. Nach Bedarf das Sesam-Joghurt-Gemisch über Salat und Quinoa geben.

Gesundheitsplus: Quinoa enthält hochwertiges Eiweiß, Magnesium und Eisen und hilft bei einer bedarfsdeckenden Versorgung.

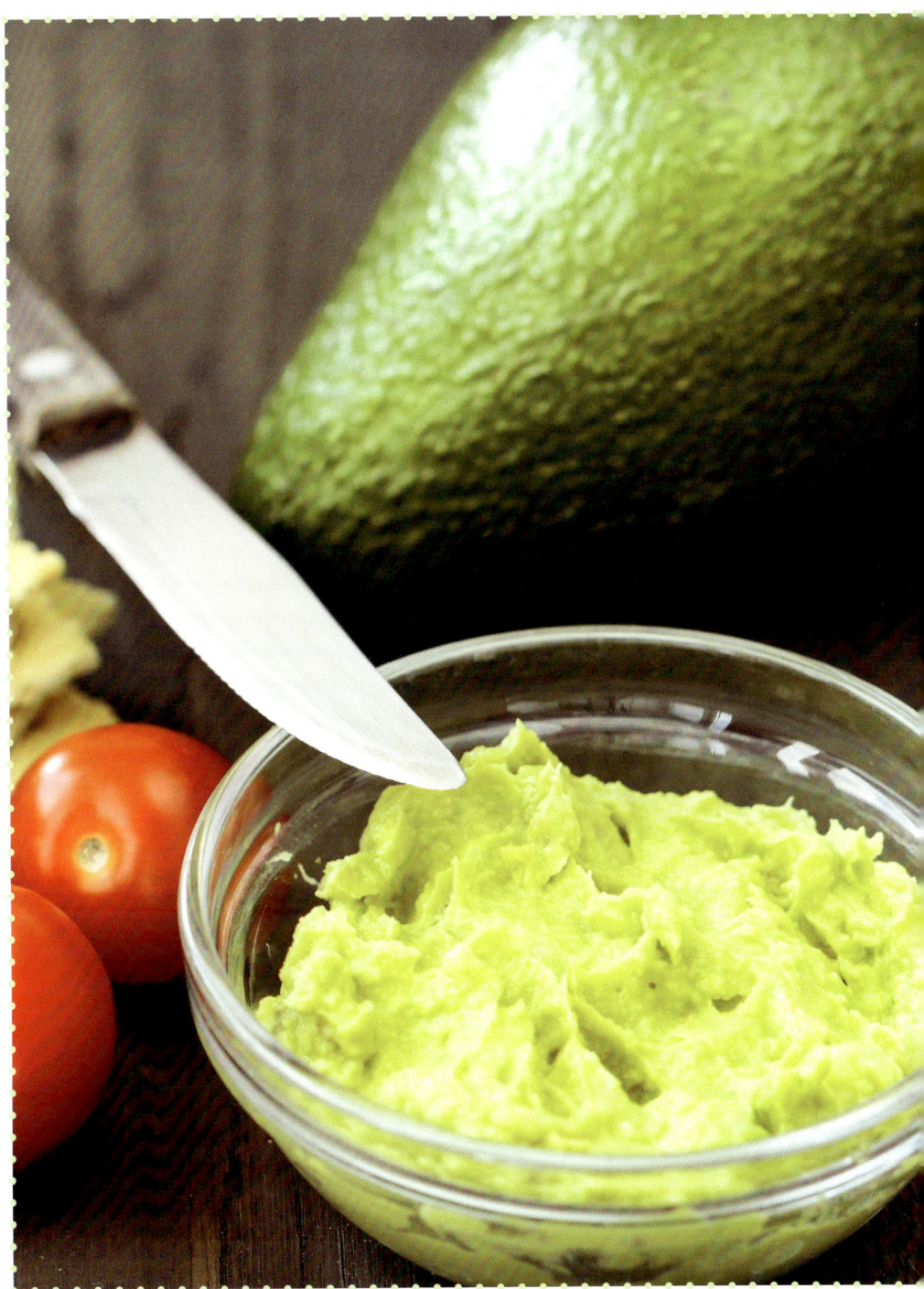

GEMÜSELASAGNE MIT HÜLSENFRÜCHTEN ALS FLEISCHERSATZ

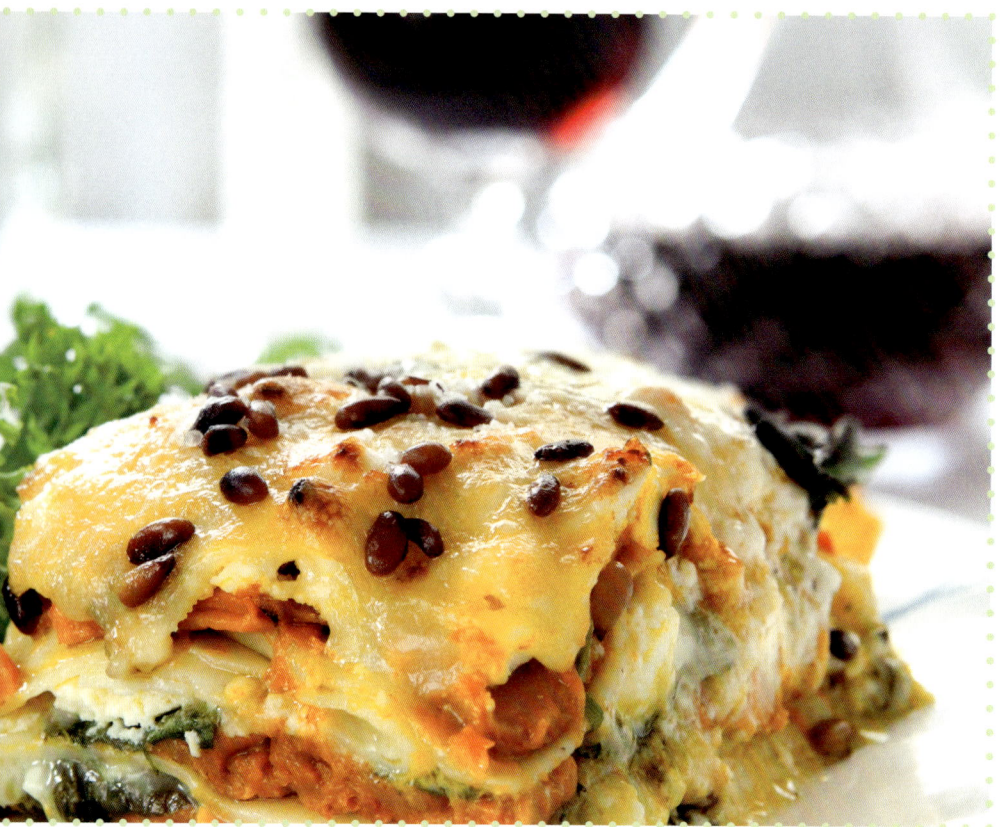

MAN BENÖTIGT FÜR EINE AUFLAUFFORM:

- Lasagneblätter
- Pürierte Tomaten, ca. 200-400 g (nach Bedarf)
- 2 kleine Zucchini
- Ein Drittel von der Lauchstange
- 2 Karotten
- 1 Zwiebel
- Etwas Knoblauch, etwas Thymian, Rosmarin, Oregano, Salz und Pfeffer
- Ca. 60 g Linsen
- Gemüsebrühe
- 1 Schalotte
- 1 EL Margarine oder 1-2 EL raffiniertes Rapsöl
- Ca. 1 EL Dinkelmehl (z. B. Typ 630)
- Etwas Muskatnuss, Salz und Pfeffer
- 400 ml fettarme Milch bzw. Soja- oder Reismilch
- Streukäse oder Käseersatz nach Bedarf

ZUBEREITUNG:

Zunächst müssen die Linsen nach Packungsanweisung (20 min) gekocht werden. Danach die pürierten Tomaten dazugeben und alles mit Salz, Pfeffer und Kräutern nach Bedarf abschmecken. In einer Pfanne die klein geschnittene Zwiebel zusammen mit dem klein geschnittenen Gemüse (Zucchini, Lauch und Karotten) sowie dem klein gehackten Knoblauch andünsten und mit Thymian, Rosmarin, Oregano sowie etwas Salz und Pfeffer abschmecken. Für die Zubereitung der Bechamelsoße lässt man die Margarine im Topf schmelzen bzw. erhitzt das Rapsöl. Unter ständigem Rühren wird das Mehl sowie auch etwas Salz, Pfeffer und Muskatnuss hinzugegeben. Die Mehlschwitze wird mit ca. 400 ml Milch unter ständigem Rühren aufgegossen. So lange rühren, bis sich eine dickflüssige Soße gebildet hat. In eine Auflaufform zunächst die Nudelblätter legen und mit der Linsen-Tomaten-Soße bedecken. Anschließend erneut Lasagneblätter oben drauflegen und mit Gemüse belegen. Nach Belieben mit Bechamelsoße versehen. Alles wiederholt sich so lange, bis Gemüse und Linsensoße vollständig aufgebraucht sind. Wichtig ist es, darauf zu achten, dass die Nudelblätter genügend Flüssigkeit ziehen können. Am Schluss mit Käse oder Käseersatz bestreuen und im Backofen bei ca. 200° C auf mittlerer Schiene für 20-25 min backen.

Gesundheitsplus: Linsen bieten ein sehr hochwertiges Eiweiß und enthalten für pflanzliche Lebensmittel nennenswerte Mengen an Eisen. Das in der Zwiebel enthaltene Vitamin C fördert die Eisenaufnahme aus den Linsen.

BULGUR-RISOTTO MIT RUCOLA UND COCKTAILTOMATEN

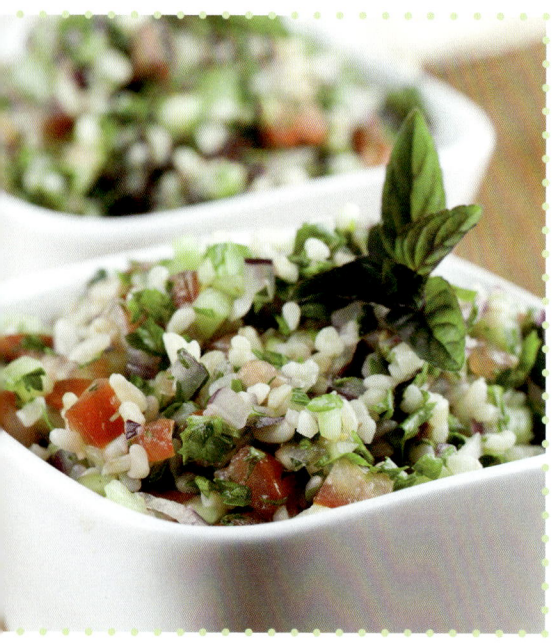

MAN BENÖTIGT FÜR VIER PERSONEN:

- 2 Zwiebeln
- 2 Knoblauchzehen
- 300 g Champignons
- 200 g Cocktailtomaten
- 75 g geriebener Peccorinokäse oder Parmesan
- 3 EL Olivenöl
- 300 g Bulgur
- 500 ml Gemüsebrühe
- Etwas Weißwein
- ½ Becher fettreduzierte Crème fraîche
- ½ Bund Petersilie
- 100 g Rucola
- Salz und Pfeffer

ZUBEREITUNG:

Zwiebeln und Knoblauch schälen und fein würfeln. Geputzte Champignons halbieren. Kirschtomaten in einem Topf kurz anbraten und wieder herausnehmen. Champignons in dem gleichen Topf anbraten. Zwiebeln und Knoblauch hinzufügen. Bulgur ebenfalls dazugeben. Alles mit Gemüsebrühe, etwas Weißwein und der Crème fraîche versehen, aufkochen lassen und für ca. 10 min bei schwacher Hitze köcheln lassen. Rucola in Streifen schneiden und zusammen mit dem Peccorinokäse und den halbierten Cocktailtomaten unter das Risotto heben. Am Schluss noch mit etwas gehackter Petersilie bestreuen.

Gesundheitsplus: Bulgur ist reich an B-Vitaminen, Vitamin E, Phosphor, Magnesium und Kalzium. Zugleich liefert Bulgur wertvolle Ballaststoffe.

GEMÜSEKUCHEN MIT BROKKOLI UND KAROTTEN

MAN BENÖTIGT FÜR VIER PERSONEN:

- 250 g Dinkelmehl
- 1 TL Salz
- 3 Eier
- 150 ml Milch
- ½ Würfel Hefe (= ca. 21 g)
- 1 EL Olivenöl
- 1 EL raffiniertes Rapsöl
- 500 g Brokkoli
- 300 g Karotten
- Etwas Gemüsebrühe
- 2 Schalotten
- 200 g körniger Frischkäse
- ½ TL Thymian
- 150 g saure Sahne
- Pfeffer
- Etwas Muskatnuss

ZUBEREITUNG:

Mehl mit Salz mischen und ein Ei hinzugeben. Milch leicht erwärmen, Hefe und 1 EL Olivenöl dazugeben. Zusammen mit der Mehlmischung zu einem glatten Teig verkneten. An einem warmen Ort für ca. 40 min gehen lassen. Brokkoli in kleine Röschen schneiden und die Karotten würfeln. Das Gemüse in etwas Gemüsebrühe für ein paar Minuten garen lassen. Zwiebeln klein schneiden und in einem 1 EL Rapsöl glasig dünsten. Hefeteig ausrollen und in eine gefettete Tarteform (Durchmesser: 28 cm) geben. Den Teig nochmals für 10-15 min gehen lassen. Dann das Gemüse darauf verteilen und löffelweise den Frischkäse zwischen dem Gemüse platzieren. Thymian, zwei Eier, saure Sahne, Salz, Pfeffer und etwas Muskatnuss verrühren und über das Gemüse gießen. Den Kuchen im vorgeheizten Backofen (Umluft: 175° C, sonst 200° C) für 40 min backen.

Gesundheitsplus: Brokkoli enthält Eisen und Kalzium. Karotten liefern wertvolles ß-Karotin, die Vorstufe von Vitamin A.

VOLLKORNSPAGHETTI MIT TRÜFFELSOSSE

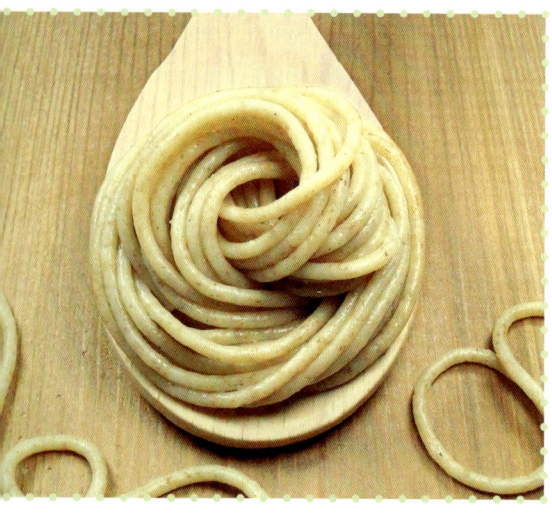

MAN BENÖTIGT FÜR VIER PERSONEN:

- 500 g Vollkornspaghetti
- Etwas Salz
- 5 EL Reissahne
- 2 EL raffiniertes Rapsöl
- 1 EL Trüffelöl
- 8-10 kleine Champignons
- 70 g Pinienkerne
- 2-3 Knoblauchzehen
- 6 getrocknete Tomaten
- 1-2 Stangen Lauchzwiebeln
- Kräutersalz und schwarzer Pfeffer

ZUBEREITUNG:

Spaghetti bissfest kochen. Pinienkerne klein hacken und zusammen mit dem klein geschnittenen Knoblauch in einer Pfanne für ca. 5 min in 2 EL Rapsöl andünsten. Champignons halbieren und die in kleine Stücke geschnittenen, getrockneten Tomaten hinzugeben. Zuletzt noch die in kleine Ringe geschnittenen Lauchzwiebeln dazugeben und mit Kräutersalz und Pfeffer abschmecken. Von der Herdplatte nehmen und mit dem Trüffelöl vermischen. Zum Schluss die Reissahne druntergeben, alles gut verrühren und zusammen mit den Spaghetti servieren.

Gesundheitsplus: Vollkornnudeln enthalten mehr Mineralstoffe, Vitamine und Ballaststoffe als herkömmliche Nudeln. Champignons sind gute Vitamin-D-Lieferanten. Lauchzwiebeln wirken antimikrobiell und beinhalten Vitamin C für die Immunabwehr.

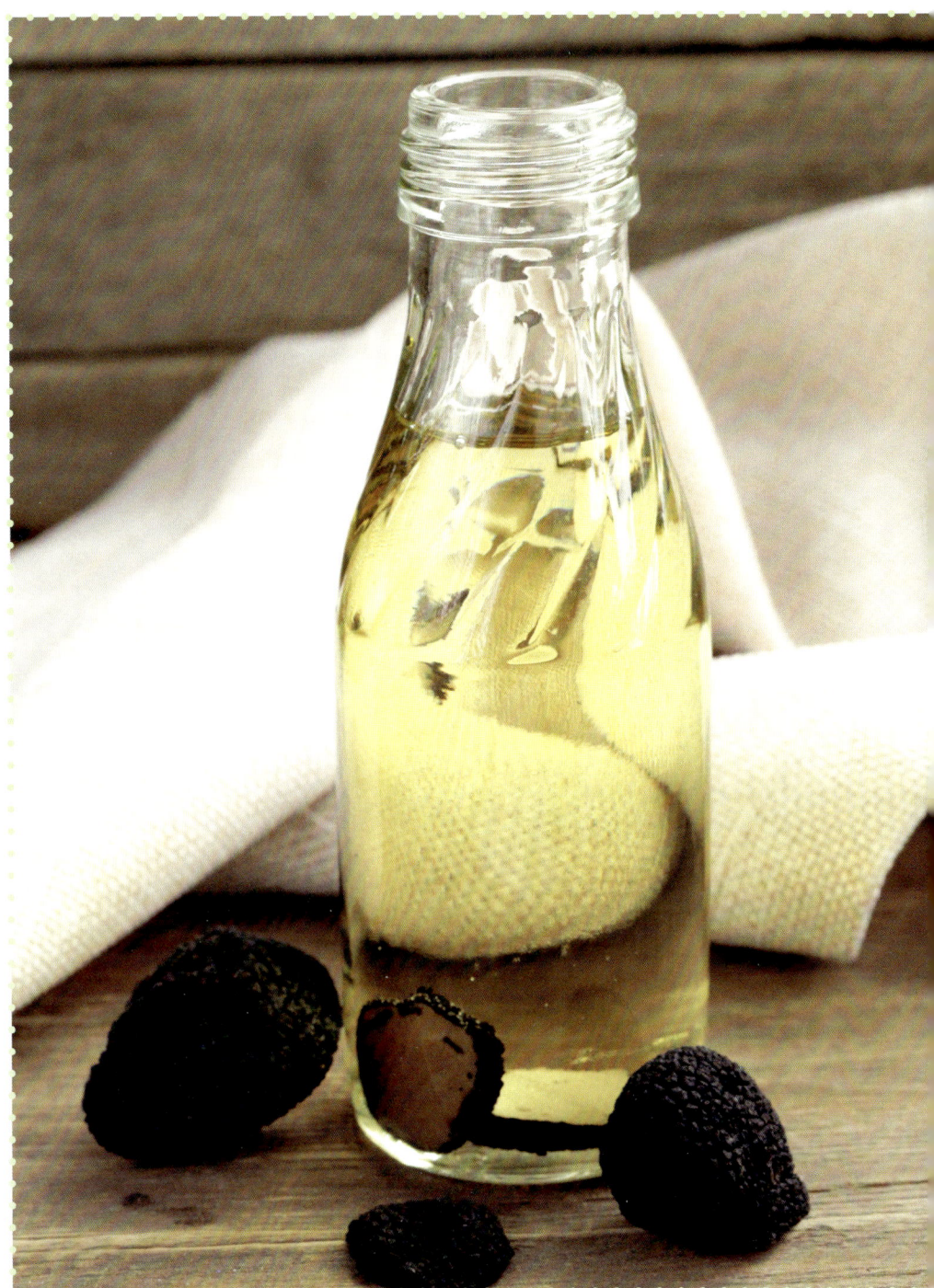

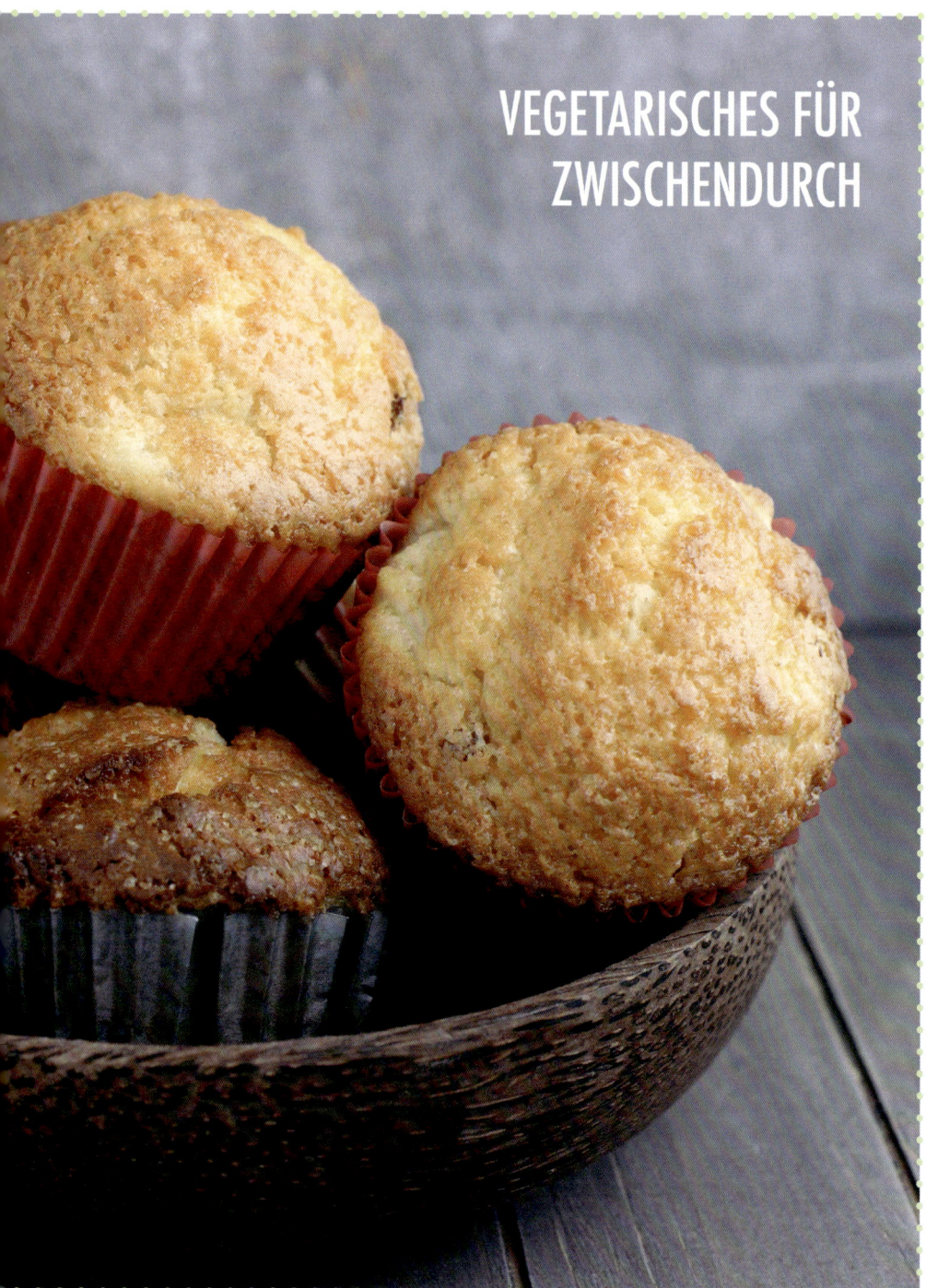

VEGETARISCHES FÜR ZWISCHENDURCH

OBSTKUCHEN MIT MANDELPLÄTTCHEN

MAN BENÖTIGT:

- 200 g Margarine
- 350 g Dinkelmehl
- 60 g Zucker
- 3-4 EL Ahornsirup
- 1 Päckchen Vanillezucker
- 1 Prise Salz
- Ein halbes Päckchen Backpulver
- 750 g Äpfel oder Birnen
- 4 EL getrocknete Cranberries
- 25 g Margarine
- 4 EL Ahornsirup
- 1 EL Zucker
- 100 g gehobelte Mandeln
- 3 EL Mandelsahne

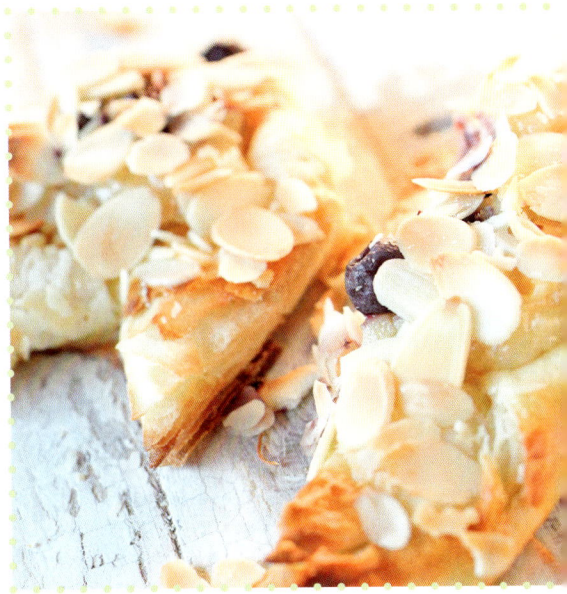

ZUBEREITUNG:

Margarine, Zucker, Ahornsirup, Vanillezucker und eine Prise Salz miteinander verrühren. Mehl und Backpulver dazugeben und alles zu einem homogenen Teig verkneten. Den Teig in eine gefettete Springform (Durchmesser: 26 cm) geben, auf dem Boden andrücken und einen kleinen Rand hochziehen. Äpfel oder Birnen vierteln, schälen, Kerngehäuse entfernen und würfeln. Cranberries und 3 EL Mandelsahne hinzufügen. Obstmasse auf dem Teig verteilen. Den Kuchen im vorgeheizten Backofen bei 200° C Ober- und Unterhitze für ca. 50 min backen. Währenddessen den Zucker in der Pfanne schmelzen lassen und dann die Margarine dazugeben. Mandeln und Ahornsirup ebenfalls hinzufügen und alles gut miteinander verrühren. Mandelmasse ca. 10 min vor Backzeitende auf dem Kuchen verteilen und weiterbacken lassen.

BLAUBEER-CUPCAKES MIT PFIFF

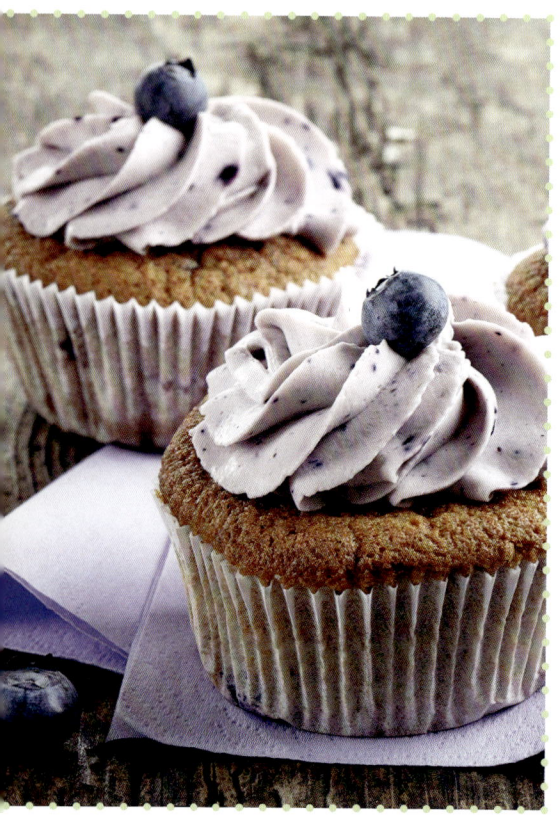

MAN BENÖTIGT:

- 180 g Dinkelmehl
- 80 ml raffiniertes Rapsöl
- 80 g Zucker
- 1 EL Ahornsirup
- 1,5 TL Backpulver
- 100 g Sojajoghurt
- 100 ml kohlensäurehaltiges Mineralwasser
- Etwas Zitronensaft
- 1 Päckchen Vanillezucker
- 1 Prise Salz
- 1 EL Mandelmehl (alternativ: Sojamehl
  oder Braunhirse)
- 12 Papierförmchen

Für das Topping:
- 150 ml Mandelsahne
- Ca. 100 g pürierte Blaubeeren (alternativ: Himbeeren)
- 12 Blaubeeren zum Verzieren

ZUBEREITUNG:

Zucker, Vanillezucker, eine Prise Salz mit dem Öl vermischen und den Sojajoghurt hinzufügen. Mineralwasser dazugeben und wieder alles gut vermischen. Dinkelmehl, Mandelmehl und Backpulver ebenfalls miteinander vermischen und unter Rühren zu der nassen Masse geben. Teig in die Muffinsformen füllen und bei 180° C Ober- und Unterhitze für ca. 20 min backen. Währenddessen die Blaubeeren pürieren und die Mandelsahne steif schlagen. Etwas Blaubeersaft zur Sahne geben. Die gefärbte Sahne auf die fertigen und abgekühlten Muffins geben und jeweils mit einer Blaubeere in der Mitte verzieren.

JOGHURT-MILCHSHAKE MIT OBST

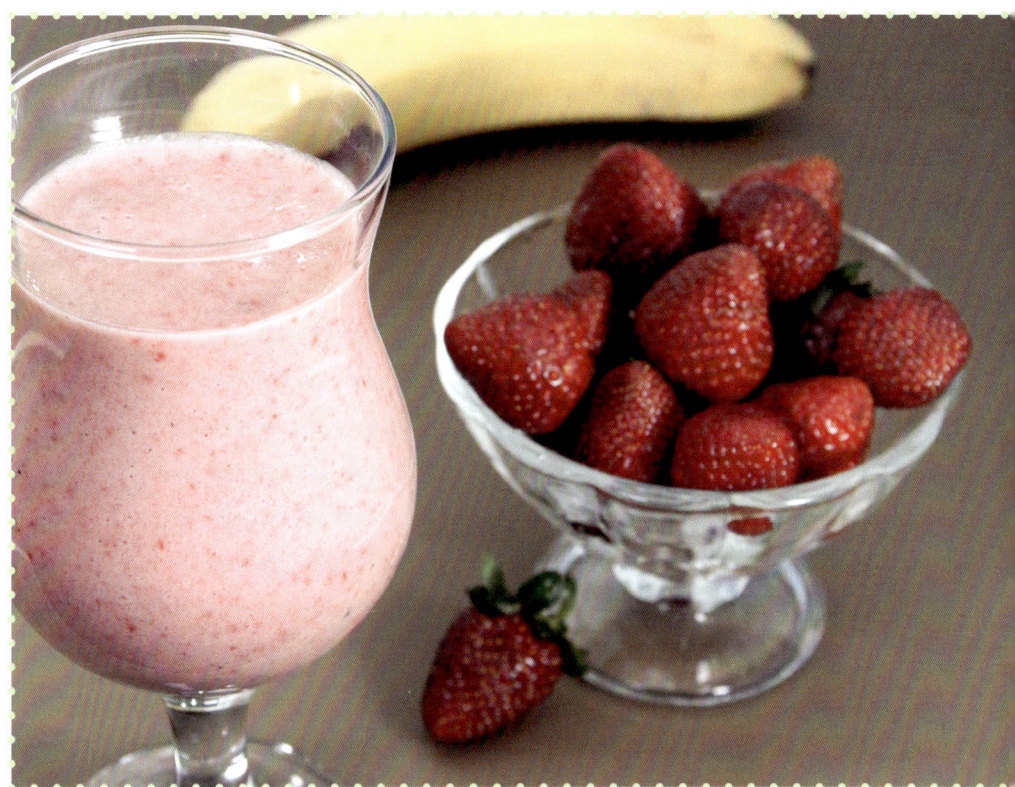

MAN BENÖTIGT:

- 200 ml fettarme Milch (auch Getreide- oder Sojamilch)
- 125 g Joghurt (auch auf Sojabasis)
- Eine halbe Banane und etwas Beerenobst
- Eine Prise Zimt
- Bei Bedarf etwas Honig oder Mandelmus

ZUBEREITUNG:

Milch und ggfs. Joghurt zusammenschütten, Banane zerkleinern und zusammen mit dem Beerenobst hinzufügen. Etwas Zimt und Honig bzw. Mandelmus hinzugeben. Alles mit dem Handmixer gut verrühren, schaumig schlagen und in einem Glas servieren.

VEGANER SHAKE ZUR REGENERATIONSBESCHLEUNIGUNG

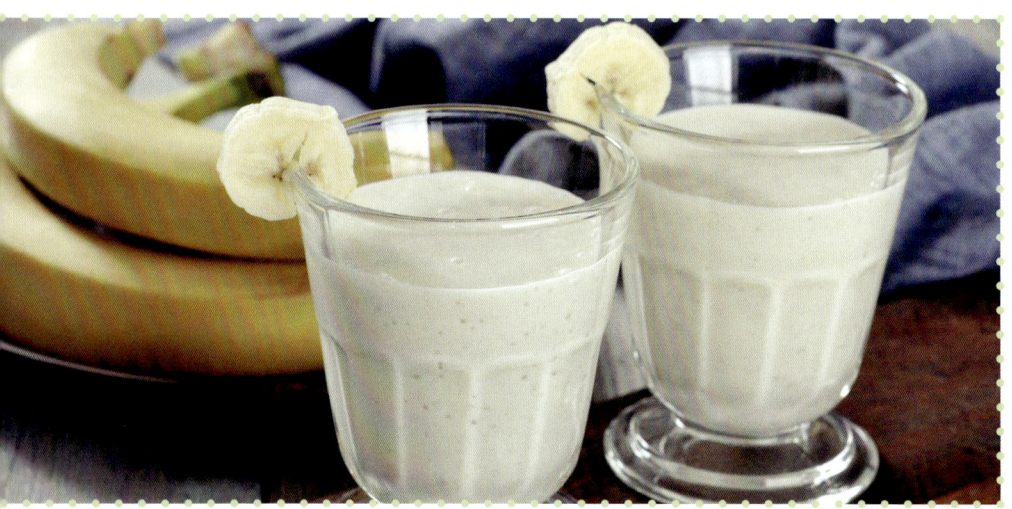

MAN BENÖTIGT:

- 300 ml Sojamilch
- 1 Banane
- 1 TL Braunhirse
- 1 TL Mandelmus oder Erdnussmus

ZUBEREITUNG:

Banane klein schneiden und zusammen mit den anderen Zutaten in ein hohes Rührgefäß geben. Mit dem Mixer alles gut miteinander vermengen und in einem Glas servieren.

Zusammen mit einigen Kürbis-, Sonnenblumenkernen oder ungerösteten Erdnüssen verzehren. Guten Appetit!

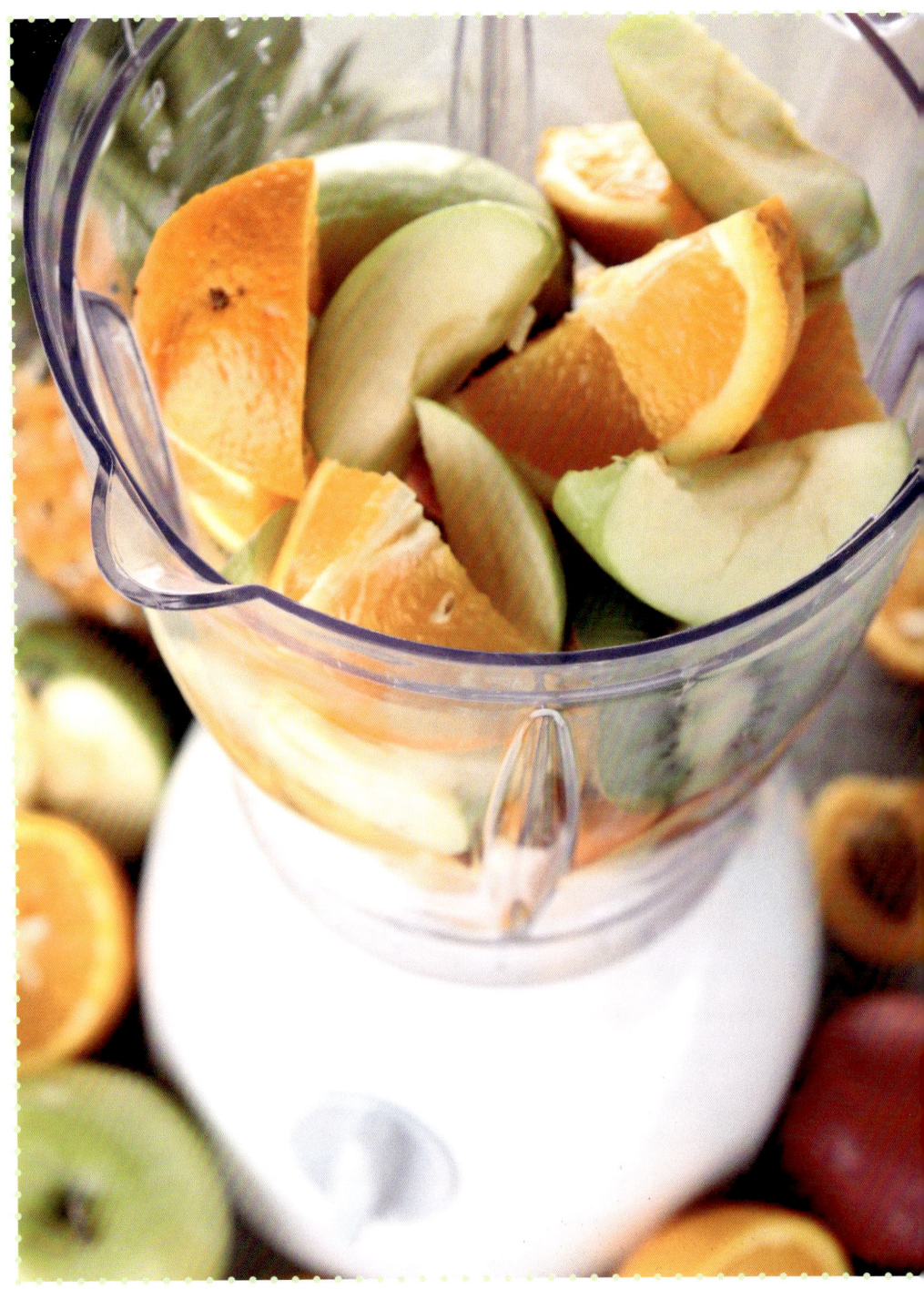

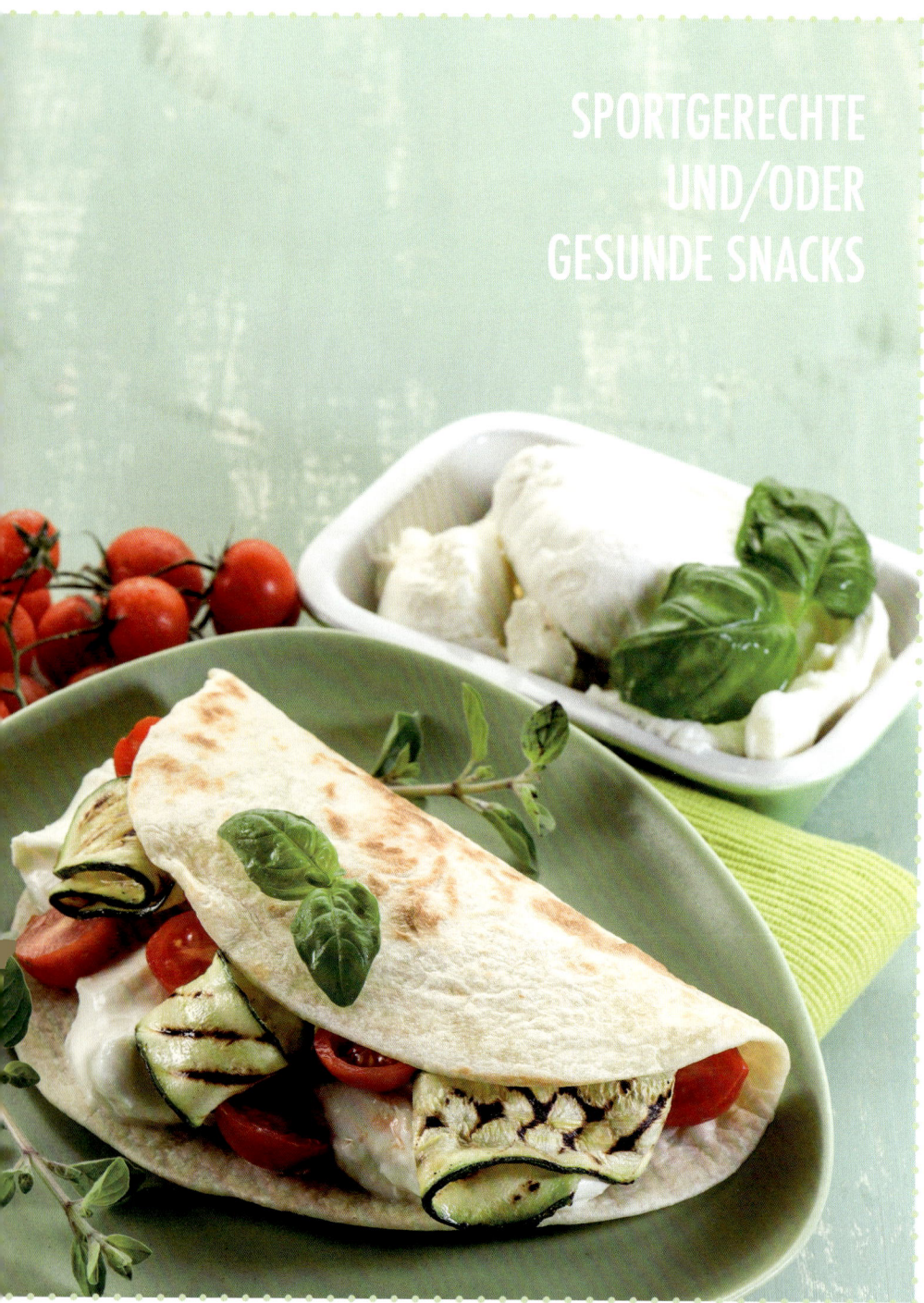

SPORTGERECHTE UND/ODER GESUNDE SNACKS

GESUNDE POWERRIEGEL

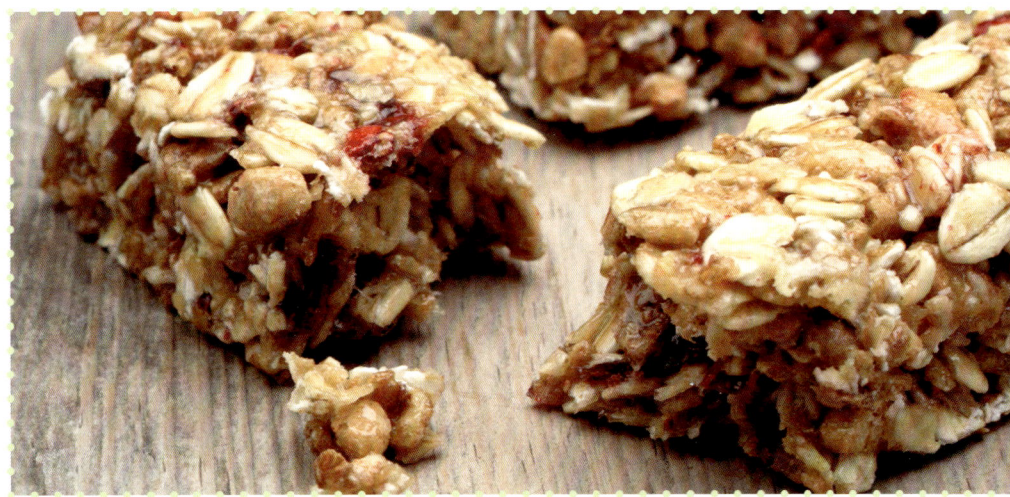

MAN BENÖTIGT FÜR CA. 20 ENERGIERIEGEL:

- 30 g Butter oder Margarine
- 30 g Zucker
- 100 g Honig (oder nach Belieben Ahornsirup)
- 1 TL Zitronensaft
- 150 g Haferflocken
- 50 g knusprige Haferfleks (Dinkelpops oder Amarant)
- 30 g grob gehackte Walnüsse
- Ca. 100 g Trockenobst gemischt (Weintrauben, Cranberries, getrocknete Aprikosen).

ZUBEREITUNG:

Fett zusammen mit Zucker und Honig in einem Kochtopf schmelzen. Zitronensaft, Haferflocken, Haferfleks (oder Amarant) und Nüsse hinzufügen. Alles unter ständigem Rühren goldgelb rösten. Das Trockenobst in kleine Stücke schneiden und unter die Masse rühren. Auf ein mit Backpapier ausgelegtes Backblech streichen und auf mittlerer Einschubleiste im vorgeheizten Backofen bei ca. 150° C (Ober-/Unterhitze; Umluft: ca. 130° C) für 10-15 min trocknen lassen. Noch warm in Riegel oder Stückchen schneiden und abkühlen lassen. In einer gut verschließbaren Dose aufbewahren.

Nährwertangaben pro Stück: Ca. 100 kcal, 2 g Eiweiß, 2,5 g Fett und 15 g Kohlenhydrate.

REISKUCHEN MIT BISS

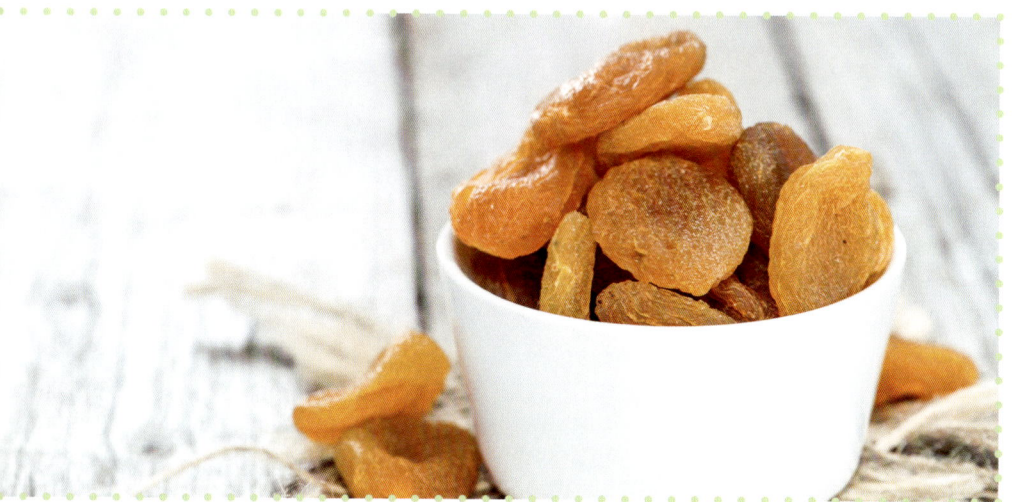

MAN BENÖTIGT FÜR CA. 20 REISKUCHEN:

- 500 g Milchreis
- 2 l Milch (1,5 % Fett)
- 130 g getrocknete Aprikosen (gerne auch gemischt mit Cranberries)
- 1 mittelgroßer Apfel
- 130 g Weintrauben
- 2 EL Honig
- 2 EL Ahornsirup
- 1 Prise Salz
- Etwas Zimt

ZUBEREITUNG:

Milch aufkochen lassen und Reis hinzugeben. Unter ständigem Rühren ca. 5 min kochen lassen. Platte ausschalten und den Milchreis im geschlossenen Topf 30 min lang quellen lassen. Apfel schälen und in kleine Würfel schneiden. Trockenobst und Apfelstückchen zusammen mit Honig und Ahornsirup mischen und zum Milchreis geben. Mit etwas Salz und Zimt abschmecken. Die Masse auf ein mit Backpapier ausgelegtes Backblech streichen, gleichmäßig verteilen und im Backofen (Ober-/Unterhitze ca. 200° C, bei Umluft ca. 180° C) für ca. 25-30 min goldgelb backen. Nach dem Abkühlen in gleich große Stücke schneiden.

Nährwertangaben pro Stück: Ca. 115 kcal, 5 g Eiweiß, 3 g Fett und 16 g Kohlenhydrate.

VEGANER BIRNEN-SCHOKOLADEN-KUCHEN ZUM GENIESSEN!*

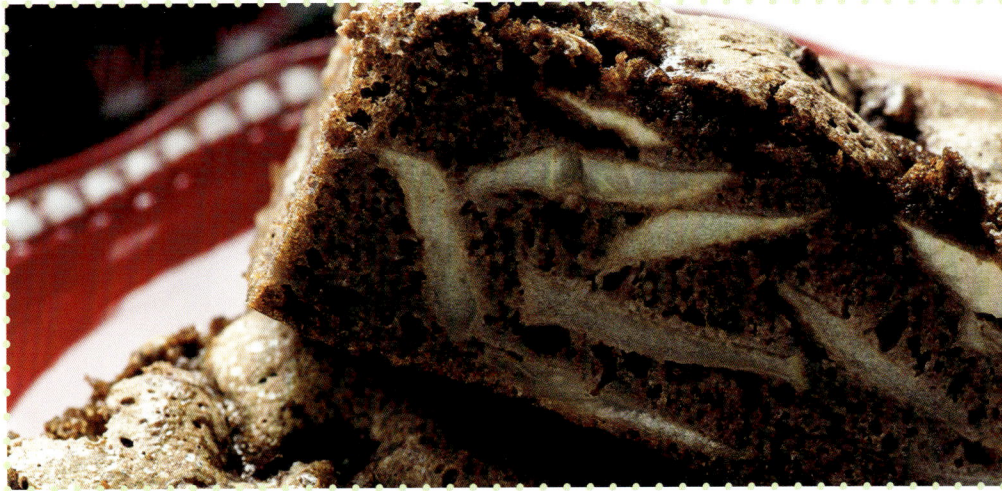

MAN BENÖTIGT:

- 2 TL Chiasamen
- 150 g Zucker
- ½ Pckg. Vanillezucker
- 1 Prise Salz
- Ca. 80 g Pflanzenfett
- 100 g Zartbitterschokolade
- Ca. 150 ml Soja-, Reis- oder Mandelmilch
- 200 g Dinkelmehl
- 75 g gemahlene weiße Mandeln
- 1 TL Backpulver
- Eine klein geschnittene weiche Birne
- 2 EL klein gehackte Walnüsse

ZUBEREITUNG:

Chiasamen in einer halben Tasse Wasser aufquellen lassen und anschließend mit Zucker, Vanillezucker und einer Prise Salz verrühren. In einer Pfanne das Pflanzenfett zusammen mit der Schokolade und dem Pflanzendrink vermengen und schmelzen lassen. Die Schokoladenmasse abkühlen lassen und mit der Chiasamenmischung vermengen. Jetzt kommen Dinkelmehl, gemahlene Mandeln, das Backpulver, Birnenstückchen und Walnüsse dazu. Die gewählte Backform mit Backpapier auskleiden und den Teig hinzugeben. Alles bei 180 °C für 55 min backen lassen.

* Abgeändertes Rezept, Idee teilweise übernommen von www.vegetarismus.ch

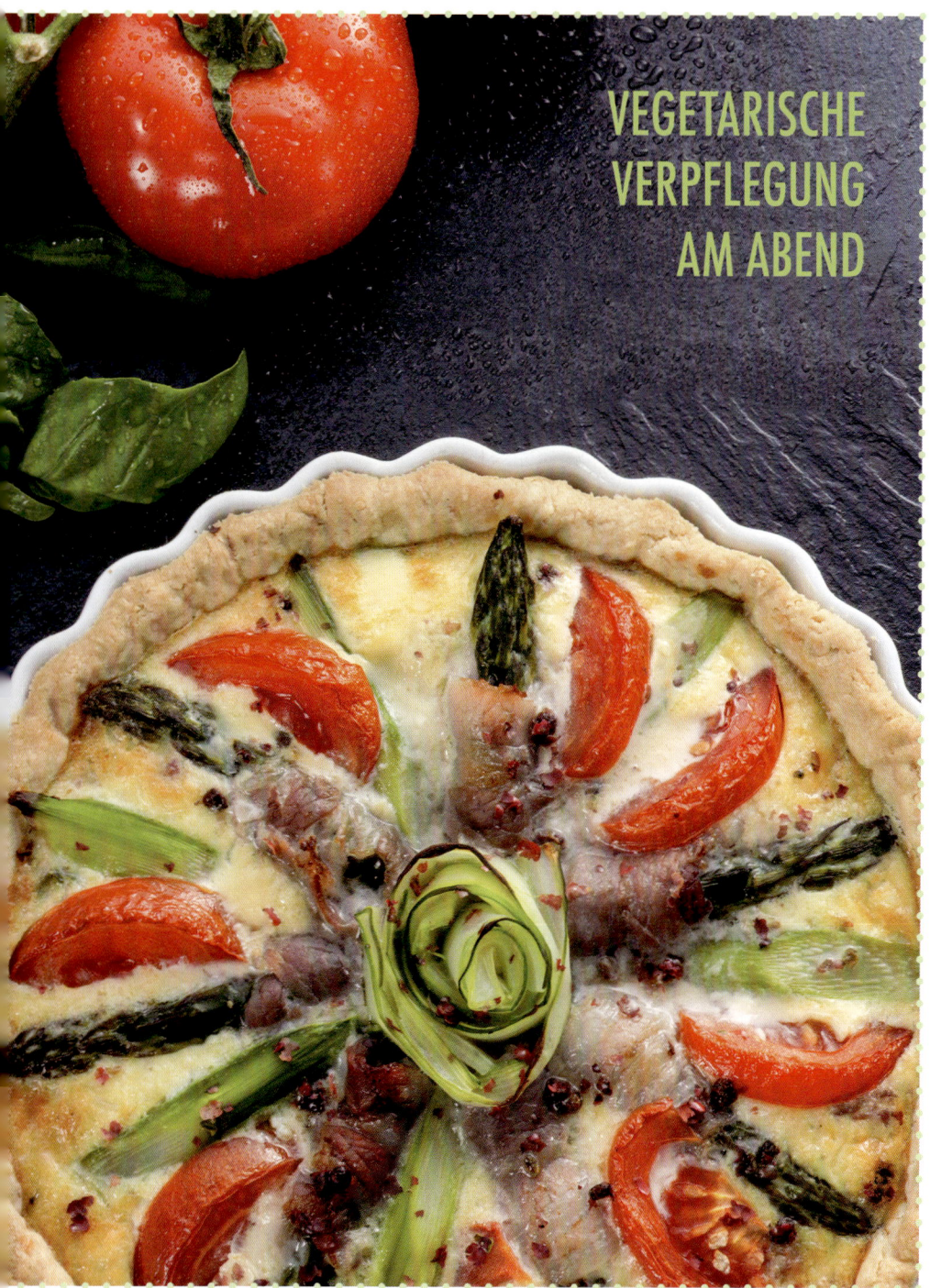

VEGETARISCHE VERPFLEGUNG AM ABEND

GRÜNER BROTAUFSTRICH MIT ZUCCHINI

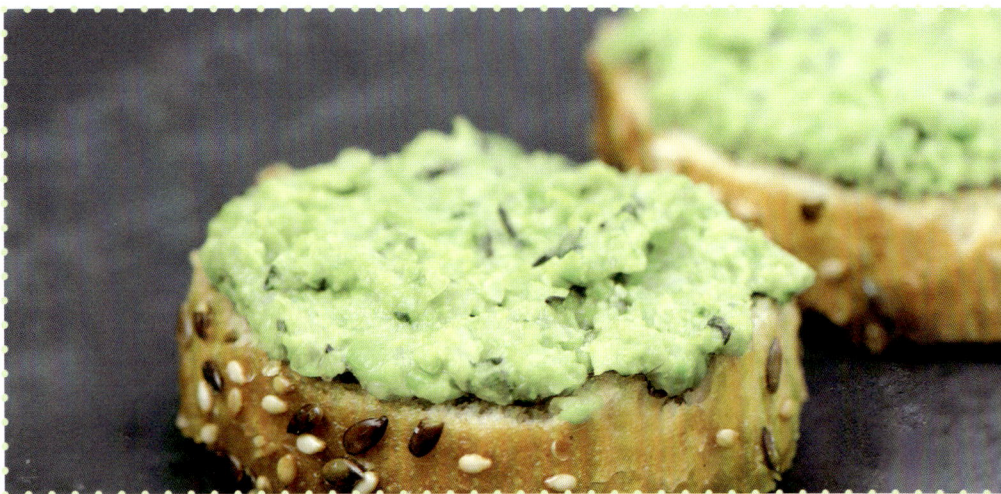

MAN BENÖTIGT:

- 200 g Zucchini
- 1 Knoblauchzehe
- Etwas Pfeffer
- 2-3 EL Olivenöl
- Basilikumblätter
- 1 TL Zitronensaft
- Kräutersalz

ZUBEREITUNG:

Zucchiniwürfel und Knoblauch in der Pfanne mit 1 EL Olivenöl anbraten und für ca. 15 min bei schwacher Hitze schmoren lassen. Basilikumblätter nach Belieben klein hacken und zur Zucchini geben. Das restliche Olivenöl hinzugeben und alles fein pürieren. Am Schluss noch mit Zitronensaft, Salz und Pfeffer abschmecken.

Gesundheitsplus: Die Zucchini liefern wenig Energie, zugleich aber Mikronährstoffe wie Kalium, ß-Karotin, Magnesium sowie auch Vitamin C und Vitamin B$_6$.

BROTAUFSTRICH MIT KOHLRABI UND KAROTTE

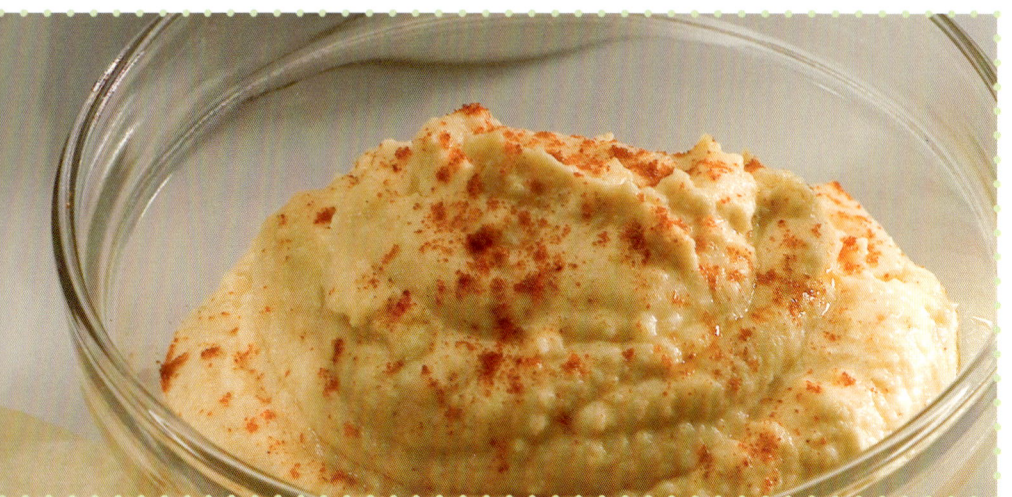

MAN BENÖTIGT:

· 1 Kohlrabi
· 1 Karotte
· 2 TL Sesamkörner
· 1 EL Sesampaste
· 1 TL Zitronensaft
· Kräutersalz
· Schwarzer Pfeffer

ZUBEREITUNG:

Geschälten Kohlrabi und Karotte in Stücke schneiden und mit etwas Gemüsebrühe andünsten, bis beides bissfest ist. Sesamkörner, Sesampaste und Zitronensaft zu dem gegarten Gemüse geben und alles mit dem Mixerstab pürieren. Abschließend mit Kräutersalz und Pfeffer abschmecken.

Gesundheitsplus: Kohlrabi enthält verdauungsfördernde Ballaststoffe, Vitamin C, Magnesium, Kalzium und Vitamin B_6.

BROTAUFSTRICH MIT KICHERERBSEN

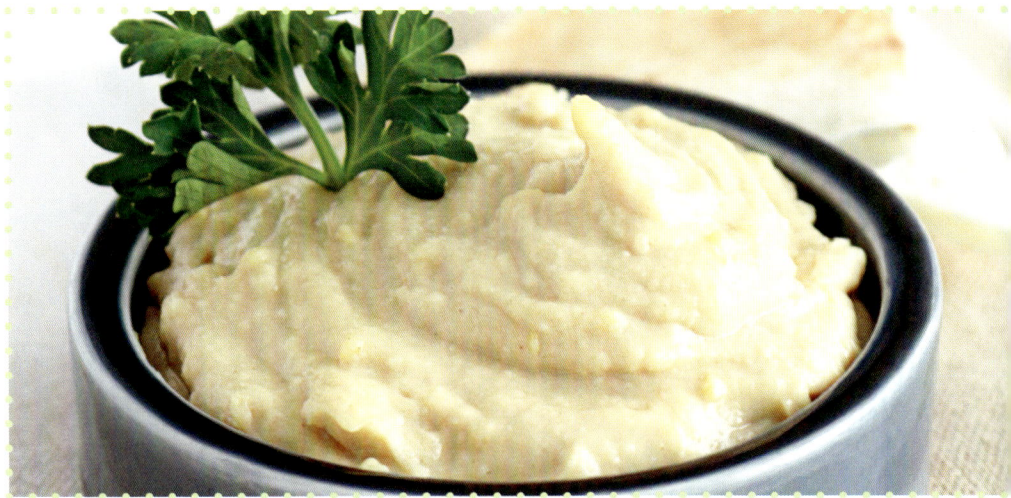

MAN BENÖTIGT:

- 3 Tomaten
- 1 Schalotte
- 1-2 Knoblauchzehen
- 1 Dose Kichererbsen (ca. 285 g)
- 1 TL Weizenkeimöl
- 2 EL Olivenöl
- 3 TL Zitronensaft
- Kräutersalz
- Schwarzen Pfeffer
- Nach Belieben etwas Muskatnuss oder Chili

ZUBEREITUNG:

Tomaten würfeln und zusammen mit klein geschnittener Zwiebel und Knoblauch kurz andünsten. Kichererbsen im Sieb abwaschen und zusammen mit den Ölen und dem Zitronensaft fein pürieren. Angedünstete Tomatenmasse hinzufügen und alles mit Salz und Pfeffer abschmecken. Bei milderem Geschmackswunsch entweder mit etwas Muskatnuss oder bei mehr Schärfe mit Chili abschmecken.

Gesundheitsplus: Kichererbsen sind ein guter Ballaststoff- und Kaliumlieferant. Sie unterstützen die Eisenversorgung und liefern zugleich Magnesium und Kalzium. Das Eiweiß der Kichererbsen ist hochwertig.

ERBSENSUPPE MIT MANDELEINLAGE

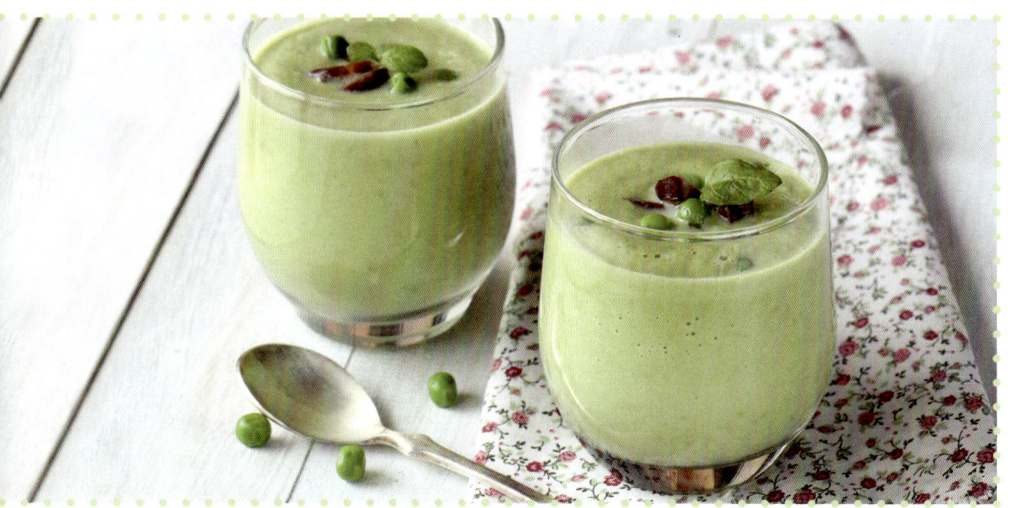

MAN BENÖTIGT FÜR VIER PERSONEN:

- 1 Zwiebel
- 1 EL Olivenöl
- 600 g tiefgefrorene Erbsen
- 100 g Mandelmehl
- 1 l Gemüsebrühe
- 100 g rote Linsen
- 1 Knoblauchzehe
- Etwas Paprikapulver (edelsüß)
- Thymian
- Rosmarin
- Salz und Pfeffer

ZUBEREITUNG:

Klein geschnittene Zwiebel und Knoblauchzehe mit Olivenöl andünsten. Erbsen hinzufügen und alles kurz anbraten lassen. Dann mit Gemüsebrühe aufgießen, die roten Linsen dazugeben und alles bei starker Hitze kurz aufkochen lassen. Etwas Thymian und Rosmarin dazugeben und für insgesamt 15 min zugedeckt fertig garen lassen. Anschließend alles pürieren und Mandelmehl unterrühren. Zuletzt noch mit Salz und Pfeffer abschmecken.

Gesundheitsplus: Erbsen sind magnesiumhaltig und liefern wertvolles pflanzliches Eisen. Sie liefern ebenso Kalium, Vitamin C und Eisen. Sesam beinhaltet Kalzium, Kalium, Magnesium und Vitamin B$_6$.

SELBST GEMACHTE ANTIPASTI MIT BROT

MAN BENÖTIGT FÜR ZWEI PERSONEN:

- 2 Paprikaschoten nach Wahl
- 3 Karotten
- 1 Zucchini
- 6-8 kleine Champignons
- 4 getrocknete Tomaten
- 2 EL Olivenöl
- 1 Knoblauchzehe
- Etwas Zitronensaft
- 50 g gemischte Oliven ohne Kern
- 1 EL Balsamicocreme
- Etwas Basilikum

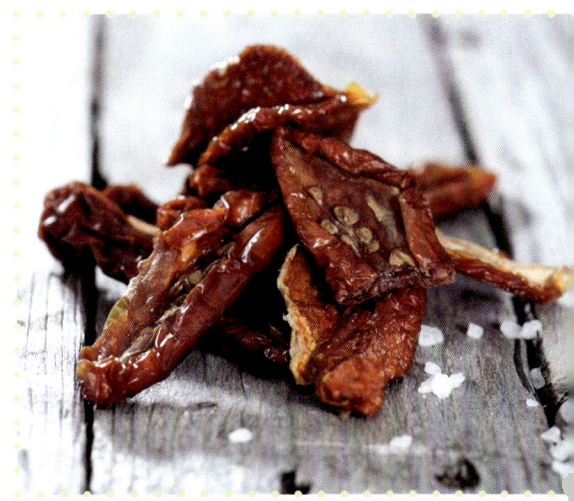

ZUBEREITUNG:

Paprika waschen und längs in feine Streifen schneiden. Karotten schälen und zusammen mit Zucchini schräg in Streifen schneiden. Champignons putzen und halbieren. Getrocknete Tomaten in Streifen schneiden. Gemüse zusammenschütten und in 2 EL Öl in der Pfanne unter Rühren für ca. 6 min anbraten. Von der Platte nehmen und abkühlen lassen. Knoblauch klein schneiden und in das restliche Öl der benutzten Pfanne geben. Zusammen mit dem Zitronensaft, den Oliven und der Balsamicocreme verrühren und alles für 3 min köcheln lassen. Gemüse auf dem Teller anrichten, mit gehackten Basilikumblättern versehen und mit dem Essigsud beträufeln. Mit Brot servieren.

Gesundheitsplus: Karotten, Zucchini und getrocknete Tomaten liefern wertvolles ß-Karotin. Champignons enthalten Vitamin D. Ein gelungener Cocktail von antioxidativ-, antimikrobiell-wirksamen und immunstärkenden Substanzen.

POLENTASTÜCKCHEN MIT PAPRIKAGEMÜSE

MAN BENÖTIGT FÜR VIER PERSONEN:

- 400 ml Gemüsebrühe
- 400 ml Milch bzw. Reismilch
- 2 EL Olivenöl
- Salz
- 200 g Maisgrieß
- 1 große Zwiebel
- 3 Schalotten
- 600 g bunte Paprikaschoten

- 2 Knoblauchzehen
- 2-3 EL Olivenöl
- Pfeffer
- Je 1 TL getrockneter Thymian und Rosmarin
- Ca. 400 ml pürierte Tomaten
- Einige Kürbiskerne

ZUBEREITUNG:

Brühe, Milch, Öl und 1 Teelöffel Salz aufkochen lassen. Polenta unter Rühren hinzugeben und erneut kurz aufkochen lassen. Auf der ausgeschalteten Herdplatte ca. 8 min lang quellen lassen. Die heiße Masse auf einem gefetteten Backblech (oder mit Backpapier ausgelegt) zu einem Rechteck (ca. 20 x 28 cm verstreichen und abkühlen lassen. Die Zwiebel schälen und klein schneiden. Paprika in kleine Würfel schneiden und Knoblauch pressen. Ca. 2 EL Öl in einem Topf erhitzen und Zwiebel mit dem Knoblauch glasig dünsten. Paprika hinzufügen und mit Pfeffer, Salz, Thymian und Rosmarin würzen. Pürierte Tomaten dazugeben und ca. 10-15 min köcheln lassen. Mit Salz und Pfeffer nochmals abschmecken. Die Polentaplatte in dreieckige Stückchen schneiden und in einer Pfanne mit etwas Rapsöl leicht anbraten. Auf einen Teller die Paprika-Tomaten-Masse geben und mit zwei Polentaecken bestücken. Am Schluss ein paar Kürbiskerne draufstreuen.

Gesundheitsplus: Paprika liefern viel Vitamin C und ß-Karotin. Sie enthalten auch ein wenig Eisen.

AROMATISCH-WÜRZIGER GEMÜSEEINTOPF

MAN BENÖTIGT:

- 1 kg Auberginen
- 4-5 Kartoffeln
- 2 Schalotten
- 1 rote Paprikaschote
- 4 Tomaten
- 2 Knoblauchzehen
- 2 Karotten
- 1 Zucchini
- Salz
- 1 frische Chilischote
- 3 EL raffiniertes Rapsöl
- Frischer Koriander
- Petersilie
- Roter Basilikum
- Gemüsebrühe zum Auffüllen

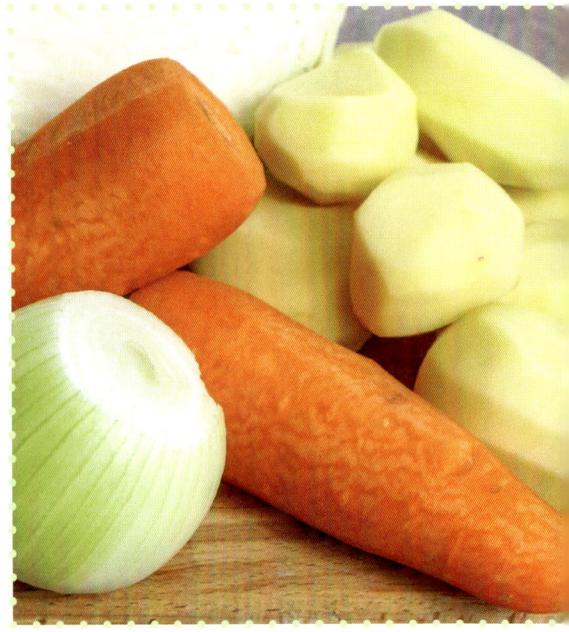

ZUBEREITUNG:

Das Gemüse und die rohen, geschälten Kartoffeln werden in kleine Stücke geschnitten. In einem großen Topf die klein geschnittenen Zwiebeln und Knoblauchzehen andünsten und anschließend das Gemüse hinzufügen. Alles kurz anbraten, Kräuter und Chiliringe hinzufügen und dann mit Gemüsebrühe aufgießen, so lange, bis die oberste Gemüseschicht noch leicht über der Brühe zu sehen ist. Alles so lange köcheln lassen, bis die Kartoffelstückchen gar sind. Mit Fladenbrot servieren.

Gesundheitsplus: Je bunter, desto besser für die Gesundheit. Dieser Eintopf liefert eine Vielzahl an sekundären Pflanzenstoffen.

GEMÜSEQUICHE SPEZIAL

MAN BENÖTIGT FÜR VIER PERSONEN:

- 250 g Dinkelmehl oder Dinkelvollkornmehl
- Etwas Salz
- 120 g kalte Margarine oder Butter
- 1 kleine Stange Lauch
- 1 Schalotte
- 2-3 Knoblauchzehen
- 1 Karotte
- 1 rote Spitzpaprikaschote
- 2 EL Pinienkerne
- 3 Eier (siehe vegane Ei-Ersatzmöglichkeiten)
- 200 g Sahne oder fettreduzierten Schlagrahm
- 100 g geriebenen Käse
- 6 EL geriebenen Parmesan
- 1 rohe mittelgroße Kartoffel
- Schwarzen Pfeffer
- Etwas Muskatnuss

ZUBEREITUNG:

Mürbeteig aus Mehl, 1 TL Salz und Fett herstellen. Bei Bedarf etwas Wasser hinzufügen. Teigkugel für ca. 1 h im Kühlschrank kalt stellen oder für ca. 20 min ins Tiefkühlfach geben. Lauch in Ringe, Paprikaschote würfeln und Karotten längs schneiden. Schalotte in einer beschichteten Pfanne zusammen mit dem geschnittenen Gemüse andünsten und klein geschnittenen Knoblauch hinzufügen. Pinienkerne untermischen. Backofen auf 200° C vorheizen. Eier kurz schlagen und mit Sahne und Parmesan verrühren. Nach Belieben pfeffern und mit Muskatnuss abschmecken. Den Teig in eine gefettete Spring- oder Tarteform ausbreiten und mit dünnen, rohen Kartoffelscheiben belegen. Dann die Gemüsemischung auf dem Teigboden verteilen und mit der Eiermasse gleichmäßig übergießen. Zum Schluss den geriebenen Käse drüberstreuen. Für ca. 35 min im Backofen backen lassen.

Gesundheitsplus: Pinienkerne liefern Magnesium, Kalium und ungesättigte Fettsäuren.

GEMÜSE-CHUTNEY

MAN BENÖTIGT FÜR CA. FÜNF EINWECKGLÄSER À CA. 450 ML:

- Ca. 1,7 kg Gemüse (z. B. kleine Zucchini, rote Paprikaschoten, Karotten, Aubergine usw.)
- 1 Zwiebel
- 1 TL Salz
- 500 g Zucker
- 500 ml Weißweinessig
- 1 EL scharfen Senf
- Schwarzen Pfeffer
- ½ EL edelsüßes Paprikapulver
- Etwas Ingwer
- 1 EL Currypulver
- 20 g Speisestärke

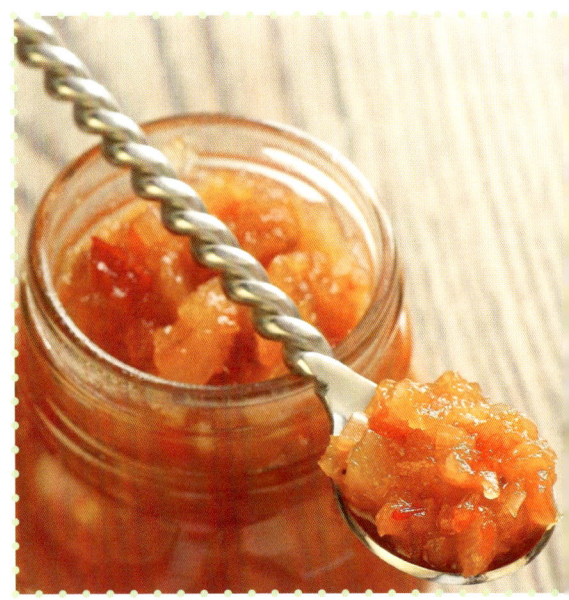

ZUBEREITUNG:

Gemüse klein schneiden und zusammen mit der Zwiebel, Salz, Zucker, Essig, Senf und Gewürze im Topf für ca. 30 min köcheln lassen. Immer wieder umrühren. Erst 6-7 min vor Garzeitende Speisestärke mit Wasser anrühren und zur Gemüsemischung geben. Alles erneut aufkochen lassen. Chutney in die heiß ausgespülten Gläser füllen, gut verschließen und auskühlen lassen. An einem dunklen Ort ist das Chutney einige Monate haltbar und passt gut zu pikantem Käse, Fleisch oder Fisch.

Gesundheitsplus: Chutneys können Soßen ersetzen oder die Grundlage von neuen Soßenkreationen sein. Sie liefern in konzentrierter Form Vitamine, Mineralstoffe und gesundheitsfördernde sekundäre Pflanzenstoffe.

PIZZA – GANZ EINFACH

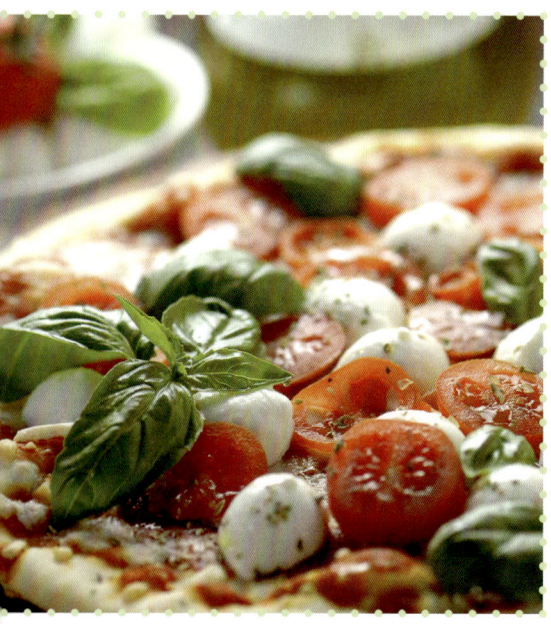

MAN BENÖTIGT FÜR EIN BLECH:

- 450 g Dinkelmehl
- ½ Teelöffel Salz
- Etwas Zucker
- 3 EL Olivenöl
- 1 Packung Trockenhefe
- 250 ml lauwarmes Wasser

Für den Belag:
- Ca. 500 ml pürierte Tomaten
- Etwas Oregano
- Nach Belieben Salz und Pfeffer
- Mozzarella
- Cocktailtomaten
- Mais
- Geriebenen Käse

ZUBEREITUNG:

Mehl zusammen mit Salz und Olivenöl in eine Schüssel geben. Trockenhefe ins lauwarme Wasser geben und leicht verrühren. Etwas Zucker hinzufügen und die Mischung zum Mehl geben. Die Zutaten zu einem lockeren Hefeteig verkneten und abgedeckt an einem warmen Ort für mindestens 30 min ruhen lassen. Anschließend auf einem eingefetteten Backblech ausrollen und mit etwas Olivenöl bestreichen. Die mit Oregano, Salz und Pfeffer abgeschmeckten, pürierten Tomaten auf dem Teig verteilen und nach Belieben mit geriebenem Käse bestreuen. Zum Schluss noch Mozzarellascheiben, halbierte Cocktailtomaten und Mais auf dem Pizzaboden verteilen. Im vorgeheizten Backofen bei 200 °C auf der mittleren Backschiene für ca. 30-35 min backen.

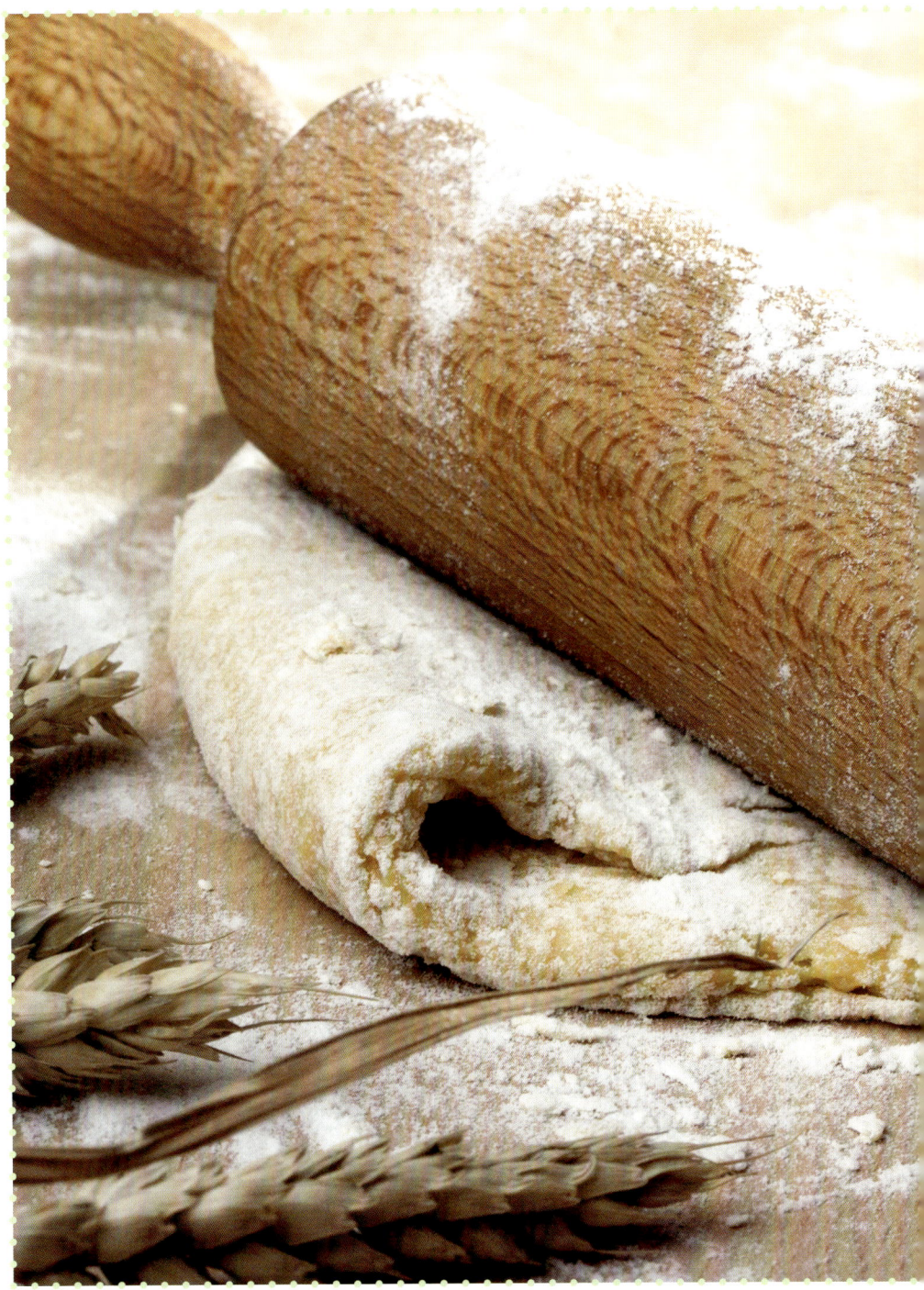

GESUNDE SNACKS AM ABEND

NAHRHAFTE BÄLLCHEN ZUM KNABBERN

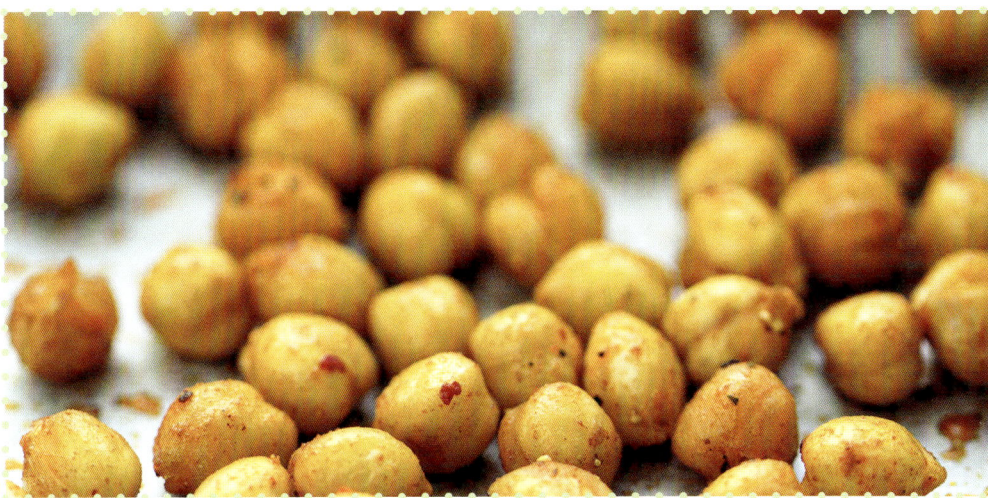

MAN BENÖTIGT:

- 1 Dose Kichererbsen
- 1 EL Raps- oder Erdnussöl
- Gewürze nach Belieben

ZUBEREITUNG:

Kichererbsen abgießen und trocken tupfen. In eine Schüssel geben, mit einem Esslöffel Öl, etwas Salz und Gewürzen versehen und gut vermengen. Auf einem mit Backpapier belegten Backblech verteilen und im vorgeheizten Backofen bei ca. 175° C für ca. 35 min backen. Nach der Halbzeit die Kichererbsen wenden. Guten Appetit!

HERZHAFTE, VEGANE KRÄCKER*

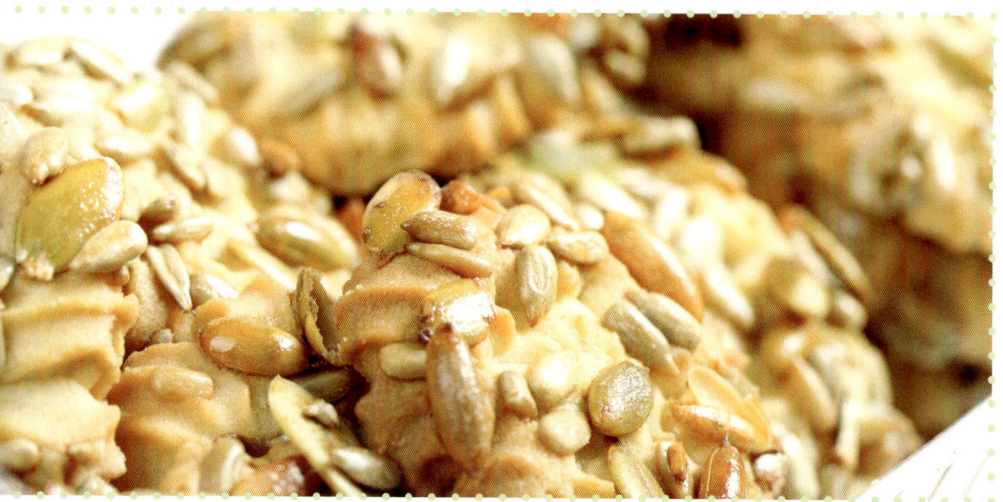

MAN BENÖTIGT:

- 50 g rote gekochte Linsen
- Gemüsebrühe
- Ca. 4 EL Mehl
- 1 EL Kürbiskerne
- 1 EL Sonnenblumenkerne
- 2 EL Balsamicoessig
- 1 EL Olivenöl
- Salz
- Pfeffer
- 1-2 TL Currypulver
- Etwas Ahornsirup

ZUBEREITUNG:

Zuvor die Linsen in etwas Gemüsebrühe kochen. Anschließend mit dem Mehl, den Kürbis- und Sonnenblumenkernen, dem Balsamicoessig, Olivenöl sowie den Gewürzen und Ahornsirup mischen. Die Masse auf ein mit Backpapier ausgelegtes Backblech geben und glatt streichen. Mit einem Pizzarad kann die gewünschte Kräckergröße vorgeritzt werden. Backblech in den Backofen schieben und bei 150° C für ca. 35 min backen. Nach dem Abkühlen die Kräcker in die gewünschte Größe brechen.

*Abgeändertes Rezept, Idee übernommen von Brendan Brazier in *Vegan in Topform*.

Der Vegetarierbund Deutschland (www.vebu.de) gibt ebenso wertvolle Anregungen und Informationen zum Thema vegetarische oder vegane Ernährung. Es steht eine Rezeptdatenbank zur Verfügung. Hilfreich sind auch nachfolgende Tipps für den vollständigen, funktionellen Ersatz von Eiern.

SO ERSETZEN SIE DAS EI RICHTIG:

- Reife Bananen z. B. als Zugabe zum Teig, wobei eine halbe Banane ein Ei ersetzt.
- Stärke oder Sojamehl, z. B. mit Wasser angerührt, im Kuchen oder Gebäck, wobei ein Esslöffel Mehl ein Ei ersetzen kann.
- Apfelmus in Muffins oder feuchten Teigen, wobei drei Esslöffel Apfelmus ein Ei ersetzen.
- Ei-Ersatzpulver, beziehbar über Reformhaus oder Bioladen, besteht meistens aus Maisstärke und Lupinenmehl. 1 Teelöffel Ei-Ersatzpulver wird mit 40 ml Wasser gemischt und kann ein Ei ersetzen.
- Leinsamen für Vollkorngebäck, wobei zwei Esslöffel gemahlener Leinsamen, mit drei Esslöffeln Wasser angerührt, ein Ei ersetzen.
- 2 TL Chiasamen in einer halben Tasse Wasser für 30 min quellen lassen (entspricht zwei Eiern).

Quelle: Vegetarierbund Deutschland (www.vebu.de); www.vegetarismus.ch

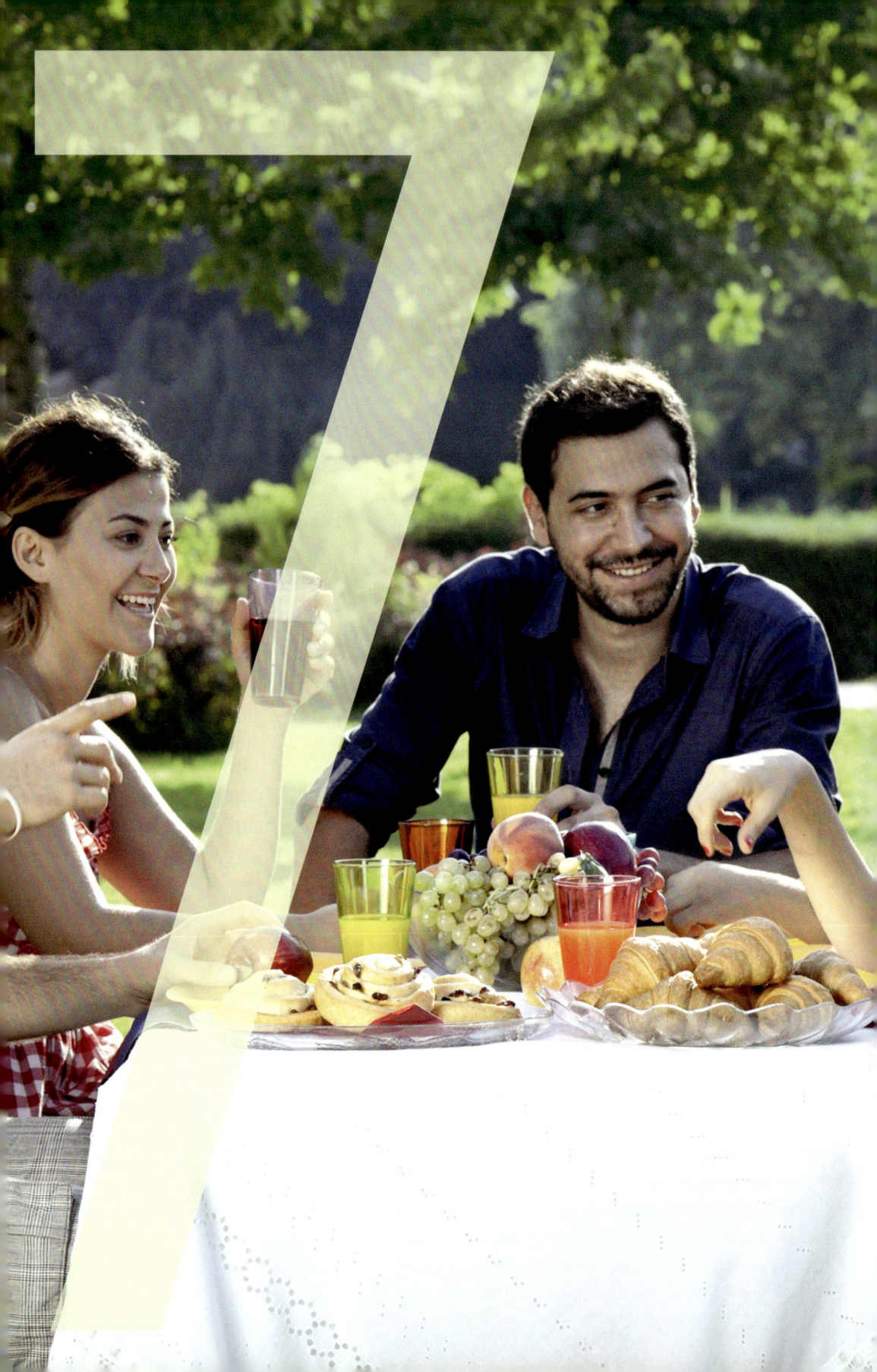

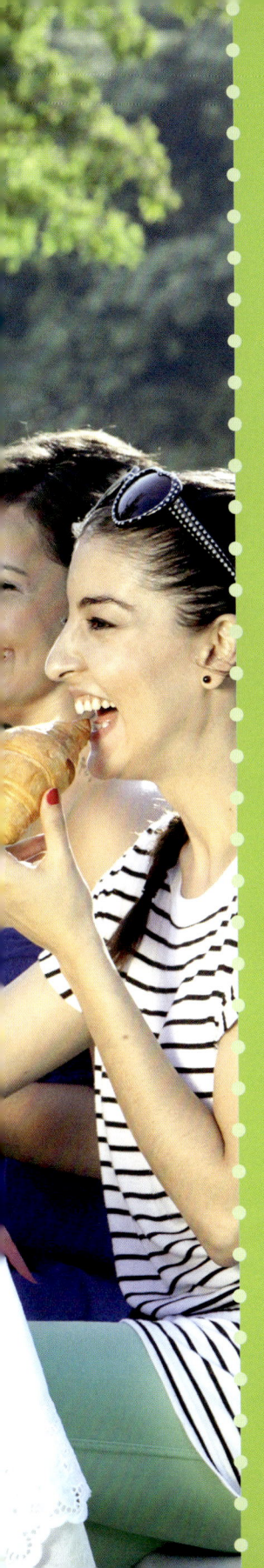

INDIVIDUELLE ERNÄHRUNGSEMPFEHLUNGEN FÜR MEHR GESUNDHEIT

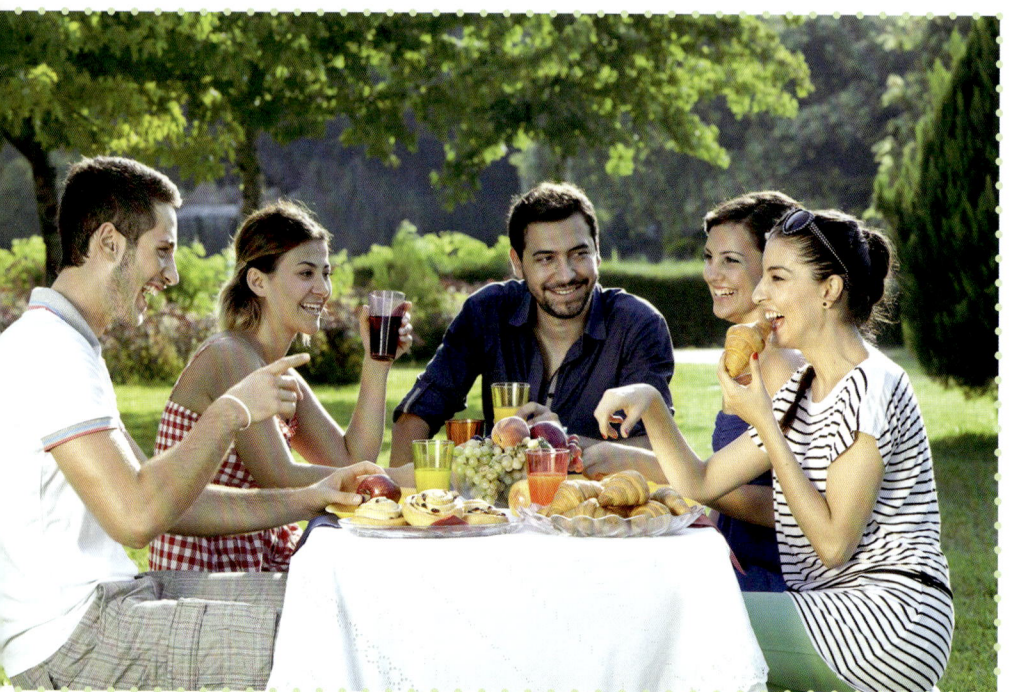

7 INDIVIDUELLE ERNÄHRUNGSEMPFEHLUNGEN FÜR MEHR GESUNDHEIT

Zusammenhänge zwischen Ernährungsgewohnheiten und bestimmten Erkrankungen konnten in Studien bestätigt werden. Wer beispielsweise bevorzugt gesättigte oder/und Transfettsäuren zu sich nimmt, verschlechtert seine Blutfettwerte und fördert die Entstehung von Atherosklerose. Wie groß dabei der Einfluss der Gene ist, ist ein weiteres spannendes Forschungsgebiet. 2001 wurde die DNA erstmals (Desoxyribonukleinsäure) entschlüsselt. Das menschliche Erbgut wurde auf ca. 20.000-22.000 verschiedene Genen beziffert, weitaus weniger, als man früher angenommen hatte. Bekannt ist auch, dass bestimmte Erkrankungen genetisch bedingt sind und damit an Generationen weitergegeben werden können. Tritt in der Familie gehäuft Diabetes auf, ist aber lediglich die Wahrscheinlichkeit größer, ebenfalls an Diabetes zu erkranken. Zugleich ist auch die Ernährung dafür verantwortlich, ob diese Erkrankung tatsächlich ausbricht. Trotz eines genetisch bedingten Erkrankungsrisikos können bestimmte Ernährungsstrategien präventiv wirksam sein und einen Krankheitsausbruch sogar verhindern.

Derzeit gibt es erste Erkenntnisse aus der Genforschung, die Zusammenhänge zwischen genetischen Veränderungen (Mutationen) und einem möglichen erhöhten Risiko für ernährungsabhängige Erkrankungen aufzeigen. So ist beispielsweise aufgrund einer genetischen Mutation die Umwandlung der Vorstufen der ω-3-Fettsäuren in die langkettigen Gewebshormone Eicosapentaen- und Docosahexaensäure individuell verschieden, was einen individuell unterschiedlichen Bedarf an diesen beiden ω-3-Fettsäuren vermuten lässt. Auch bei einem genetisch veränderten Vitamin-D-Rezeptor kann die Kalziumaufnahme beeinträchtigt sein, sodass bei diesen Personengruppen für einen gesunden Knochenaufbau mehr Kalzium und Vitamin D notwendig ist. Die Forschung für individuell gerechtfertigte Ernährungsempfehlungen läuft auf Hochtouren und lässt viel versprechen.

Zum derzeitigen Wissensstand jedoch ist es noch verfrüht, um auf der Grundlage von 20 analysierten Genen und einem in diesem Zusammenhang stehenden, mehr oder weniger erhöhten Risiko für eine Erkrankung individuelle Ernährungs- und Abnehmtipps zu geben. Eine normale und weniger aufwendige Ernährungsanamnese ist zum jetzigen Zeitpunkt in der Ernährungsberatung ebenso von großem Nutzen und preislich günstiger, als eine kostenspielige Erstellung eines Genprofils, dessen Auswertung noch nicht ganz ausgereift ist.

Wichtig ist eine klare Zielsetzung. Wer beispielsweise seine Leistungsfähigkeit optimal unterstützen möchte, kann nicht zeitgleich abnehmen wollen. Beide Ziele lassen sich meistens nicht mit den gleichen Ernährungsstrategien umsetzen. Informationen zum persönlichen Gesundheitszustand sollten bei einer Ernährungsberatung genauso mitberücksichtigt werden wie mögliche, vererbbare Erkrankungen in der Familie. Je mehr Informationen vorliegen, desto professioneller können auch bedürfnisgerechte Ernährungsempfehlungen zum persönlichen Ziel gegeben werden.

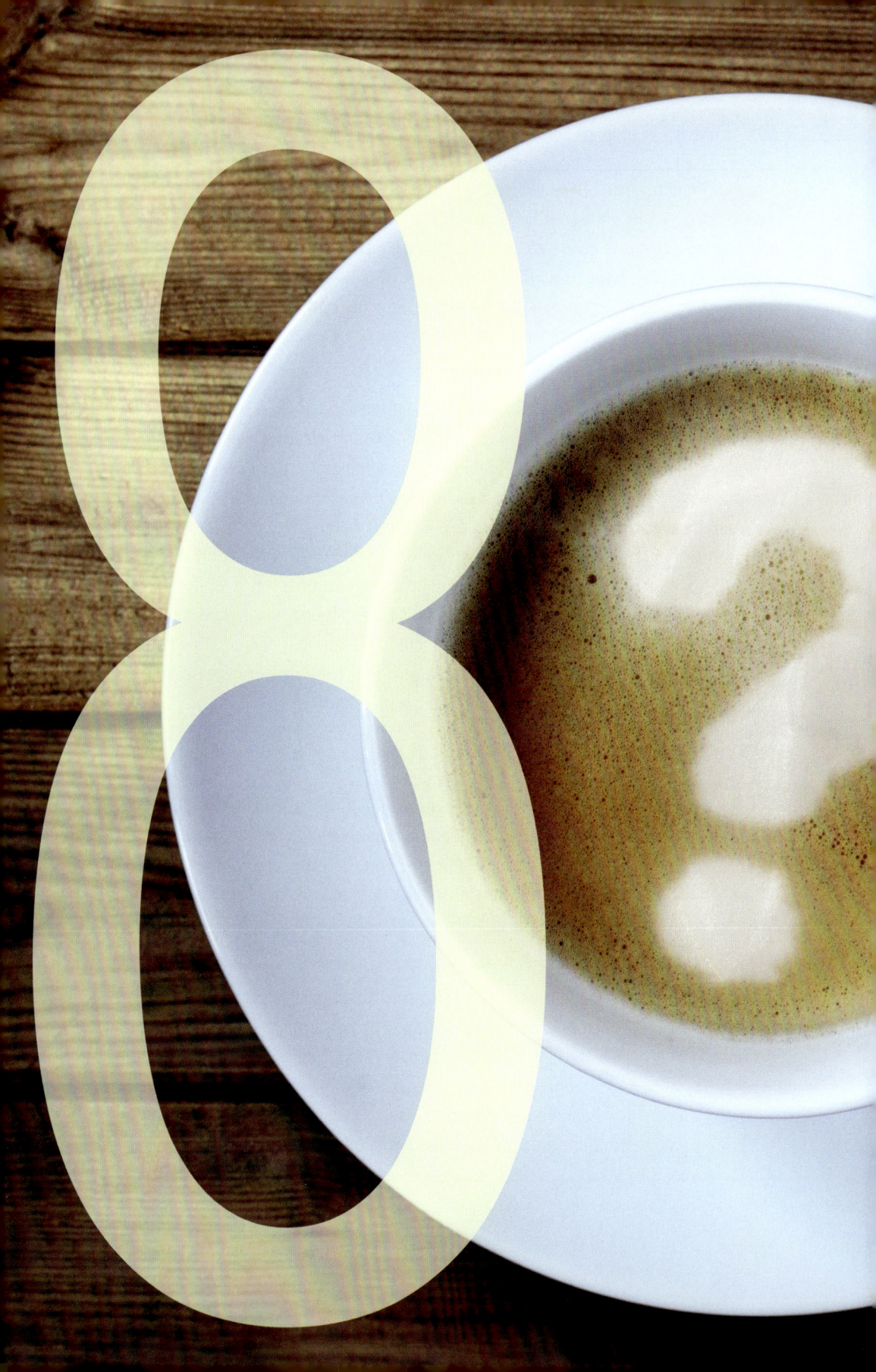

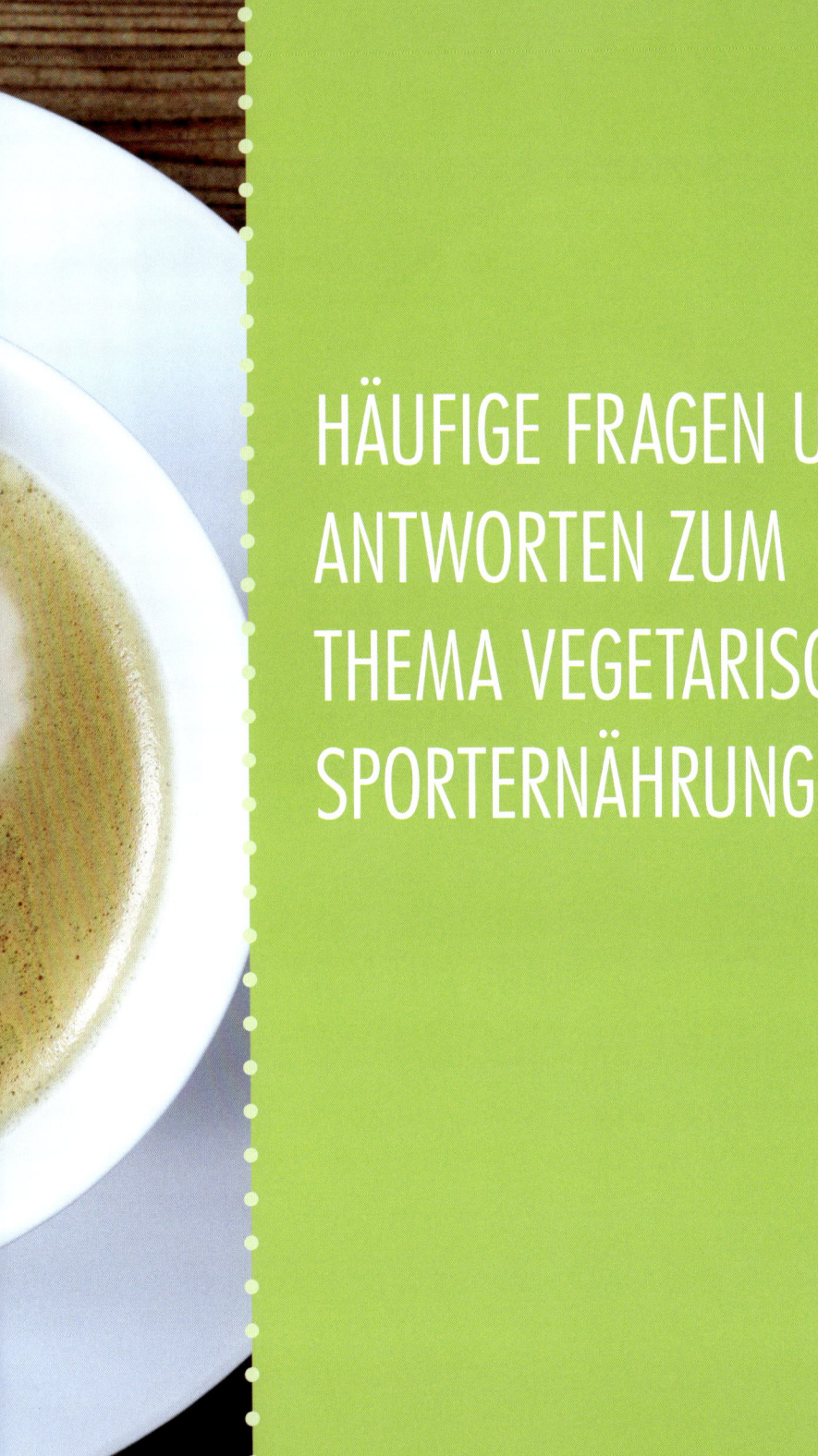

HÄUFIGE FRAGEN UND ANTWORTEN ZUM THEMA VEGETARISCHE SPORTERNÄHRUNG

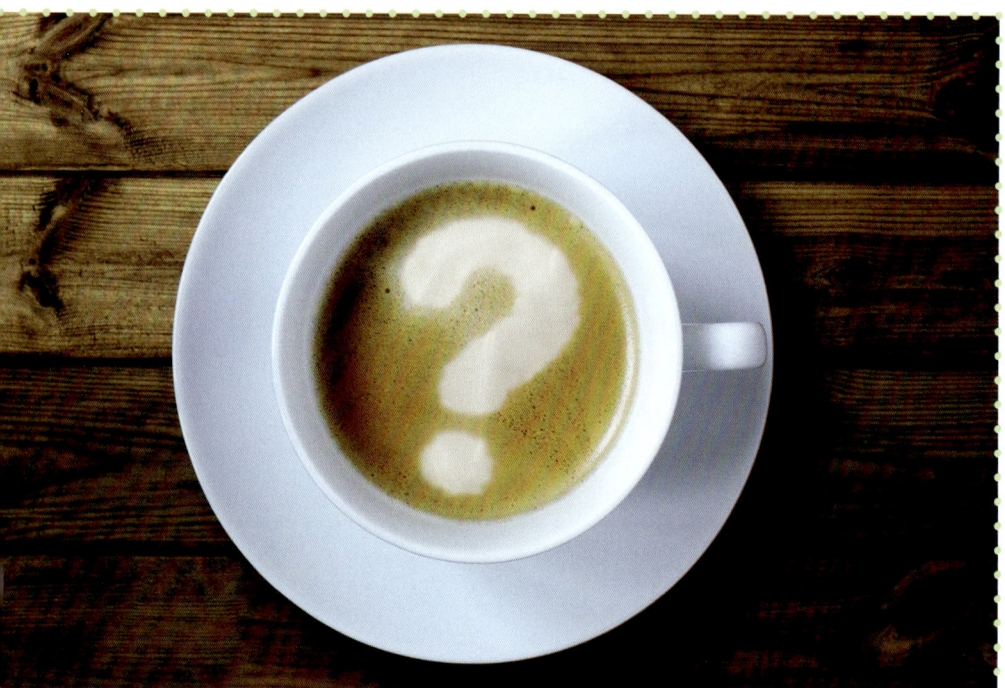

8 HÄUFIGE FRAGEN UND ANTWORTEN ZUM THEMA VEGETARISCHE SPORTERNÄHRUNG

ALS SPORTLER VERBRAUCHE ICH SEHR VIEL UND KANN DESHALB ESSEN, WAS ICH WILL.

Es stimmt, dass bei hohen Belastungsumfängen der Energieverbrauch ansteigt, dennoch sollte man nicht wahllos essen, was nur gut schmeckt, sondern sich auch Gedanken machen, wie man seine körperliche Leistungsfähigkeit optimal unterstützen und Verluste effizient wieder ersetzen kann. Ernährungsfehler machen sich sehr schnell in der mentalen und körperlichen Fitness bemerkbar.

ICH TREIBE GERNE SPORT. AB WELCHEM BELASTUNGSUMFANG SOLLTE MAN SICH SPORTGERECHT ERNÄHREN?

Experten halten eine sportgerechte und damit kohlenhydratbetonte Ernährung ab einem Belastungsumfang von 5 h/Woche für sinnvoll.

STIMMT ES, DASS NUR DIE KURZKETTIGEN KOHLENHYDRATE SCHNELL VERFÜGBAR SIND?

Nein, das kann man so nicht behaupten, weil Fruktose (Fruchtzucker) ein kurzkettiges Kohlenhydrat ist, welches deutlich langsamer ins Blut gelangt als Glukose (Traubenzucker), ebenfalls ein kurzkettiges Kohlenhydrat.

MUSS ICH MICH AUCH ALS SPORTLER BALLASTSTOFFREICH ERNÄHREN?

Ja, aber zum richtigen Zeitpunkt. Die Basisernährung des Sportlers sollte wie beim Nicht-Sporttreibenden ballaststoffhaltig und abwechslungsreich sein. 2-3 h vor intensiveren Belastungseinheiten und unmittelbar danach sind allerdings ballaststoffarme und schnell verfügbare Kohlenhydrat- und Eiweißlieferanten vorzuziehen.

ZUM AUFBAU VON MUSKULATUR SIND SPEZIELLE EIWEISSSHAKES NOTWENDIG.

Nein! Es geht auch ganz natürlich und sehr hochwertig. Kakao mit fettarmer Milch (1,5 % Fett) liefert unmittelbar nach einem Widerstandstraining alle essenziellen Aminosäuren, ausreichend Kohlenhydratenergie und Wasser, um den Aufbau von Muskelsubstanz zu fördern. Auch Sojaeiweiß eignet sich dafür.

PASTA AM VORABEND EINES WETTKAMPFS IST OUT.

Auch das stimmt nicht. Es ist grundsätzlich wichtig, sich als Sportler mit Ambitionen auf Leistungssteigerung kohlenhydratbetont zu ernähren. Je besser der Trainingszustand des Sportlers, umso weniger Zeit ist für eine superoptimale Beladung der Kohlenhydratspeicher nötig. Ein Profisportler braucht dafür nur einen trainingsfreien Tag mit sehr kohlenhydratreicher Kost, während ein Hobbysportler für das gleiche Ziel 3-4 Tage Trainingsreduktion und eine sehr kohlenhydratbetonte Speiseplangestaltung benötigt.

FÜR DIE AUFNAHME VON β-KAROTIN BRAUCHT MAN ÖL ODER FETT.

Das stimmt so nicht, obwohl ß-Karotin, die Vorstufe von Vitamin A, fettlöslich ist. Mittlerweile weiß man, dass für die Verfügbarkeit von ß-Karotin der Aufschluss der Zellen wichtiger ist. Ein leichtes Dünsten von Gemüse genügt, um ß-Karotin gut verfügbar zu machen.

ROHMILCH ZU TRINKEN, IST GUT!

Nein, das ist nicht zu empfehlen, weil die Gefahr einer Keiminfektion gegeben ist. Die Erhitzungsverfahren sind mittlerweile sehr kurz, sodass zum Vorteil einer Keimreduktion und längeren Haltbarkeit ein guter Geschmack möglich ist. Der durchschnittliche Vitaminverlust liegt bestenfalls nur noch bei 3 %.

UNSERE BÖDEN SIND VERARMT, SODASS UNSER OBST UND GEMÜSE WENIGER VITAMINE ENTHALTEN.

Nein, das ist nach Angaben vieler Untersuchungen nicht der Fall. Wir haben eine große Auswahl an Obst und Gemüse. Mit einer abwechslungsreichen Kost, die mindestens fünf Portionen Obst und Gemüse beinhaltet, kann eine ausreichende Versorgung sichergestellt werden.

AUCH MIT EINER VEGANEN ERNÄHRUNG IST EINE RUNDUM AUSREICHENDE VERSORGUNG MIT ALLEN LEBENSNOTWENDIGEN NÄHRSTOFFEN ALLEIN ÜBER DIE NAHRUNG MÖGLICH.

Das ist leider nicht der Fall, da einzelne Mikronährstoffe, allen voran das Vitamin B_{12}, dauerhaft supplementiert werden müssen.

DINKEL IST BESSER ALS WEIZEN.

Ja, denn Dinkel hat ein höherwertigeres Eiweiß als Weizen, liefert mehr Mikronährstoffe, z. B. Zink und Kupfer, und wird größtenteils auch besser vertragen als Weizen. Wer allerdings unter Zöliakie (Unverträglichkeit gegenüber Gluten) leidet, wird auch Dinkel nicht vertragen.

ES SPIELT KEINE ROLLE, WELCHES ÖL MAN ZUR SPEISENZUBEREITUNG VERWENDET.

Nein, man sollte sich seiner Gesundheit zuliebe Zeit für einen Ölwechsel nehmen. Für die warme Speisenzubereitung eignet sich raffiniertes Rapsöl, bei starker Hitzeanwendung das Erdnussöl und für die kalte Speisenzubereitung ist eine Mischung aus einem guten Olivenöl (nativ) mit etwas Weizenkeim- und Leinöl zu empfehlen. Ein gut durchdachtes „Ölmanagement" trägt zur Verbesserung der ω-3-Fettsäurenversorgung bei.

ISOTONISCHE SPORTGETRÄNKE WERDEN SCHNELLER AUFGENOMMEN ALS HYPOTONE.

Das stimmt nicht. Fakt ist, dass hypotone (verdünnte) Getränke besser vom Körper absorbiert werden, als isotonische. Isotonische Getränke hingegen werden wiederum besser aufgenommen als hypertone.

KRÄMPFE HABEN IMMER ETWAS MIT MAGNESIUMMANGEL ZU TUN!

Das kann man so nicht behaupten, da Krämpfe ganz unterschiedliche Ursachen haben können. Während der Belastung auftretende Krämpfe haben meistens etwas mit einer unzureichenden Flüssigkeits- und/oder Salzversorgung zu tun, wohingegen der klassische, nächtliche Wadenkrampf meistens magnesiumbedingt ist. Aber auch die Kalziumversorgung kann der Auslöser von Krämpfen sein.

LITERATURVERZEICHNIS

- Adair, L. S. (2014). Long-term consequences of nutrition and growth in early childhood and possible preventive interventions. *Nestle Nutr Inst Workshop Ser, 78,* 111-20.

- Alberti, K. G., Eckel, R.H., Grundy S. M., Zimmer P. Z., Cleeman J. L., Donato K. A., Fruchart J. C., James W. P., Loria C. M. & Smith S. C. Jr. (2009). International Diabetes Federation Task Force on Epidemiology and Prevention, National Heart, Lung, and Blood Institute, American Heart Association, World Heart Federation, International Atherosclerosis Society, International Association for the Study of Obesity: Harmonizing the metabolic syndrome: A joint interim statement of the International Diabetes Federation Task Force on Epidemiology and Prevention; National Heart, Lung, and Blood Institute; American Heart Association; World Heart Federation; International Atherosclerosis Society; and International Association for the Study of Obesity. *Circulation, 120,* 1640-1645.

- Beelen, M., Burke, L., Gibala, M. & van Loon, L. (2010). Nutritional strategies to promote postexercise recovery. *Int J Sport Nutr Exerc Metab. Dec, 20* (6), 515-32.

- BfR (Bundesinstitut für Risikobewertung). (2007). Isolierte Isoflavone sind nicht ohne Risiko. *Aktualisierte Stellungnahme Nr. 039/2007 vom 3. April.*

- BfR (Bundesinstitut für Risikobewertung). (2008). *Fragen und Antworten zur Sicherheit von isoflavonhaltigen Nahrungsergänzungsmitteln und ergänzenden bilanzierten Diäten.* Ergebnisprotokoll eines Expertengesprächs im BfR am 5. Juni.

- Biesalski, H. K. (1989). Comparative assessment of the toxicology of vitamin A and *Retinoic Acid. Toxicology, 57,* 117-161.

- Biesalski, H. K., Schrezenmeir, J., Weber, P. & Weiß, H. (1996). *Vitamine, Physiologie, Pathophysiologie, Therapie.* Georg Thieme Verlag, Stuttgart.

- Biesalski, H. K., Fürst, P., Kasper, H., Kluthe, R., Pölert, W., Puchstein, C. & Stähelin, H. B. (1999). Proteine. *Ernährungsmedizin,* 91-110, Georg Thieme Verlag.

- Burke, L. (2000). Preparaton for competition. In: L. Burke & V. Deakin, *Clinical sports nutrition (p. 342)*. Australia, McGraw-Hill Book Company.

- Burke, L. M., Cox, G. R., Culmmings, N. K. & Desbrow, B. (2001). Guidelines for daily carbohydrate intake: do athletes achieve them? *Sports Med., 31*, 267-299.

- Burke, L. M. & Mujika, I. (2014). Nutrition for recovery in aquatic sports. *Int J Sport Nutr Exerc Metab,* Jun 5.

- Burkert, N. T., Muckenhuber, J., Großschädl, F., Rásky, È., Freidl, W. (2014). Nutrition and health – the association between eating behavior and various health parameters: A matched sample study. *PLoS One,* Feb 7, 9 (2).

- Bradbury K. E., Appleby, P. N. & Key, T. J. (2014). Fruit, vegetable, and fiber intake in relation to cancer risk: Findings from the European Prospective Investigation into Cancer and Nutrition (EPIC). *Am J Clin Nutr.* Jun 11.

- Brazier, B. (Herausgeber), Jackman H. & Wirnitzer, K. (2013). *Vegan in Topform – Der vegane Ernährungsratgeber für Höchstleistungen in Sport und Alltag.* Unimedica.

- Calder, P. C. & Yagoob, P. (2009). Omega-3 polyunsaturated fatty acids and human health outcomes. *Biofactors, 35* (3), 266-272.

- Carlsen, M. H., Halvorsen, B. L., Holte, K., Bøhn, S. K., Dragland, S., Sampson, L., Willey, C., Senoo, H., Umezono, Y., Sanada, C., Barikmo, I., Berhe, N., Willett, W. C., Phillips, K. M., Jacobs, DR. Jr. & Blomhoff, R. (2010).The total antioxidant content of more than 3100 foods, beverages, spices, herbs and supplements used worldwide. *Nutr J. Jan, 22*, 9,3.

- Chan, J. M., Van Blarigan, E. L. & Kenfield, S. A. (2014). What should we tell prostate cancer patients about (secondary) prevention? *Curr Opin Urol. May, 24* (3), 318-23.

- Chesney, R. W. (1989). Vitamin D: Can an upper limit be defined? *J. Nutr., 119,* 1825-1828.

- Chorley, J., Cianca, J. & Divine, J. (2007). Risk factors for exercise-asociated hyponatremia in non-elite marathon runners. *Clin J Sport Med. Nov*, 17 (6), 471-7.

- Colagiuri, S. & Brand, M. J.(2002). The „carnivore connection": Evolutionary aspects of insulin resistance. *Eur J Clin Nutr, 56*, Suppl 1, S 30-5.

- Colombani, P. C. & Mettler, S. (2011). Role of dietary proteins in sports. *Int J Vitam Nutr Res. Mar*, 81 (2-3),120-4.

- Craig, W. J. & Mangels, A. R. (2009). American Dietetic Association. Position of the American Dietetic Association: vegetarian diets. *J Am Diet Assoc. Jul*, 109, (7), 1266-1282.

- D'Adamo, Cr. & Sahin, A. (2014). Soy foods and supplementation: A review of commonly perceived health benefits and risks. *Altern Ther Health Med. Winter*, 20, Suppl 1, 39-51.

- Davey, G. K., Spencer, E. A., Appleby, P. N., Allen, N. E. et al. (2003). EPIC-Oxford: Lifestyle characteristics and nutrient intakes in a cohort of 33883 meat-eaters and 31546 non meat-eaters in the UK. *Public Health Nutr, 6 May* (3), 259-69.

- Desaik, C. K., Huang, J., Lokhandwala, A., Fernandez, A., Riaz, I. B. & Alpert, J. S. (2014). The role of vitamin supplementation in the prevention of cardiovascular disease events. *Clin Cardiol, May, 23*.

- Deutsche Gesellschaft für Ernährung e. V. (2012). *Ernährungsbericht.* Meckenheim, Warlich Druck.

- Deutsche Gesellschaft für Ernährung e. V. (2012). *Referenzwerte für die Nährstoffzufuhr.* 1. Auflage, Umschau/Braus Verlag.

- Deutsche Gesellschaft für Ernährung e. V. (2008). *Ernährungsbericht.* DGE-MedienService, Bonn.

- Deutsche Gesellschaft für Ernährung e. V. (2000). *Referenzwerte für die Nährstoffzufuhr.* 1. Auflage, Umschau-Braus-Verlag.

- Deutsche Gesellschaft für Ernährung e. V. (1992). *Ernährungsbericht.* Umschau-Braus-Verlag.

- DGEinfo (2011). *Forschung, Klinik, Praxis* (04) unter www.dge.de

- De Vrese, M. & Schrezenmeir, J. (2008). Probiotics, prebiotics and synbiotics. *Adv Biochem Eng Biotechnol, 111*, 1-66.

- Douglas, C. C., Johnson, S. A. & Arimandi, B. H. (2013). Soy and its isoflavones: The truth behind the science in breast cancer. *Anticancer Agents Med Chem. Oct,* 13 (8), 1178-87.

- Eaton, S. B. & Konner, M. (1985). Paleolithic nutrition: A consideration of its nature and current implications. *N Engl J Med, 312,* 283-289.

- Elmadfa, I., Aign, W., Muskat, E. & Fritzsche, D. (2007). *Die große GU Nährwert Kalorien Tabelle.* Neuausgabe. Gräfe und Unzer Verlag, München.

- Erejuwa, O. O., Sulaiman, S. A. & Ab Wahab, M. S. (2014). Modulation of gut microbiota in the management of metabolic disorders: The prospects and challenges. *Int J Mol Sci., Mar 7, 15* (3), 4158-88.

- European Food Safety Authority. (2006). *Tolerable upper intake levels for vitamins and minerals.* www.efsa.eu.int.

- Fairweather-Tait, S. J. (2003). Human nutrition and food research: Opportunities and challenges in the post-genomnic era. *Philos Trans R Soc Lond B Biol Sci., 358,* 1709-27.

- Finaud, J., Lac, G. & Filaire, E. (2006). Oxidative stress: relationship with exercise and training. *Sports Med, 36,* 327-358.

- Flegal, K. M., Kit, B. K., Orpana, H. & Graubard, B. I. (2013). Association of all-cause mortality with overweight and obesity using standard body mass index categories: a systematic review and meta-analysis. *JAMA Jan 2, 309* (1), 71-82.

- Fonseca-Nunes, A., Jakszyn, P. & Agudo, A. (2014). Iron and Cancer Risk-A Systematic Review and Meta-analysis of the Epidemiological Evidence. *Cancer Epidemiol Biomarkers Prev. Jan, 23* (1), 12-31.

- Forreau, D., Peretti, N., Hengy, B., Gillet, Y., Courtil-Teyssedre, S., Hess, L., Loras-Duclaux, I., Caron, N., Didier, C., Cour-Andlauer, F., Heissat, S., Lachaux, A. & Javouhey, E. (2013). Pediatric nutrition: Severe deficiency complications by using vegetable beverages, four cases report. *Presse Med., Feb, 42* (2), e37-43.

- Foster-Powell, K. & Miller, J. B. (1995). International tables of glycemic index. *Am. J. Clin. Nutr., 62,* 871S-890S.

- Fuhrman, J. & Ferreri, D. M. (2010). Fueling the vegetarian (vegan) athlete. *Curr Sports Med Rep. Jul-Aug*, 9 (4), 233-41.

- Gallagher, D., Heymsfield, S. B., Heo, M., Jebb, S. A., Murgatrovd, P. R. & Sakamoto, Y. (2000). Healthy percentage body fat ranges: an approach for developing guidelines based on body mass index. *Am J Clin Nutr. Sep, 72* (3), 694-701.

- Gao, L. G., Cao, J., Mao, Q. X., Lu, X. C., Zhou, X. L. & Fan, L. (2013). Influence of omega-3 polyunsaturated fatty acid-supplementation on platelet aggregation in humans: a meta-analysis of randomized controlled trials. *Atherosclerosis, Feb, 226* (2), 328-34.

- Garth, A. K. & Burke, L. M. (2013). What do athletes drink during competitive sporting activities? *Sports Med. Jul, 43* (7), 539-64.

- Gerster, H (1998). Can adults adequately convert alpha-linolenic acid (18:3 n-3) to eicosapentaenoic acid (20:5 n-3) and docosahexaenoic acid (22:6 n-3)? *Int. J. Vitam. Nutr., Res., 68*, 159-173.

- Geyer, H., Parr, M. K., Koehler, K., Mareck, U., Schänzer, W. & Thevis, M. (2008). Nutritional supplements cross-contaminated and faked with doping substances. *J. Mass. Spectrom. 43* (7), 892-902.

- Halbesma N., Bakker, S. J., Jansen, D. F., et al. (2009). High protein intake associates with cardiovascular events but not with loss of renal function. *J. Am. Soc. Nephrol.,* 20 (8), 1797-804.

- Halvorsen, B. L., Carlsen, M. H., Phillips, K. M., Bøhn, S.K., Holte, K., Jacobs, DR. Jr. & Blomhoff, R. (2006). Content of redox-active compounds (i.e., antioxidants) in foods consumed in the United States. *Am J Clin Nutr., Jul, 84* (1), 95-135.

- Haskell, W. L., Lee, I. M., Pate, R. R., Powell, K. E., Blair, S. N., Franklin, B. A., Macera, C. A., Heath, G. W., Thompson, P. D. & Bauman, A. (2007); American College of Sports Medicine; American Heart Association. Physical activity and public health: updated recommendation for adults from the American College of Sports Medicine and the American Heart Association. *Circulation, Aug 28*, 116 (9), 1081-93.

- Hasselbalch A. L. (2010). Genetics of dietary habits and obesity – a twin study. *Dan Med Bull, Sep, 57* (9), B4182.

- Holick, M. F. (2006). Vitamin D. In: M. Shils, M. Shike, A. C. Ross, et al., Modern nutrition in health and disease. Lippincott Williams & Wilkins, USA, 10. Auflage.

- Hurrell R. & Egli I. (2010). Iron bioavailability and dietary reference values. *Am J Clin Nutr, May, 91* (5), 461S-1467S.

- Ingenbleek Y. & McCully K. S. (2012).Vegetarianism produces subclinical malnutrition, hyperhomocysteinemia and atherogenesis. *Nutrition, Feb, 28* (2), 148-53.

- Jenkins, D. J., Wolever, T. M., Taylor, R. H., Barker H., Fielden, H., Baldwin, J. M., Bowling, A. C., Newman, H. C., Jenkins, A. L. & Goff, D. V. (1981). Glycemic index of foods: a physiological basis for carbohydrate exchange. *Am. J. Clin. Nutr., 34,* 362 – 366.

- Jeukendrup, A. E. (2014). A Step Towards Personalized Sports Nutrition: Carbohydrate Intake During Exercise. *Sports Med, 44* (Suppl 1), S25-S33.

- Jeukendrup, A. E. (2011). Nutrition for endurance sports: Marathon, triathlon, and road cycling. *J Sports Sci.*, 29 Suppl 1, S91-9.

- Keller, M. (2012). Vegane Ernährung – Ein Plus für die Gesundheit? *UGB-Forum* 1/12.

- Kerksick, C., Harvey, T., Stout J., Campbell, B., Wilborn, C., Kreider, R., Kalman, D., Ziegenfuss, T., Lopez, H., Landis, J., Ivy, J. L. & Antonio, J. (2008). Internatnional society of Sports Nutrition position stand: nutrient timing. *J. Int. Soc. Sports. Nutr.*, 5, 17.

- Key, T. J., Appleby, P. N. & Rosell, M. S. (2006). Health effects of vegetarian and vegan diets. *Proc Nutr Soc., 65* (1), 35-41.

- Klenk, J., Rapp, K., Ulmer, H., Concin, H. & Nagel, G. (2014). Changes of body mass index in relation to mortality: results of a cohort of 42.099 adults. *PLoS One, Jan* 8, 9 (1).

- Krajcovicová-Kudlácková, M., Bucková, K., Klimes, I. & Seboková, E. (2003). Iodine deficiency in vegetarians and vegans. *Ann Nutr Metab., 47* (5), 183-5.

- Leitzmann, C. & Keller, M. (2010). *Vegetarische Ernährung.* Ulmer UTB Verlag 2. Auflage.

Leitzmann, C. (2005).Vegetarian diets: What are the advantages? *Forum Nutr.*, (57), 147-156.

Liu, H., Prugnolle, F., Manica, A. & Balloux, F. A. (2006). Geographically explicit genetic model of worldwide human-settlement history. *Am J Hum Genet*, 79, 230-7.

Magyar, I., Vago, E. & Mate, Z. (1955). Carbohydrate and kalium metabolism. III. Effect of glycogen contents of the liver and the muscles on the kalium metabolism. *Kiserl Orvostud*, Jan, 7 (1), 66-72.

Marini, H., Polito, F., Adamo, E., Bitto, A. et al. (2012). Update on genistein and thyroid: An overall message of safety. *Front Endocrinol* (Lausanne) *3*, 94.

Messina, M. (2014). Soy foods, isoflavones, and the health of postmenopausal women. *Am J Clin Nutr, Jun 4*.

Messina, M., Messina, V. & Jenkins, D. J. (2012). Can breast cancer patients use soyafoods to help reduce risk of CHD? *Br J Nutr. Sep, 108* (5), 810-9.

Messina, M. & Messina, V. (2010). The role of soy in vegetarian diets. *Nutrients, 2*, 855-888.

Mettler, S. & Colombani, P. (2013). *Carboloading*. www.sfsn.ethz.ch.

Meydani, S. N., Meydani, M., Blumberg, J. B. et al. (1998). Assessment of the safety of supplementation with different amounts of vitamin E in healthy older adults. *Am. J. Clin. Nutr.*, 68, 311-318.

Milton, K. (2003). The critical role played by animal source foods in human (Homo) evolution. *J Ntr*, 133, S3886-92.

Moore, D. R., Robinson, M. J., Fry, J. L., Tang, J. E., Glover, E. I., Wilkinson, S. B., Prior, T., Tarnopolsky, M. A. & Phillips, S. M. (2009). Ingested protein dose response of muscle and albumin protein synthesis after resistance exercise in young men. *Am J Clin Nutr*, 89, 161-168.

Morgan, S. L. (2009). Nutrition and bone: It is more than calcium and vitamin D. *Womens Health* (Lond Engl)., *Nov, 5* (6), 727-37.

Mozaffarian, D. & Rimm, E. B. (2006). Fish intake, contaminants, and human health: evaluating the risks and the benefits. *JAMA 296*, 1885-1899.

- Murphy, M. H., McNeilly, A. M. & Murtagh, E. M. (2010). Session 1: Public health nutrition: Physical activity prescription for public health. *Proc Nutr Soc. Feb, 69* (1), 178-84.

- Neel, J. V. (1962). Diabetes mellitus: a "thrifty" genotype redered detrimental by "progress"? *Am J Hum Genet., 14*, 353-62.

- Noakes, T. D. (2007). Hydration in the marathon: using thirst to gauge safe fluid replacement. *Sports Med., 37* (4-5), 463-6.

- Noakes, T. D. (2003). IMMDA. Fluid replacement during marathon running. *Clin J Sport Med. Sep, 13* (5), 309 – 18.

- O`Donovan, G., Blazevich, A. J., Boreham, C., Cooper, A. R, Crank, H., Ekelund, U., Fox, K. R., Gately, P., Giles-Corti, B., Gill, J. M., Hamer, M., McDermott, I., Murphy, M., Nutrie, N., Reilly, J. J., Saxton, J. M. & Stamatakis, E. (2010). The ABC of physical activity for health: a consensus statement from the British Association of Sport and Exercise Sciences. *J Sports Sci., Apr, 28* (6), 573-91.

- Oyebode, O., Gordon-Dseagu, V., Walker, A., Mindell, J.S. (2014). Fruit and vegetable consumption and all-cause, cancer and CVD mortality: analysis of Health Survey for England data. *J Epidemiol Community Health. Mar 31.*

- Oxford English Dictionary (1989). *Band 19.* 2. Auflage, S.476.

- Peet, M. (2002). Essential fatty acids: theoretical aspects and treatment implications for schizophrenia and depression. *Adv Psych Treat, 8*, 223-229.

- Petroczi, A. & Naughton, D. P. (2008). The age-gender-status-profile of high performing athletes in the UK taking nutritional supplements: lessons for the future. *J. Int. Soc. Sports., Nutr,. 5*, 2.

- Phillips, S. M. (2012). Dietary protein requirements and adaptive advantages in athletes. *Br J Nutr Aug*, 108, Suppl 2, S158-67.

- Phillips, S. M., Tang, J. E. & Moore, D. R. (2009). The role of milk- and soy-based protein in support of muscle protein synthesis and muscle protein accretion in young and elderly persons. *J Am Coll Nutr., Aug, 28* (4), 343-54.

- Powers, S. K. & Jackson, M. J. (2008). Exercise-induced oxidative stress: cellular mechanisms and impact on muscle force production. *Physiol Rev, 88*, 1243–1276.

- Pritchett, K. & Pritchett, R. (2012). Chocolate milk: A post-exercise recovery beverage for endurance sports. *Med Sport Sci 59*, 127-34.

- Prodi-Ernährungssoftware 5.4 (Nbase 2.40). *Nutri-Science GmbH*, Wissenschaftliche Verlagsgesellschaft, Stuttgart.

- Riedweg, C. (2002). *Phythagoras: Leben, Lehre, Nachwirkung.* S. C. H. Beck, München.

- Roberfroid, M., Gibson, G. R., Hoyles, L., McCartney, A. L., Rastall, R., Rowland, I., Wolvers, D., Watzl, B., Szajewska, H., Stahl, B., Guarner, F., Respondek, F., Whelan, K., Coxam, V., Davicco, M. J., Léotoing, L., Wittrant, Y., Delzenne, N. M., Cani, P. D., Neyrinck, A. M. & Meheust, A. (2010). Prebiotic effects: Metabolic and health benefits. *Br J Nutr.* Aug, 104 Suppl 2, S1-63.

- Roebroeks, W. & Villa, P. (2011). On the earliest evidence for habitual use of fire in Europe. *Proc Natl Acad Sci USA, 108*, 5209-14.

- Sak, K. (2014). Site-specific anticancer effects of dietary flavonoid quercetin. *Nutr Cancer*, 66 (2), 177-93.

- Sawka, M. N. & Pandolf, K. B. (1990). Effects of body water loss on physiological function and exercise performance. In: C. V. Gisolfi & D. R. Lamb, *Perspectives in exercise science and sports medicine. Fluid homeostasis during exercise. (p. 1-30).* Carmel, Cooper Publishing Group.

- Schuster, A. (2002). Warenkunde Lupinen: Kleine Samen groß in Form. *UGB-Forum, 3/02.*

- Schieberle, P., Somoza, V., Rubach, M., Scholl, L., Balzer, M. (2009-2012). *Identifizierung von sättigungsregulierenden Inhaltsstoffen in Nahrungsfetten und Optimierung von fettarmen Lebensmitteln durch Zusatz von lipoiden Verbindungen mit hoher Sättigungswirkung" Zentrale Ergebnisse des DFG/AiF-Clusterprojektes „Fettwahrnehmung und Sättigungsregulation: Ansatz zur Entwicklung fettreduzierter Lebensmittel".*

- Simopoulos, A. P. (Ed.) (2008). Nutrition and fitness: Cultural, genetic and metabolic aspects. *World Rev Nutr Diet. Basel, Karger, vol 98*, pp 23-50.

- Singer, P. (2000). *Was sind, wie wirken Omega-3-Fettsäuren? 44 Fragen – 44 Antworten.* Umschau-Zeitschriftenverlag.

- Singh, P. N. (2001). Does low meat consumption contribute to greater longevity? Sabaté In J. (Ed.), *Vegetarian nutrition.* CRC Press, Boca Raton.

- Sedlock, D. A. (2008). The latest on carbohydrate loading: a practical approach. *Curr Sports Med Rep., Jul-Aug, 7* (4), 209-13.

- Souci-Fachmann-Kraut (2008). *Die Zusammensetzung der Lebensmittel – Nährwert-Tabellen.* 7. revidierte und ergänzte Aufl., Wiss. Verlagsgesellschaft, Stuttgart.

- Tang, J., Moore, D., Kujbida, G., Tarnopolsky, M. & Phillips, S. (2009). Ingestion of whey hydrolysate, casein, or soy protein isolate: effects on mixed muscle protein synthesis at rest and following resistance exercise in young men. *J App Phy. Sep,* (107), 987-992.

- Tarnopolsky, M. A., MacDougall, J. D. & Atkinson, S. A. (1988). Influence of protein intake and training status on nitrogen balance and lean body mass. J. *Appl. Physiol. 64,* 187 – 193.

- *The Copper Institute for Aerobics Research,* Dallas, Texas, 1992.

- Tran, L., Hammuda, M., Wood, C. & Xiao, C. W. (2013). Soy extracts suppressed iodine uptake and stimulated the production of autoimmunogen in rat thyrocytes. *Exp Biol Med (Maywood). Jun,* 238 (6), 623-30.

- Urso, C., Brucculeri, S. & Caimi, G. (2012). Hyponatremia and physical exercise. *Clin Ter, 163* (5).

- Walton, P., Rhodes, E. C. (1997). Glycaemic index and optimal performance. *Sports Med.,* 23, 164-172.

- Walsh, N. P., Gleeson, M., Pyne, D. B., Nieman, D. C., Dhabhar, F. S., Shephard, R. J., Oliver, S. J., Bermon, S. & Kaieniene A. (2011). Position statement. Part two: Maintaining immune health. *Exerc Immunol Rev. 2011,* 17, 64-103.

- Weber, P. C. & Leaf, A. (1991). Cardiovascular effects of omega-3 fatty acids: Atherosclerotic risk factor modification by omega-3 fatty acids. *World Rev Nutr Diet. Basel, Karger, Vol 66,* pp 218-232.

- Weineck, J. (2004). *Optimales Training.* Spitta Verlag GmbH & Co; 14. Auflage.

- Williams, M. H. (1997). E*rnährung, Fitness und Sport.* Ullstein-Mosby-Verlag.

- White, T. D., Asfaw, B., Beyene, Y., Haile-Selassie, Y., Lovejoy, C. O., Suwa, G. & Wolde, G. (2009). Ardipithecus ramidus and the paleobiology of early hominids. *Science, 326*, 75-86.

- www.aid.de

- www.aid.de/downloads/78_2012_bio_lebensmittel_x000.pdf

- www.bfr.bund.de

- www.bmel.de/SharedDocs/Downloads/.../Oekobarometer_2013.pdf

- www.dge.de

- www.dge.de (2010); DGEinfo 01 – Forschung, Klinik, Praxis.

- www.oekolandbau.de/bio-siegel

- www.vebu.de

- www.vegetarismus.ch

- www.wikipedia.org/wiki/Vegetarianism_by_country

- Yi, M., Fu, J., Zhou, L., Gao, H., Fan, C., Shao, J., Xu, B., Wang, Q., Li, J., Huang, G., Lapsley, K., Blumberg, J. B., Chen, C. Y. (2014). The effect of almond consumption on elements of endurance exercise performance in trained athletes. *J Int Soc of Sports Nutr*, 11,18.

- Zoorob, R., Parrish, M. E., O'Hara, H. & Kalliny, M. (2013). Sports nutrition needs: before, during, and after exercise. *Prim Care Jun*, 40 (2), 475-86.

BILDNACHWEIS

Bilder Innenteil: Thinkstock-Kollektion: iStock
Thinkstock-Kollektion: AbleStock.com
Thinkstock-Kollektion: Photodisc
Thinkstock-Kollektion: Stockbyte

Covergestaltung: Sabine Groten, Kristina Ehrhardt, Aachen

Innenlayout & Satz: Eva Feldmann, Aachen

Umschlaggestaltung: Eva Feldmann, Aachen

Lektorat: Dr. Irmgard Jaeger

MEINE NOTIZEN

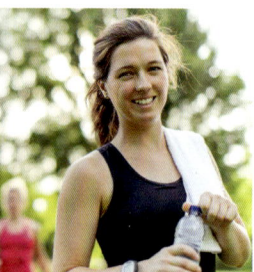

Abonnieren Sie unseren kostenlosen Newsletter unter **www.dersportverlag.de**

WEITERE TITEL AUS DEM MEYER & MEYER VERLAG

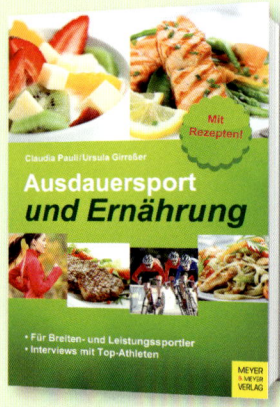

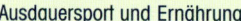

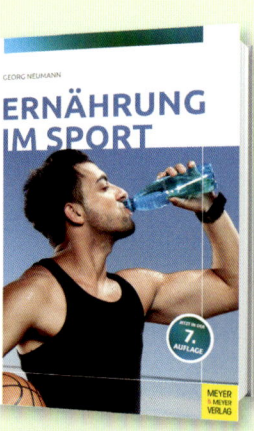

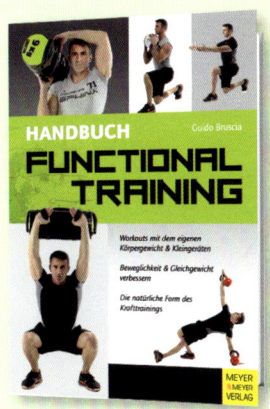

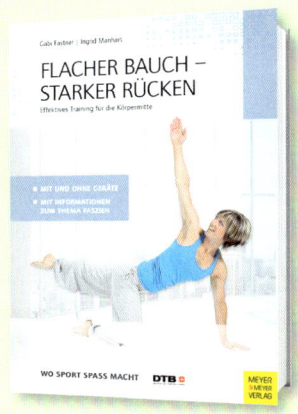

Handbuch Functional Training

ca. 390 Seiten

19,6 x 25,4 cm, in Farbe,

ca. 800 Fotos,

Klappenbroschur

ISBN 978-3-89899-876-5

Auch als E-Book erhältlich.

Flacher Bauch – Starker Rücken

240 Seiten

16,5 x 24 cm, vierfarbig,

ca. 400 Fotos,

Klappenbroschur

ISBN 978-3-89899-887-1

Auch als E-Book erhältlich.

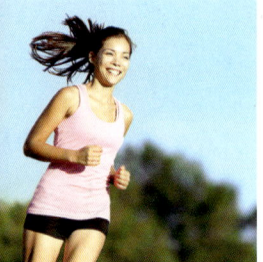
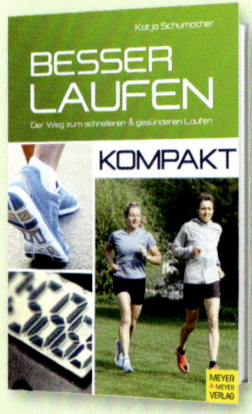
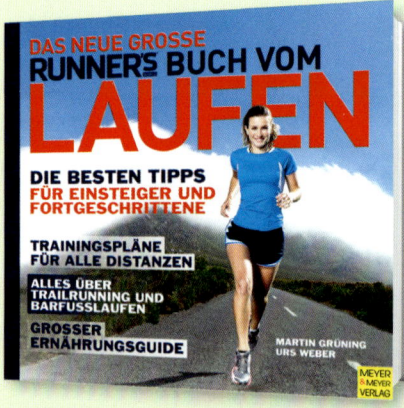
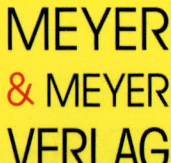